明理正骨

王文燕 王广智 编著

U0207566

山东科学技术出版社

图书在版编目（CIP）数据

明理正骨/王文燕,王广智编著. —济南:山东科学技术出版社,2014.5(2021.1重印)

ISBN 978 – 7 –5331 –7315 –9

Ⅰ.①明… Ⅱ.①王… ②王… Ⅲ.①正骨手法 Ⅳ.①R274.2

中国版本图书馆 CIP 数据核字(2014)第 082350 号

明理正骨

MINGLI ZHENGGU

责任编辑:冯 悦

主管单位:山东出版传媒股份有限公司

出 版 者:山东科学技术出版社
    地址:济南市市中区英雄山路189 号
    邮编:250002 电话:(0531)82098088
    网址:www.lkj.com.cn
    电子邮件:sdkj@sdcbcm.com

发 行 者:山东科学技术出版社
    地址:济南市市中区英雄山路189 号
    邮编:250002 电话:(0531)82098071

印 刷 者:北京时尚印佳彩色印刷有限公司
    地址:北京市丰台区杨树庄103号乙
    邮编:100070 电话:(010)68812775

规格:小16 开(710mm×1000mm)
印张:18
版次:2021 年1 月第1 版 第2 次印刷
定价:72.00 元

前　言

　　《明理正骨》是老中医王广智教授半个世纪临床与教学经验的实录。时下国家出台一系列政策，"中西医并重""扶持和促进中医药事业发展"，新形势给中医药事业的发展提供了更好的机遇。王教授深受鼓舞，将其经验撰著成书，奉献给社会，为中医事业的振兴尽微薄之力。

　　书名定为《明理正骨》，"明理"者，明白正骨医术之道理也。本书把骨伤科常见病多发病的病因、病机、征象、诊断、治疗、预后等的道理，说得明明白白，并配插图以作辅助，图中均标示施力、受力方向，一目了然，易学易用，此"明理"之一义。其二，"明理"是王教授的"曾用名"。王老生逢乱世，学途坎坷，18岁考初中时，因高小未毕业，便借了其堂弟王明理的高小毕业证应考，被录取后得以进入正规学校（入学半年后改回原名），苦读12年实现夙愿，成为一名中医师。"明理"之名，实蕴怀念感恩之义。此即书名冠以"明理"之缘由。

　　王教授中医基本功扎实，又能"衷中参西"，50年的临床医疗及教学经验，大部分反映在《明理正骨》中，展现了他鲜明的学术特点：疾病的诊断衷中参西，机理明晰，叙述通俗明白；用药强调整体观念，辨证施治，重视整体辨证与局部辨病相结合，通经活络、调和气血为主导，疗伤以治"血"为重点，处方尊古而不泥古，善于创制新方；在传统手法的基础上融入自己的实践经验，对骨折、脱臼、伤筋的手法治疗多有创新，形成了自己的风格；对骨折的夹缚固定方法，注重从解剖生理角度"辨病施法"，较传统方法有不少改进；治疗常见的骨关节疾病，充分发挥中医药的优势，基本不用西药，且内治与外治兼施，视具体病症而用，较单纯内治更胜一筹，形成自己的特色。

　　王教授是新中国成立后最早由高等中医院校培养的中医骨伤科工作者之一,学验俱丰,诊治骨伤病人二十余万次,又勤于笔耕,积累文字资料逾百万言。把这些经验与文字资料总结起来,传播开去,造福人民,是我们新一代中医人应当承担的责任。但由于作者水平有限,本书尚不能全面反映王老的学术成就与水平,颇感歉疚。书中难免有错,诚望读者指正。

王文燕

2013 年 12 月,于济南

王广智教授小传

王广智,济宁医学院中医学教授,中医骨伤科主任医师。

王教授1933年生于山东省临朐县一贫困农家,时逢乱世,天灾人祸,颠沛流离,生活艰辛。学途坎坷,十八岁始能上初中。由于自幼目睹农村缺医少药之惨状,立志学医以救人济世。1957年高中毕业,第一志愿考入上海中医学院医疗系,学制6年。课堂聆听沪上诸中医名家讲授,临床见习、实习,接受各科名医的谆谆教诲,全面接受中医学的系统教育。中医名家高尚的人格魅力,高超的学术水平,严谨的治学之风,对王老的医术、成长产生了极大影响。6年苦读打下了坚实的中医理论基础,特别是在数家大医院见习实习期间,上海中医骨伤科的众多名家对王老尔后的专业生涯影响甚大,他们卓越的医技与疗效,坚定了王老从事骨伤科专业的决心,毕业后如愿以偿分到山东省中医院骨科工作。

山东省中医院骨科为王教授的专业发展提供了优越条件:第一,学习继承老中医的丰富经验。骨科有三名老中医,各有专长,特别是杨锡龅老大夫,正骨手法娴熟,骨折与关节脱位的闭合整复成功率极高,对夹板制作、"接骨药"的配制也极有特色。王老虚心学习,老大夫的正骨手法、固定方法等都很快地熟练掌握。第二,取西医之长,补中医之短。骨科有两位老资格的西医同道,他们基本功扎实,经验丰富,在科内对疑难病、少见病、急重症的诊治把关。王老在实践中认识到,必须取西医之长,补中医之短,才能适应临床医疗的需要,便加强了西医基本功的学习与锻炼,几年间,便可在西医同道的带领指导下,开展一些常见的骨科手术。"衷中参西"的结果,是在实践中最大限度地解决了"一条腿走路(中医)"的尴尬。第三,最基本的也是最重要的,是充裕的实践机会。省中医骨科,社会知名度高,患者络绎不绝,日门诊量多达二三百人,病床六十余张,病员多,病种全,中西医的治疗方法均可得到充分施展,使王老的临床诊治能力与水平得以全面迅速提高。第四,教学与临床的结合,使理论与实践相辅相成,全面发展。省中医院作为中医学院的附属医院,临床医生要承担一定的教学任务,包括课堂讲授与临床带教。王老充分发挥了他中医理论功底厚实、临床经验丰富的优势,承担了多个单位的授课任务,先后给济南市中医学校,山东中医学院,山东省第一、二届骨科师资培训班,省中医研究班,济南军区卫生部西学中班等讲授中医骨伤科学。针对不同教学对象,制定不同教学方案,撰写几套讲稿,既提高了系统理论水平,又可理论联系实际,教学与临床互相促进。

在省中医院十余年的勤奋学习与锻炼,使王老成为当时骨科的技术骨干,课堂能讲,临床能做,还能不断总结经验。骨折、脱位的手法整复、理筋手法,都在传统手法中融入自己的经验,形成了自己的风格;对固定夹板的塑形与固定方法,结合局部解剖生理特点做了不少改进,使之更科学、效果更好;中药的应用既保留科内老中医的传统验方,又据中医理论及临床需要制定新方作为科内协定方(如祛瘀消肿膏、活血祛瘀片等),取得良好效果。

为了传承正骨经验和教学工作的需要,王老决定拍摄一部纪实性教学电影片。他学习了相关基础知识,请教了有关专家,写成教学电影《中医正骨经验》剧本台本。筹拍教学电影得到了全科同事的支持,经院领导批准,购置了所需器材物品,于1976年3月开机。王老既是编导,又当"演员",工作开展很顺利。遗憾的是,就在"热拍"之始,山东中医学院与山东医学院闹分家(两校合并已5年),摄制组亦分了家,电影被迫"下马"。王老甚感惋惜与无奈,但他传承正骨经验的决心未泯,决定改拍电影为写书。利用已具备的条件,把600多组电影镜头设计画面改拍成照片,作为书中插图;把剧本解说词与讲课稿结合,著成《临床正骨学》(该书于1979年3月由山东科学技术出版社出版)。该书是以中医为主的中西医结合骨伤科专著(书中西医部分由邵光湘主任撰写),反映了当时山东省正骨学科的学术水平,是当时全省、全国有较大影响的专著之一。这是王老十余年间刻苦学习、勇于实践、善于总结、勤于笔耕、团结合作的劳动成果。由于处在"特殊时代",书稿完成后,版权却落在了工作单位。

由于诸多客观原因,1979年底,王老离开了原单位,调至济宁医学院(当时为医专)工作。新环境带来了新的发展机遇和条件,学院安排王老担任中医学教研室主任,给学生讲授中药、方剂学及中医外科学。因课余时间较多,故仍从事中医骨伤科临床医疗工作,先是受聘济宁市中医院大外科主任(骨、外、皮、痔),五年后又受聘济宁正骨医院名誉院长兼技术顾问,管理门诊与病房。又五年,在济宁医学院附院组建了中医骨伤科(与理疗科合并),任科主任。在这十余年的时间里,王老充分发挥了自己的教学、临床、科研能力,培养了一大批学生与临床医生,诊治了大量病人,参加了许多学术交流活动,并不断进行技术革新,学术水平有了新的提高,医著、论文、革新成果、科研项目,大都是在这期间完成的。

退休后的十余年里,王老的医术发展又进入了一个新天地。他组建了济宁医学院门诊部中医骨伤科门诊及中药房并掌管。他把药柜放在诊室内,将近百种中药加工成细粉,可以很方便地据病情需要,当即调配成内服剂(散或胶囊)或外用剂(药膏、擦剂等)应用。凭着他对中药方剂知识的熟练掌握,充分发扬了中医医药不分家的优良传统,通过大量实践,创制了许多内服、外用的经验方。他把医疗重点转向了纯用中药治疗骨关节病及一些难治病证,显现了中医中药的优势,取得良好疗效。近几年,在济宁骨伤医院骨关节病专家门诊,用中药内服、外用,成为一特色专科,深得群众信任。应患者要求,还治疗一些内、外、妇、儿科疾病,疗效颇佳。

王教授笃信"中国医药是一个伟大的宝库",特别崇尚中医学的气血学说与经络理论,用药思想体现在一系列内服、外用经验方中。他的临床思维方式既是传统的,在工作中牢牢把握中医学的精髓——整体观念、辨证施治,又是现代的,不失西医的"辨病"原则,以提高疗效,减少失误。他是中医骨伤科兢兢业业的临床实干家,诊治患者二十余万人次,并且善于总结经验,勤于笔耕,形成文字的资料逾百万言。至今,他仍然坚持工作在临床第一线,为中医事业、为社会默默奉献着。

目　　录

第一章 骨折概论

第一节 概 述

由于"力"的作用而使骨的连续性、完整性遭到破坏,即为骨折。正常骨骼受到外力的作用而发生骨折者,称为创伤性骨折。若骨骼本身原已有某种病变而受外力影响发生骨折者,称为病理性骨折。一般泛称之"骨折",系指创伤性骨折而言。"外力"在创伤性骨折的发病中虽是重要因素,但并非决定因素,外因是变化的条件,内因是变化的根据,外因通过内因而起作用,骨折的发生,都是内外因综合作用的结果。克服单纯"外因论",对于认识和分析骨折的多发年龄、好发部位、骨折类型、移位状况,以及骨折的预后估计等,有着深刻的指导意义。

骨骼,是人体这个活动着的有机体的重要组成部分,对于人体的形态、生长、运动、物质代谢、血液制造、维持内脏功能、保护内部器官等,均起着重要作用。因而,骨折一旦发生,即对整个机体产生广泛的影响,发生一系列变化,出现局部与全身的复杂症状。骨折,绝不能简单地理解为就是骨的断裂,每一骨折的发生,都往往伴有不同程度的皮肤、筋肉、经络、气血、脏腑等方面的损伤。所以,在认识和处理骨折过程中,必须树立"整体观念"。

只要正确地运用望、闻、问、切、手法、量比等方法进行细致的临床检查,结合运用 X 线和实验室检查,善于综合分析,对骨折做出确切诊断,一般并无困难。

骨折的治疗,是一种艰巨、复杂、细致的劳动。在治疗过程中,要充分注意到内在因素的主导作用,局部与整体的密切联系,内治与外治的综合效果,固定与活动的对立统一,以及调理气血的重要意义。充分理解和运用这些原则,是治疗骨折取得良好效果的关键。在治疗骨折过程中,还应注意取西医之长,补中医之短,实践证明,恰当地中西医结合治疗骨折,可取得良好疗效。

对于骨折的发生、变化、愈合规律,至今还没有完全认识清楚,在临床上还有许多问题尚不能有效解决,有待于通过临床实践和科学实验,不断地总结经验,创造治疗骨折更完善、更理想的先进方法,对人类健康做出更大贡献。

第二节　骨折的原因与分类

一、骨折的原因

(一)外因

创伤性骨折发生的原因,从"力"的角度分析,可以有如下几个方面。

1.直接外力　外来暴力直接作用于肢体的某一部位,而致该部骨折,如棍棒打击、拳打脚踢、砖石砸碰、枪弹贯穿等。这类骨折多为横形或粉碎骨折,往往伴有不同程度的皮肤、筋肉、血管和神经的挫裂伤,甚至伤及内脏,故局部和全身症状往往较重,骨折可为开放性。

2.间接外力　外来暴力作用于肢体某部,通过力的传导而致远离受力部位骨折。如坠跌时臀部着地,引起的胸腰椎屈曲压缩性骨折;跌倒时手掌触地,引起的肱骨髁上骨折及桡骨远端骨折等。这类骨折多发生在骨质较薄弱的部位和承受"剪力"的部位。其周围软组织之裂伤在内部,骨折多为闭合性。

3.筋肉牵拉　筋肉皆附着于骨上,当肢体运动不协调或某种原因导致筋肉强力牵拉时,将筋肉附着处之骨撕裂,造成骨折。如膝关节在半蹲姿势时,股四头肌突然强力收缩,即可造成髌骨骨折;猛力投掷物体时,前臂屈肌强力收缩,造成肱骨内上髁骨折等。这类骨折的骨块多有分离移位或翻转移位。

4.疲劳　长时间从事某种运动,积累性外力使某处骨骼负担过重,疲劳过度,发生骨断裂。如长途行军引起第二、三跖骨颈的骨折;长跑运动员发生腓骨下1/3骨折;排球运动员发生胫骨上端骨折等。这类骨折多为横形或裂纹骨折。折端很少有移位,局部症状较轻,易被忽略。

(二)内因

从机体内在因素分析,骨折发生的原因更是多方面的,有些骨折与年龄有密切关系,如儿童与青少年的骨骺分离、青枝骨折、骨膜下骨折,老年人的股骨颈骨折与股骨粗隆间骨折;有些骨折与部位有关,如T12 L1的压缩性骨折,坠跌足部着地时的跟骨骨折,跌倒掌部着地时的腕舟骨骨折等;有些骨折则由骨的结构特点所决定,如长管骨的松质骨与坚质骨交界处,锁骨的中外1/3交界处等。其他如体质强弱、精神因素、工作性质、技术熟练程度等,都和骨折的发生有关。至于病理性骨折,外力仅是诱因,甚至在没有外力影响的情况下,也会发生骨折,骨折的根本原因在骨病本身。

骨折的发生,总是内外因综合作用的结果。内外因是不能截然分开的,如筋肉牵拉,虽列为外因,实际也是内因,即筋肉收缩为主导。

二、骨折的分类

在骨科临床工作中,对骨折进行分类,是决定处理方法、掌握其发展变化规律的重要环节。分类方法有多种,每种方法都有其特定的临床意义。常用的分类法有:

(一)骨折端是否与外界相通

1.闭合性骨折　骨折部表皮未破,骨折断端不与外界空气相通。此类骨折感染机会较少,但由于瘀血积于内,出血多时则易在局部形成较大血肿。

2.开放性骨折　骨折部之表皮破裂,骨折断端与外界相通。此类骨折治疗较闭合性骨折复杂,且易感染,发生变症。

(二)骨折的程度

1.不完全骨折　骨质仅部分失去连续性或完整性,如裂纹骨折、青枝骨折等。此类骨折断端无移位或仅有成角,较稳定,愈合快。

2.完全骨折　骨折线完全通过了骨质和骨膜,使骨断裂为两段或多块。此类骨折断端多有移位。

(三)骨折线形状

在X线片上可以见到如下类型(图1.1)

1.横形骨折　骨折线与骨的长轴(纵轴)相交,成直角或接近直角。

2.斜形骨折　骨折线与骨的长轴斜交成锐角。

3.青枝骨折　骨折线不规则,骨皮质部分断裂而尚有部分连续,折端变形,犹如折断之柔韧树枝状。

4.粉碎骨折　骨折线两条以上,使骨断裂为三块以上。

5.螺旋骨折　骨折线弯曲,使骨折断面成螺纹状。

6.嵌入骨折　骨折的一个断端嵌插入另一断端内,多发生于坚质骨与松质骨交界处。

7.压缩骨折　松质骨被挤压,体积缩小,密度增大。

8.骨骺分离骨折　发生在骨骺板部位,使骨骺与骨干分离,见于小儿与青少年。

其他尚有"Y"形骨折,"T"形骨折,星形(米)骨折等。

(四)骨折的稳定性

1.稳定型骨折　经复位和外固定后,骨折断端一般不易再发生移位,如横形骨折、小斜形锯齿状骨折、嵌入骨折等。

2.不稳定型骨折　移位之骨折断端经复位后,在一般外固定下易发生再移位,如大斜形骨折、螺旋骨折、粉碎骨折等。

(五)骨折发生后就诊的时间

1.新伤性骨折　骨折发生后1～2周内就诊。

2.陈旧性骨折　骨折发生后2～3周以上就诊。

此外,还有按骨折发生机理分类的内外翻骨折、伸直屈曲骨折、内收外展骨折等。骨折机理不同,骨折即有相反方向之移位或成角,复位与固定方法上有原则的区别,临床上必须分清。

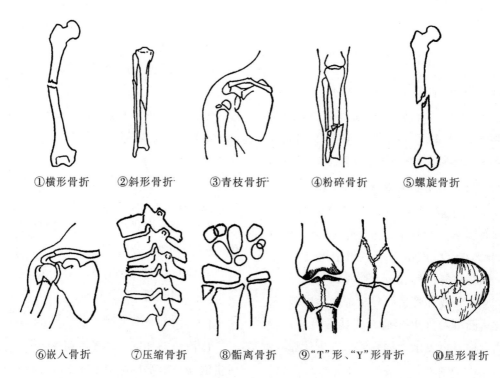

①横形骨折　②斜形骨折　③青枝骨折　④粉碎骨折　⑤螺旋骨折

⑥嵌入骨折　⑦压缩骨折　⑧骺离骨折　⑨"T"形、"Y"形骨折　⑩星形骨折

图 1.1　骨折类型(按骨折线形状分类)

第三节　新伤骨折的临床表现

一、全身表现

较轻的骨折,一般无明显全身症状,但较重者均可产生不同程度的全身症状。

(一)晕厥与休克

1.晕厥　可见于打扑坠跌之际,当即昏晕,呼之不应,脉细或伏。可见于较大之骨折(如股骨),多发骨折等。或由于骨折后患者精神紧张或极度恐惧,身体虚弱,严重疼痛,发生突然头晕目眩而倾倒,干哕欲吐,面色苍白,表情淡漠,脉细弱,以至失去知觉和活动能力,血压之收缩压下降而舒张压一般无改变。以上表现是由于创伤刺激或一时性的脑缺血所致。祖国医学认为是因创伤导致气机逆乱一时闭塞所致,经过一般救治措施都可于数分钟内恢复。

2.休克　可见于失血较多的开放性骨折,或合并内脏器官损伤的严重骨折,内出血较多的骨折如骨盆骨折、股骨干骨折、多发性骨折等。系由于全身有效循环血量骤减,发生急性周围循环衰竭所致,祖国医学认为是因出血过多,气随血脱以至元气暴脱、气血双亡所致。其早期表现可有短时间的兴奋,多语,烦躁,脉速,血压正常或偏高,但脉压变小。继而进入抑制状态,精神萎靡,表情淡漠,反应迟钝,面色苍白,汗出肢冷,呼吸表浅,口渴畏寒,血压下降,脉微细而数或触不到。若得不到及时有效的抢救,病情继续恶化,血压进行性下降,以至不能测知,神志转为昏迷,可危及生命。

(二)经络气血郁滞

由于骨折局部瘀血,导致周身经络之气血不调,运行不畅,发生瘀滞。可表现为:

1. 瘀血发热　气血瘀于腠理,营卫阻遏不通,郁而化热。患者发热,体温一般在38℃左右,常伴食欲不振、倦怠、口渴等症。这种发热常于骨折后 2～3 日发生。瘀血发热应与感染性发热相鉴别:后者常有头痛、恶寒、出汗或无汗、周身不适等症状,局部有红、肿、热、痛等急性炎症表现。

2. 经络瘀滞　周身气血循行不畅,出现全身不适,酸楚疼痛,心烦意乱,不能安卧。此类症状多发生在骨折后 1 周内,其后则逐渐缓解。

(三)脏腑内伤

脏腑内伤,轻者为脏腑气机不调,功能紊乱,是骨折后最常见的全身症状;重者为脏腑的器质性损伤。

1. 脏腑气机失调　骨折后,局部气血瘀阻,可导致整个机体的气机不调,影响到各脏腑,便出现相应症状。正如《正体类要》所载"肢体损于外,则气血伤于内,营卫有所不贯,脏腑由之不和"。

(1)肺气伤则咳、喘、胸闷、咳痰不畅及呼吸作痛。多见于肋骨骨折。

(2)肝胆气伤则胁肋窜痛,不敢转侧。亦多见于肋骨骨折。

(3)脾胃气伤,轻者症见纳呆、腹胀、脘闷,或干哕呕吐、嗳腐吞酸;重者症见脘腹胀满、腹痛呕吐、大便不通、苔垢腻、脉弦滑。

(4)肾与膀胱气伤,则小便不利或失禁,溲黄涩痛。多见于腰胯、骨盆骨折。

(5)心气内伤,则有心悸、失眠、多梦及惊惕烦乱等症。常见于较重之骨折。

2. 脏腑器质损伤　可见于躯干部挤压骨折,多由骨折端的刺戳或外力的直接作用所致。脏腑实质的破裂、内出血、脏腑内容物的流溢等,是造成严重后果的主要因素。如肋骨骨折刺破肺脏,可造成喘促、咳血、气胸、血胸;骨盆骨折可伤及膀胱或尿路,尿液内溢腹腔;下肋骨骨折可致肝脾破裂,或肾损伤引起大出血或尿血等。如果躯干部骨折发生后,迅速出现喘促、烦闷、苍白、紫绀、冷汗、血压下降、腹部剧痛、板硬拒按、咳血、尿血或便血等症者,都应考虑临近脏器实质损伤的可能。要提高警惕,迅速查明病情,中西医结合组织抢救。

二、局部表现

(一)疼痛

骨折发生后半小时内,一般疼痛较

轻,往往有"发木"感,即所谓"局部休克"。尔后疼痛逐渐加重,尖锐性刺痛,动则痛甚,骨折部之远端肢体轻微震动,即可引起骨折部剧痛(远端震痛)。伤处局部有敏锐之触痛,压痛点集中,在伤处之远端顺肢体纵轴施以压力,可引起伤处剧痛(纵挤痛)。这些特点是诊断骨折的有力证据。无痛之骨折,只是特例。

(二)肿胀

在骨折发生部位,由于小血管的断裂,出血淤积在局部软组织内,可立即形成血肿,局部高突、按之波动。数小时后,由于瘀血的蔓延及凝结阻塞,气血运行不畅而使肿胀范围逐渐扩大、变硬,甚至引起伤处远侧肢体肿胀,骨折部皮肤往往起水疱,儿童尤甚。皮肤可出现青紫瘀斑。骨的血运越丰富(如股骨干、肩、肘、膝、踝等),伤后形成的血肿越大,肿胀亦越严重。过大之血肿,可能会产生如下不良后果:

1.加大骨折移位,造成复位困难,如股骨骨折(图1.2)。

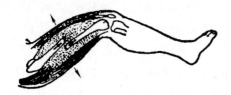

图1.2 骨折部血肿过大,可加大骨折端重叠移位,增加复位困难

2.局部肿胀严重及皮肤水疱,影响骨折的及时复位与固定。

3.局部筋膜下张力过大压迫血脉,影响骨折远侧肢体的气血供应,产生严重缺血性肌挛缩,甚至引起肢体坏疽。

4.血肿过大,有碍骨折愈合。

5.肿胀消退时间延长,增加关节僵硬之机会。

因此,伤处局部明显的血肿与肿胀,不仅是诊断骨折的依据之一,而且必须在治疗过程中及时采取措施,处理瘀血肿胀,以防止由此产生的不良后果。

(三)功能障碍

骨折发生后,大都有不同程度的肢体功能障碍,主要表现为运动功能及骨骼支架功能的障碍。此表现有时为最先被发现的骨折特征,如小儿小腿骨折时不敢站立等。但有些骨折,肢体功能障碍不明显,如小儿锁骨青枝骨折,某些嵌入型骨折等。

(四)畸形

多数骨折,都有肢体形态的改变,望诊可察知其形态与正常不同,称为畸形。由于骨折的部位、类型、移位程度以及受伤机理的不同,可出现不同的畸形,如长骨骨折断端重叠,可有肢体缩短畸形;骨的轴线方向的改变,可使肢体成角畸形及弯曲畸形;骨折端有侧方移位,可使肢体伤处出现一侧凹陷,一侧凸起的凹凸畸形;由于重力和肌肉牵拉的影响或受伤机理的差别,可出现旋转、翻转等畸形。畸形是长骨骨折的特有征象之一,但不是骨折的必备体征。畸形的纠正也是判断治疗效果好坏的重要标志之一。

（五）骨折摩擦征

摩擦征，是完全骨折两断端互相触碰摩擦所表现的征象。可以听到音响，称为摩擦音；用手可触知摩擦错动的感觉，称为摩擦感。骨摩擦征的存在，是完全骨折的确证。有时可以从摩擦征的性质初步判断骨折的性质（如粉碎骨折，手下可有握碎石样感觉）。摩擦音往往在轻微移动患肢，或在做其他检查时（如检查压痛点时）觉察到。在用其他方法检查已经确诊为骨折的情况下，应当避免刻意寻查摩擦征，以免增加损伤或造成骨折移位。骨折端明显移位而查不出骨擦征时，证明折端可能嵌夹有软组织。

（六）异常活动

异常活动，也称假活动，是指肢体某部所出现的在正常情况下不应有的活动。长骨干部位的关节样异常活动，是骨折的确证。假活动可在搬动患肢时发现，也可用一手握伤处一手轻轻摆动伤肢远端的方法查出。检查假活动的有无应慎重，以免加重骨折的移位程度。有时可从假活动的程度判断骨折端的对位程度和稳定性，假活动明显的，往往表示骨折端移位较大，稳定性较差。

（七）骨传导音改变

四肢长骨骨折后，骨的传导音改变。正常骨传导音为清脆高亢的实音，骨折后传导音调变低，音量变弱。骨折端移位越大，骨传导音改变则越明显，骨折愈合后骨传导音恢复正常。

第四节　骨折的检查与诊断方法

一、骨折的检查方法

肢体某处受伤，欲确定是否骨折，以及骨折的性质、类型等，必须通过仔细的临床检查。通常用的检查方法有望、闻、问、切、手法、量比、X线、实验室检查等，并各有其相应的特定临床意义。

（一）望诊

医生见到患者，即是望诊的开始，望诊可检查如下内容：

1.年龄　可以想到与此有关的多发病，如小儿的青枝骨折、肱骨髁上骨折；老年人骨脆弱，跌倒后常有骨折，股骨颈、粗隆间、桡骨远端骨折等多见。

2.姿态和行动　可初步了解受伤部位和病势轻重。强迫姿态自己不能活动需人搬抬者，往往有骨或大关节损伤或病势较重；动作灵便者，病势轻；不能坐、立、走者，伤在腰以下。不少骨折有其特殊的姿态。

3.神志面色与表情　初步判断伤情轻重。神色如常、表情自若者，一般无骨伤，或为陈旧损伤，或为较小骨折；若神志恍惚、面色苍白、表情淡漠或烦躁不安、额部冷汗,或气急喘促者,伤势重,每见于较重之骨折,须防休克发生。

4.望畸形 观察肢体标志线或标志点的异常改变,判断有无畸形,如突起、凹陷、成角、弯曲、倾斜、旋转、长短、粗细等。畸形的存在往往标志有骨折或大关节损伤。某些特征性畸形可对诊断有决定意义,如桡骨远端骨折的"餐叉"畸形,长骨干骨折的成角畸形,股骨转子间骨折的下肢外旋畸形等。骨折处畸形标志骨折端有某种移位。

5.望局部形色 观察有无肿胀及肿胀的范围、程度如何,有无水疱,有无瘀斑,皮色是否焮红,伤肢远端有无紫绀。肿胀较重、有瘀斑、起水疱往往是骨折的征象。皮色焮红是已化热,有紫绀或紫黑或苍白是肢端血运受阻,可见于骨折伴血管损伤。

6.望伤口 若局部有伤口,须观察伤口的大小、深浅、是否清洁、边缘是否整齐、伤口颜色、出血状况等。伤口出血色紫暗而浮有油珠者,为开放性骨折特征之一。观察是否有骨折端外露。伤口出血鲜红、喷射样,为动脉损伤。伤口若有脓液为已感染。若伤口周边紫黑,有特殊臭味,有气逆出者,可能为特殊感染(气性坏疽),对小而深、污染重的伤口,应特别提高警惕。

7.其他 望瞳孔变化、舌苔舌质、肢端活动情况等,如腕下垂、足下垂,是神经损伤的表现。

(二)问诊

对伤者,除危急者须扼要询问病史迅速抢救外,都应进行详细的问诊(患者或护送者),这对明确诊断及确立治疗方案甚为重要。

1.问发病时间与场合 须询问受伤的具体时间、受伤时的姿势、摔跌高度、环境条件等,以助判断有无骨折之可能,以及骨折的部位、机理、类型等。

2.问病因 询问外力的性质,如砸、压、摔跌或者机器缠绞等,外力的大小、方向、作用部位,均有助于诊断。既往健康状况亦应询问,以考虑病理骨折的可能性。

3.问病程 询问伤后是否诊治过?可曾确诊为骨折?用何法确诊?是否留有X线片?曾用何种疗法?疗效如何?用过何药、有无医嘱等等。根据伤员的回答,可有助于判断既往诊断与治疗是否正确,以作为进一步检查和治疗的参考。

4.问现在症 询问有无全身症状。对于局部应询问疼痛的性质、范围及程度。有无其他异常感觉,如麻木、酸胀、冷热等,借以判断病情的演变,有无并发症、漏诊,有无合并血管、神经损伤等。

(三)闻诊

1.一般闻诊 从患者的语言、呻吟、咳嗽、声音、气息、胸腹部听诊所获得的资料,可有助于了解病情轻重、虚实、有无合并症等。

2.小儿啼哭声 小儿哭嚷是对伤痛的表达方式,其摔跌后啼哭,往往提示可能有骨折存在。按压某处啼哭突然加剧,则该处往往即是骨折的部位。用两手架小儿腋部,抱起时哭嚷,为锁骨骨折的特征。

3.骨折摩擦音　闻及骨折摩擦音是完全骨折的有力证据,如肋骨接近软骨端的骨折,有时 X 线检查不能发现骨折线,若在局部按压,或指按伤处令患者咳嗽时,闻及骨折摩擦音(或触及摩擦感),即应确诊为肋骨骨折。检查摩擦音应与手法检查配合进行,但要避免为寻求摩擦音而粗暴地扳动伤肢。

4.骨传导音　主要用于检查某些不易以一般方法查见的长骨骨折,如股骨颈骨折、粗隆间骨折等。检查时将听诊器的听头,置于伤肢近侧端的适当部位(骨突起处),用手指或叩锤轻轻叩击伤肢远侧端的骨突处,可以听到骨传导音。骨传导音改变(低沉)表示听诊区与叩击区之间的骨有断裂。检查时,必须将伤侧与健侧对比,方能断定传导音有无改变,伤肢应不附有外固定物,并与健肢放于对称位,叩击部位亦应对称,用力大小要对等。

(四)切诊

此处之切诊,仅谈切脉,不包括中医切诊之触、按、摸等方法。损伤骨折的切脉,其主要意义包括两个方面:

1.以脉参症,判断损伤的轻重、虚实、寒热,作为辨证用药的依据之一。

脉见微、细、沉、弱、芤,为伤势重,或身体虚弱;脉见弦、紧、结代,可为剧痛或精神过于紧张;脉见弦、洪而兼数,为瘀血化热或伤口感染;体质较好的一般骨折,病人多表现为脉弦、紧。

2.检查患肢血运　不论有无骨折,检查伤肢远端动脉的搏动,是检查中必不可少的步骤。通常切脉的部位有肘前肱动脉,腕近侧横纹部的桡动脉、尺动脉,腘窝的腘动脉,足背动脉,内踝后方的胫后动脉等。按压指(趾)甲观察恢复红润的时间,也应视为切脉的一种变法,恢复时间延长表明血运障碍。

检查脉搏搏动及末梢血运状况的意义,不在于判断有无骨折及其性质,而在于检查损伤是否影响血运。骨折引起血运障碍的原因,常见的有动脉损伤(血管断裂或挫伤),动脉受压(血肿过大,移位之骨折端压迫,关节屈曲度过小),动脉痉挛(移位骨折端的刺激),外固定物过紧压迫(小夹板、压垫、扎带、石膏)等。少见的原因如开放性骨折的空气栓塞、脂肪栓塞,下肢悬吊牵引等。

若发现血运障碍,必须查明原因,采取紧急而有效的处理措施,以免产生严重后果。

(五)手法检查

1.意义　手法检查在骨折的诊断中占有重要地位,检查者通过双手的某些手法,如触、摸、按、压、摇晃、屈伸、叩击、旋转等,可以查出伤处形态的改变(畸形、肿胀),感觉的异常(疼痛、麻木、软硬、温凉、波动、摩擦征),伤肢功能活动的变异(功能障碍、假关节活动)等。据此可以判断骨折的有无,骨折的确切部位、类型、移位程度,以及有无瘀血积聚、瘀血化热、神经血管损伤等。通过仔细的手法检查,再配合望、问、闻等诊法,对一般骨折均能做出较明确的诊断。

2. 常用手法

(1)触摸法。以拇指或拇、示、中三指接触伤处,稍加按压,在伤处细细循摸。触摸先由远处开始,渐近伤处;用力大小视部位而定,筋肉丰厚部位需用力重按;仔细体验指下感觉,可以了解受伤的确切部位,伤处有无畸形、摩擦征、皮肤温度异常、软硬改变、波动感等,并观察病人对按压痛的反应。这是手法检查最多用的方法,也是检查开始最先用的方法,往往在此基础上再根据情况选用其他的检查方法。

(2)挤压法。用手掌或手指上下、左右、前后挤压肢体,或以手握物状挤压伤处,结合问诊,查明损伤的性质。如以手挤压两髂骨翼(对挤、分离),检查骨盆骨折;双手对挤胸廓,检查肋骨骨折;手指捏住四肢骨干,检查四肢骨折等。

(3)摇晃法。一手握伤处,一手握伤肢远端,轻轻摇摆晃动,结合问诊与望诊,可以根据疼痛的性质、假活动的有无、摩擦征的有无及其性质,判断是否有骨折以及骨折的类型。多用于检查四肢长骨。

(4)屈伸法。用以检查四肢关节部及靠近关节部的骨伤。一手握关节部,一手握伤肢远端,使其缓缓屈伸活动。若关节部有剧痛,表示有骨伤。关节内骨折,可出现骨折摩擦征。

(5)叩击法。以掌根部或以拳头施以冲击力,轻轻叩击伤处,或沿长骨之纵轴轻轻叩击,以检查骨折之有无。如沿长骨之纵轴叩击,在伤处产生疼痛,则表明有骨折。病人坐位,用拳轻叩其头顶,腰部产生疼痛,表明腰部有骨伤。

(6)旋转法。用手握住伤肢远端,轻轻转动,在伤处产生剧痛,表明有骨伤。多用于检查四肢长骨。如握住足部,使外旋畸形之下肢轻轻内旋,胯部产生剧痛,表明股骨上端有骨折(股骨颈或粗隆间骨折)。

此外,以大头针检查皮肤感觉,用叩诊锤检查腱反射等,也可视为手法检查范围,以确定有无神经损伤的合并症。

3. 注意事项

施行手法检查时应注意以下几点:

(1)轻。手法操作要轻巧,不应粗暴,不应因检查而加重病人之痛苦,或增加新的损伤。

(2)细。要细心、细致。注意伤处每一微小的变化,边查边想。当查到某一体征时,要联想到与此有关的事项,给下一步的检查找出方向。

(3)灵。要灵敏。检查时,注意力要集中,反应要灵敏,达到"手随心转",才不至于漏过某些具有决定意义的体征,如骨干部轻微的假活动、细小的骨折摩擦征等。

(4)稳。要稳妥,慎重。在做某一检查手法前,必须慎重考虑操作的方法及其后果,不能随便动手。检查时,要由远及近,由轻渐重,由浅入深。在用其他诊法已经明确诊断的情况下,就不必再做某些手法检查以减少患者痛苦。要避免一切粗暴的、无意义的手法。

（5）比。有比较才能鉴别。要善于比较伤处与健处的不同，以发现伤处的变化。

（六）量诊

1. 意义　量诊，是利用软尺（布尺或金属尺）、量角尺测量肢体特定部位的长短、粗细、宽窄、畸形角度、关节活动范围大小的检查方法。通过测量，与正常相对比，以确定伤肢形态改变的程度和关节活动范围。

2. 量诊的应用

（1）量粗细。在肢体的预定部位，以软尺围绕一周，与健侧对称部位比较，以确定伤肢肿胀或萎细的程度。

（2）量长短。以软尺测量肢体特定标志点之间的距离，伤侧与健侧相比较，确定伤肢缩短的程度。骨折重叠移位，则患肢缩短。如上臂骨折，量肩峰与肱骨外髁间的距离；下肢骨折，量髂前上棘与内踝（或外踝）之间的距离。

（3）量宽窄。是判断骨折重叠移位

情况的另一种方法。测量身体正中线至对称的两标志点的距离，两侧比较，看伤侧是否有缩短。如锁骨骨折，量正中线（前或后）至肩峰的距离。

（4）量角度。用角度尺测量伤肢成角或旋转的角度，以判断骨折类型或移位程度。如下肢外旋畸形，是股骨或股骨上端（颈或粗隆间）骨折的体征。若伤在上端，则外旋45°左右的是股骨颈骨折，外旋80°~90°的是粗隆间骨折。有时以量角尺测量X光片上骨的轴线所构成的角度，或骨折线的角度，以确定骨折的移位程度和骨折类型。测量关节活动范围的大小，多用于骨折治疗的后期，以判断关节功能活动恢复程度。附人体主要关节正常活动范围（图1.3）（中立位0°法）。

3. 量诊时注意事项　①摆好体位，患侧与健侧必须置于对称位；②测量部位定点要对称、准确；③了解病史，排除原有的肢体畸形；④软尺的松紧程度要适当，拉力要均匀，定点勿在皮肤上滑动。

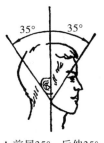
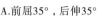

A.前屈35°，后伸35°

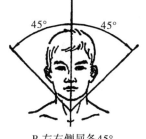

B.左右侧屈各45°

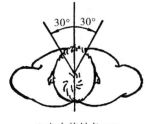

C.左右旋转各30°

①颈部

图1.3　人体主要关节正常活动范围

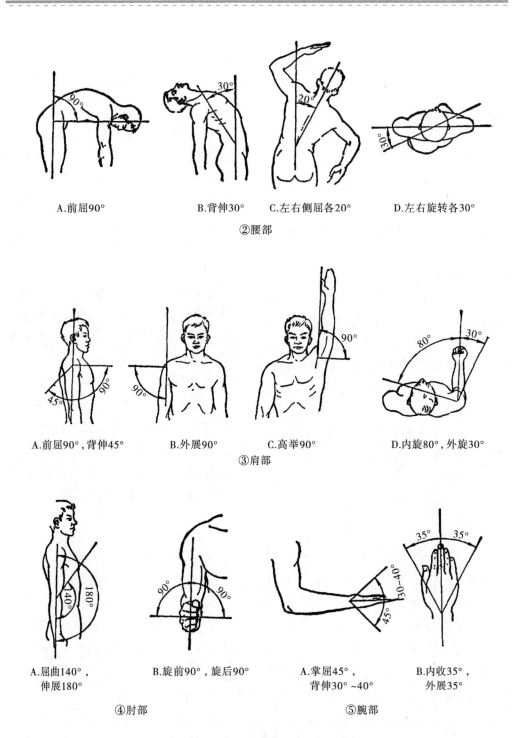

A.前屈90°　　　　　B.背伸30°　　C.左右侧屈各20°　　　　D.左右旋转各30°

②腰部

A.前屈90°,背伸45°　　B.外展90°　　C.高举90°　　　D.内旋80°,外旋30°

③肩部

A.屈曲140°,　　　B.旋前90°,旋后90°　　A.掌屈45°,　　　　B.内收35°,
　伸展180°　　　　　　　　　　　　　　　　背伸30°~40°　　　　外展35°

④肘部　　　　　　　　　　　⑤腕部

图1.3(续)

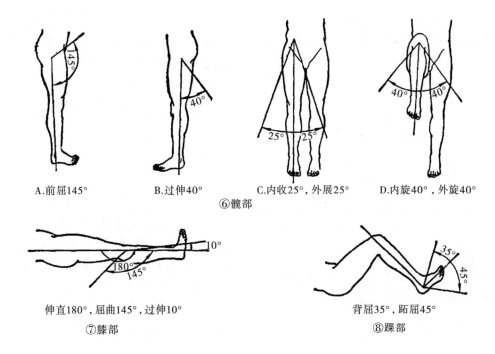

A.前屈145°   B.过伸40°   C.内收25°、外展25°   D.内旋40°，外旋40°

⑥髋部

伸直180°，屈曲145°，过伸10°

⑦膝部

背屈35°，跖屈45°

⑧踝部

图1.3(续)

（七）X线检查

X线透视或摄片，是诊断骨折最常用的方法。透视和摄片各有其适应范围和优缺点，采用哪种方法，应据病情需要而定。透视，可以在运动状态下直接观察骨折的移位程度和复位的难易，但不能留下永久记录，而且不如摄片清晰。高质量的X线片，对骨折的状况显影清晰、细致，便于研究、分析、比较、总结和保存资料。

X线拍片，一般拍互相垂直的正侧位片，必要时可拍斜位片、轴位片或特殊位片。

从X线片上（或透视），对于骨折，通常应注意观察以下内容：①骨折在解剖学上的确切部位；②骨折线的形状及骨折类型；③骨折块的多少及其移位程度；④骨折构成的角度与曲线、骨与骨之间的关系；⑤关节间隙及周围软组织状况；⑥骨骺、骨的形态、骨的密度；⑦陈旧性骨折还应注意骨痂生长情况、骨髓腔等。

X线检查虽然是诊断骨折最可靠的方法，但由于受设备条件的限制，而且X线对机体有一定的损害，因此对骨折的检查，主要还是靠全面细致的临床检查，过分依赖X线的做法是不正确的。骨科工作者必须了解X线诊断的基本知识，合理使用X线。

随着医疗条件的改善，CT、MRI在骨伤疾病的诊断中已被较多采用，使某些骨折的诊断更准确、细致，但因价格较高，还不能作为检查常规，可根据需要选择使用。对疑有内脏、血管等合并伤的患者，还可选用 B 超检查，以便及时做出诊断。

（八）实验室检查

实验室检查虽然不是一般骨折的常用检查法，但对某些骨折患者则具有一定价值。如怀疑骨折可能伤及内脏实质者，可查大便是否隐血、尿中是否有血。开放性骨折是否感染，也可查血白细胞计数，已感染者可做细菌培养和药物敏感试验，以便恰当用药等。

原有内脏疾患的骨折，以及病理性骨折的诊断，实验室检查常为必需的方法。

二、骨折的诊断方法

对急性损伤患者，首先应迅速查明是否处于生命危急状态，扼要了解一下病史，检查患者的面色、神态、表情、体温、呼吸、脉搏、血压、瞳孔变化以及是否有开放性损伤等。如有病情危重的征象，应立即采取有效的抢救措施。

若患者一般情况良好，即可通过望、问、闻、切、量比、手法检查等方法，全面收集病史和查体，如伤后肢体局部迅速出现血肿，疼痛逐渐加重，局限性压痛，伴有不同程度的功能障碍，即应考虑有骨折的可能。如果再查到畸形、骨摩擦征、异常活动、骨传导音改变等特有征象之一者，骨折之诊断即可成立。然后用妥善的方法保护伤处，进行 X 线检查。应注意并发症的存在。

仔细阅读 X 线片或 CT、MRI 检查结果，并与临床检查结果联系起来综合分析，确定骨折的部位、类型、受伤机理、移位程度等，并将检查结果一一记录。最后写出简明扼要的诊断意见。

第五节　骨折急症处理

随着经济、社会的发展，创伤性骨折发生的原因日趋复杂化，除生活中常见的摔跌磕碰外，如交通事故、建筑工伤、矿难塌方、机械损伤等可导致较重的骨折，往往伴有复杂的合并伤。因而骨折的急症处理，不仅限于骨折本身，处理复杂的合并伤（内脏、血管、神经、挤压综合征等），往往更为紧迫和重要。作为中医正骨医师，遇到严重的合并伤，除充分发挥中医治疗急症的技能外，应当及时采取中西医结合措施，运用先进的技术手段，进行救治，最大限度地保障伤者生命安全。

中西医结合的急症处理措施，可参阅有关专著，本书不作详述，以下简要介绍最基本的救治措施。

一、晕厥与休克的处理要点

（一）晕厥的处理

晕厥采取以下救护措施，一般可很快恢复。

1.患者平卧,保持安静。除非必要,不得轻易搬动患者,待情况允许后,再妥善运送。

2.饮热水或热茶。

3.天冷要保暖,天热要防暑。

4.给予止痛、镇静剂。

5.可针刺人中、十宣、内关、百会等穴。

6.血压有下降趋势者,可用升压药物。

7.患肢应予简单而有效地临时固定。

8.若有伤口出血,暂以干净敷料覆盖,加压包扎止血。较大的动脉出血用指压法或止血带,注明扎止血带时间。

(二)休克的处理

一旦发生休克,应尽快急救。

1.兴奋中枢。可用中枢兴奋剂,亦可针刺人中、十宣等穴。

2.维持呼吸功能,保持呼吸道通畅,输入氧气,必要时予以人工呼吸甚至气管切开。

3.补充血容量,输液或输血。如高渗糖、右旋糖酐、血浆、全血,输入液量应充分补足血容量。

4.加强循环机能,血压下降者应升高血压,在补足血容量的前提下,可应用血管加压药物。

5.情况允许时,可服独参汤或参附汤,或注射参附针剂。

6.如伤口大出血,应迅速止血。止血时最好用气压止血带,大血管损伤不超过2小时或有重要脏器损伤者,应在纠正休克后迅速手术治疗。

7.调整体内环境,提高机体应激能力,而促进休克恢复,可注射激素。

总之,在抢救休克时,必须分秒必争,中西医结合,积极采取一切措施,同时要针对发生或加重休克的原因,进行治疗。

二、一般闭合性骨折的急症处理

对一般闭合性骨折的急症患者,应根据具体情况,采取适当措施。

(一)伤肢临时固定

用木板、竹板、竹竿或木棍等,扎缚于患肢,固定范围至少超过受伤部位上下两个关节,或将伤肢与健肢捆在一起,或捆在躯干上。这样可以防止骨折错位,减轻疼痛和减少额外损伤。

(二)止痛与镇静

可服去痛片、元胡止痛片(有成药)或三元丹。

(三)及时处理合并症

如有严重合并症,应迅速采取有效措施,如移位骨折端压迫动脉、血肿过大或外固定物过紧、阻碍血运、移位骨折端或外固定物压迫神经干等。

(四)严格遵循搬运原则

对于骨折病人的搬运,原则上不得因为搬运而引起剧痛,或使骨折移位错动,或重复受伤机理,或增加新的损伤。将伤员送至医院检查床、放射科、手术室、病房等的过程中,要针对病情采用恰当的搬运方法。如胸腰椎压缩骨折病人,应使患者保持躯干伸直位,由数人搬抬。若搬运不得法,使脊柱屈曲或扭转,则有可能造成脊髓损伤的严重后果。

(五)密切注意观察病情

对于较重的闭合性骨折,必须密切注意发生晕厥或休克的可能性。较严重的闭合性骨折,由于内出血可导致休克。这一潜在的致休克因素,往往易被忽视,这是对闭合性骨折可导致大量内出血估计不足的缘故。凡遇到骨盆、股骨、多发性骨折等,均应密切注意因内出血而造成继发性休克的可能性。

至于身体素衰,或有慢性内脏疾患的病人,更应注意可能因骨折而诱发其他变症。

三、开放性骨折的急症处理要点

遇有开放性骨折,都应视为紧急情况,应按急症迅速处理。

(一)尽早施行清创术

清创术越早越好,只要全身及局部情况允许,应尽快施术,以保证达到清创的目的。一般认为在伤后 6～8 小时之内为污染阶段,为清创术的最好时机,若超过此时间,伤口的细菌已开始繁殖,进入深层,则不易达到清创目的。但也应视伤口情况而定,若伤口较为清洁,全身情况良好,有适宜的抗菌消炎条件,伤后 24 小时以内者,也可施行清创术。

先给予适当而有效的麻醉,将患肢置于适当的位置,术者常规洗手、戴手套,将伤口用消毒纱布覆盖,外露之骨折端切忌还纳,伤口周围剃毛,用汽油或乙醚擦去油污,再用软毛刷蘸肥皂水洗涤伤口周围皮肤,反复数次,然后以消毒纱布擦干皮肤。更换手套,揭去伤口的纱布,用 3% 双氧水冲洗伤口,再用大量灭菌生理盐水冲洗,擦干皮肤。伤口周围皮肤用 2% 碘酊和 75% 的酒精(或 1% 新洁尔灭)消毒,铺盖无菌巾。以利刀沿伤口边缘切除已挫灭和不整齐的皮缘(1～2 毫米),手部的皮肤尽量不切除。切除已挫灭和污染的皮下组织、肌肉、筋膜等,并将所有异物彻底清除。必要时扩大创口,不使有创腔存留,以除去深部污物,并便于止血。然后,以灭菌生理盐水彻底冲洗。

(二)骨折端的处理

除去与软组织完全脱离的小骨片,较大的骨片和仍与软组织连接的骨片应予保留,用咬骨钳将骨折断端咬除少许,骨髓腔刮除深约 1 厘米,以减少感染可能。应用手法将骨折端复位,是否使用内固定,视具体情况而定。一般不宜做内固定,若伤口较清洁,时间短,清创彻底,抗菌药充足,或须处理更重要的损伤,也可将骨折端做内固定。若不做内固定,则于复位后,保持对位,待伤口缝合后,采用可靠的外固定。

(三)其他组织损伤的处理

中、小血管损伤,一般均可结扎止血,小出血点用止血钳止血即可。大血管损伤,有造成肢体坏死可能者,应予修补和吻合。神经干的损伤,应将其污染的断端切除少许,行对端缝合,若不能缝合时,将断端固定在周围组织上,以便以后修补(原则上应尽量一期吻合)。挫灭之肌腱应切除,横断之肌腱,若情况许可,应予修复缝合,不宜缝合者,可用丝线将断端固定于周围组织,以便伤口愈合后修复时寻找。

(四)皮肤伤口的处理

清创后的伤口,大多数都可做一期缝合,一般不必放引流条。如果污染较重,时间较长,清创不甚彻底,皮肤张力过大,或其他条件不允许者,不宜缝合或简单缝合并放置引流条。将伤口内填入大黄软膏油纱布,消毒纱布覆盖包扎,待延期缝合或二期缝合,或伤口自行愈合。

(五)清创后处理

立即肌注破伤风抗毒素 1 500 U,给予有效抗生素以防感染。患肢用石膏托板固定,以便于搬运或用持续牵引法维持,待伤口愈合后,即可做一般闭合性骨折处理。在伤口愈合前,除极小的开放性骨折外,一般不宜用小夹板外固定。密切注意观察病情。内服化瘀消肿预防感染的中药,如清心药之类。

【附】开放性骨折感染的处理

开放性骨折感染,出现伤口周围红、肿、热、痛、伤口化脓、全身发热等一般化脓性感染症状,应尽量设法控制炎症的发展和蔓延,防止骨髓炎的形成。除应用有效抗生素外,可内服五味消毒饮,伤口换药用解毒膏或生肌膏。腐烂组织及脓液过多者,情况允许时,可用祛腐敛疮洗方熏洗。

若发现特殊感染,如气性坏疽、破伤风等,应采取紧急有效措施,中西医结合,进行隔离和抢救。

第六节　一般骨折的治疗步骤和方法

骨折发生至完全愈合恢复功能,有其发展变化的一般规律,虽是一个连续的过程,但在这过程中有其阶段性。各个阶段有不同的特点,可将骨折经急症处理后的治疗分为初期、中期和末期。正骨复位、妥善固定、练功活动、辨证用药,是治疗中的四大环节,但在各期中,四大环节的地位则各不相同。初期,将移位之骨折端复位,并用有效方法固定以维持复位效果,化除瘀肿以解除损伤症状,是治疗的关键,所以,此期亦称正骨复位、化瘀消肿期。中期,是骨折愈合、骨痂生长的阶段,施用多种方法促进骨的生长是主要手段,所以此期亦称接骨续筋期。末期,是骨折已达临床愈合,治疗的主要任务在于加速伤肢功能的恢复,所以此期亦称功能恢复期。三期的划分不是绝对的,在时间上更没有截然的界线。但初期的治疗,在骨折治疗过程中具有决定意义。

下面将三期治疗的各个主要环节和

治疗方祛,加以介绍,其中初期治疗为重点。

一、初期(正骨复位、化瘀消肿期)

(一)及时而良好地正骨复位

1. 正复时间的选择 只要全身情况允许,正骨复位的时间越早越好。骨折后半小时内,局部疼痛较轻,肌肉未发生痉挛,肿胀较轻,最宜复位。伤后 4~6 小时因局部之瘀血尚未凝结,复位亦较易。时间越久,复位困难越大。一般地说,成人伤后 7~10 天内者,均可考虑闭合手法复位。

2. 闭合手法正骨复位适应证 凡新伤骨折,折端有某种移位,必须予以复位,而周身与局部情况允许者,均为闭合手法整复的适应证。

若局部肿胀甚剧,不宜立即施行整复手法者,可先予以临时夹板固定,抬高患肢或用持续牵引,并应用活血化瘀消肿药物(内服,外用),3~5 天肿消后,再予以整复。

若局部皮肤已起水疱,不便整复者,可用消毒针管抽出疱液,或刺破放出。涂以龙胆紫溶液,肿减疱愈后再予以整复。

开放性骨折,伤口甚小者,经伤口一期处理后,可做一般闭合骨折处理,予以复位(勿污染伤口)。伤口较大者,清创缝合后,矫正其主要畸形,用持续牵引或石膏托维持位置,待伤口愈合后,如骨折端仍有某种移位,仍可再予以整复,纠正移位。

3. 整复前的准备

(1)止痛与麻醉。只有充分止痛或麻醉,才能使正骨手法得心应手,可根据病人的具体情况,选择有效的止痛或麻醉措施。伤后 6~8 小时之内者,于局部血肿内注入适量 0.5%~2% 普鲁卡因,可以获得满意的麻醉效果。若伤后时间已较长,由于瘀血凝结,麻药注入后不易扩散,所以麻醉效果较差,如分点注射恰好注射于骨折端,也可起到较好的止痛作用。若伤后时间已久,或不适于做局部麻醉者,可肌肉注射度冷丁与非那根,下肢用坐骨神经与股神经阻滞麻醉,可起到一定的止痛作用。如伤在上肢可用臂丛神经阻滞麻醉。腰麻及全身麻醉较少应用。

(2)人员准备。确定主治者与助手,并做好分工。参加整复者应对伤员的全身情况、受伤机理、骨折类型、移位情况等,做全面的了解和复习;将 X 线的显示与患者实体联系起来,仔细分析;确定该骨折需用哪些整复手法以及助手的配合等,做到认识一致,动作协调。根据骨折情况,将伤员及伤肢置于恰当的位置。做好患者的思想工作,以取得其密切合作。

(3)物品准备。根据整复需要,准备好所需用品,如纸壳、石膏绷带、夹板、棉垫、扎带、绷带、胶布、棉花、小压垫,以及所需要的牵引装置等。还须根据情况,准备必要的急救用品,以保障安全,及时处理整复过程中发生的意外。

4. 正骨复位的手法及其应用

正骨手法,是治疗骨折的主要手段之

一，欲使移位的骨折复位，则必须施行一定的手法。手法操作的好坏，是骨折复位成功与否的关键。"手法者，诚正骨之首务哉（《医宗金鉴》）"。历代医家，在长期的医疗实践中，深刻认识到正骨手法对治疗骨折的重要性，并积累了丰富的经验，《医宗金鉴》中归纳为摸、接、端、提、按、摩、推、拿八字法，临床应用，行之有效。目前，用手法正骨，各地都有丰富经验，应很好地学习研究，以提高骨折闭合手法整复的成功率。我们常用的手法有触摸、拔伸、推按、扳提、捏挤、分骨、折顶、屈伸、回转、气鼓、摇晃、叩击、摩捋等十三法。这些手法，应根据不同骨折整复的需要，适当选择，配合应用，通过有效的手法操作，来纠正骨折的成角、重叠、旋转、侧方或分离移位。手法操作的巧拙，取决于长期的医疗实践，因此，应在临床工作中不断总结经验，改进手法操作的技能，才能取得良好的疗效。下面就常用手法，简要加以说明。

（1）触摸。为正骨复位的必用和首用手法。即用拇指或拇、示、中三指，接触伤处体表，稍加按压，仔细触摸体察，结合X线检查结果，充分了解骨折端的移位情况，在术者脑中构成骨折移位的立体形象。通过手摸，达到"心明"的程度，给下一步的手法提供依据，施术时才能"机触于外，巧生于内，手随心转，法从手出（《医宗金鉴》）"。

（2）拔伸。拔伸即牵拉伸张的意思，是大多数移位骨折整复的必用手法，主要用以克服肌肉张力和痉挛，纠正骨折的重叠移位，即所谓"欲合先离，离而复合"；

其次对于成角、旋转移位的纠正也起辅助作用。操作由助手或术者与助手协同进行，术者一般握持骨折断端准备整复。由1～3人做助手，握持伤肢两端（或借助于一定器具，如布单等）徐徐用力，一般是顺伤骨的纵轴方向对抗牵拉，用力方向应据病情而定。"凡拔伸，且要相度左右骨如何出，有正拔伸者，有斜拔伸者（唐·蔺道人）"。或针对骨折的部位、类型所要求的方向牵拉，以利于骨折复位。在拔伸过程中调正肢体的力线，以利纠正畸形，提高复位成功率。拔伸力量应根据伤肢肌肉发育情况和局部肿胀及骨折移位程度而定，用力勿太过或不及。"凡拔伸，或用一人，或用二、三人，看难易如何"。拔伸时不宜骤然施用暴力或用力过猛，应在持续徐徐拔伸的过程中，视其效果随时决定用力之大小（图1.4）。

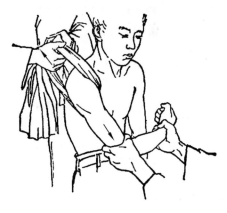

肱骨外科颈骨折（内收型）顺势牵引

图1.4　拔伸手法示例

（3）推按。即推进按压之意。术者用两拇指指腹或掌根部位压于骨折端之高突处，用力按压，使"突者复平"，这是纠正骨折侧方移位的主要手法。此外，用拇、示、中三指捏住分离移位之骨块，推送至原位，按住勿使滑动，也称推按手法。此法一般都与扳提手法配合应用（图1.5）。

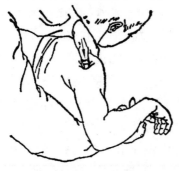

肱骨大结节骨折，用推按法整复

图1.5　推按手法示例

（4）扳提。是与推按法用力方向相反的手法。操作时术者用第2～5指钩住陷下之骨折端用力扳动（与推按法协同），或用器具（如布带）做辅助，用手握住用力上提，或以手指捏住下陷之骨折端用力提起，主要用于纠正骨折之侧方移位，使"陷下者复起"（图1.6）。

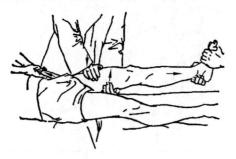

股骨干骨折整复法，一手推按，一手扳提

图1.6　扳提手法示例

（5）捏挤。常用于整复细小部位的骨折，如指（趾）骨骨折。术者用拇指与示、中二指相对，捏住骨折部或移位之骨

块，用力挤压，使移位之小骨块复位。有时，用两手掌根部按于骨折部，余指相扣用力对挤，也称挤法。此法稳妥有力，有时用以代替推按、扳提法，纠正骨折侧方移位或粉碎性骨折移位，如跟骨骨折的对挤正复（图1.7）。

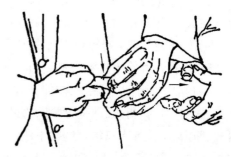

①用指捏法整复指骨骨折

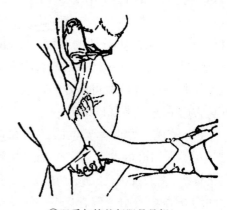

②双手扣挤整复跟骨骨折

图1.7　捏挤手法示例

（6）分骨。此法用于骨干并列部位的骨折，如尺、桡骨，胫、腓骨，掌、跖骨等。术者拇指与余指相对，用力夹挤并列两骨干之骨间隙，使折断骨与相邻骨干骨间隙恢复正常，骨折端即自然对位（图1.8）。

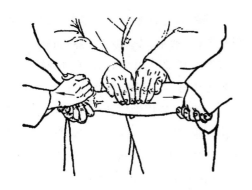

尺桡骨干骨折,用分骨法整复

图1.8 分骨手法示例

(7)折顶。此法常用于两种情况,一是骨折端对位良好而仅有明显成角畸形者,可在拔伸基础上,一手按于骨折成角突出处,一手握伤肢远端,用反折力将成角扳回,恢复骨的正常轴线。二是用于肌肉发达,骨折端重叠移位较大,用一般牵拉力量不易拉开其重叠者,如股骨干骨折、前臂骨骨折等,即在加大折端成角畸形的基础上,用力拔伸,同时以指顶压远侧骨折端,使之向远侧移动,至两断端同侧骨皮质相对顶住时,骤然将远端反折拉直,恢复骨干之正常轴线,折端即可复位。此法在操作时,助手与术者动作应协调、稳妥、敏捷。骨折端有伤及血管、神经或刺伤皮肤的可能,应注意防止(图1.9)。

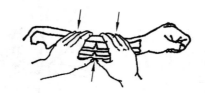

①尺桡骨青枝骨折,用折顶法纠正成角畸形

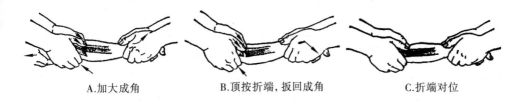

A.加大成角　　　　B.顶按折端,扳回成角　　　　C.折端对位

②尺桡骨双骨折用折顶法纠正其重叠移位

图1.9 折顶手法示例

(8)屈伸。此手法常用于整复关节部的骨折。在拔伸手法的基础上,配合推按手法,根据骨折类型,使关节或伸直,或屈曲,或屈伸活动数次,将移位之骨折复位,所谓"凡捺正,要时时转动使活"就是这个意思。肘、腕、踝部骨折常用此手法(图1.10)。

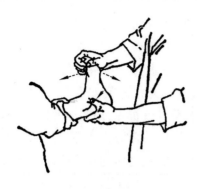

屈伸法整复踝骨骨折

图1.10　屈伸手法示例

（9）回转。"回"即"绕"的意思，"转"即"旋转"。骨干的斜形骨折，由于外力的作用造成骨折面的背对背移位，整复时将远侧断端由移位时的原路绕回，使骨折面由背对背变为面对面而对合（图1.11）。

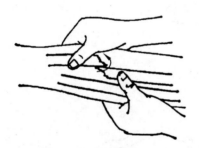

① 折端背对背移位回转法

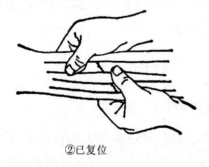

②已复位

桡骨斜形骨折，折端背对背移位，用回转法整复

图1.11　回转手法示例

某些部位的骨折由于筋肉的牵拉，使骨折段（上或下）发生旋转，整复时则必须在拔伸的基础上，由助手将远侧骨折段绕其纵轴旋转，克服筋肉之牵拉，以远端凑近端，术者配合施用推按、扳提等手法使骨折复位。施用回转手法必须对骨折移位的机理有清楚的了解，方能行之有效。

（10）气鼓。是整复肋骨骨折的方法。肋骨骨折有凹凸移位时，由助手用双手平按于患者上腹部，令患者深吸气，然后用力咳嗽，在咳嗽的瞬间，助手用力按上腹部，术者用拇指或手掌下按高突之骨折端，即可复位（图1.12）。

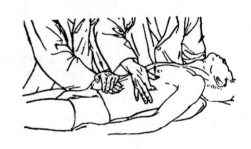

用气鼓整复法，整复肋骨骨折

图1.12　气鼓整复手法示例

（11）摇晃。此法常作为整复骨折的辅助手法。即在骨折的移位用其他手法基本纠正后，稍放松牵引力，术者一手握骨折端加以维护，一手握伤肢远端轻轻摇摆晃动数次。通过此手法，可使已对位之骨折端接触更为紧密，增加其稳定性，关节内的骨折可因此手法而对关节面产生"自身模造"作用，恢复关节面的形状和平滑度，防止创伤性关节炎的发生（图1.13）。

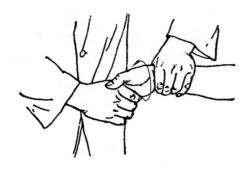

桡骨远端粉碎骨折,用摇晃法使骨折复位,并"模造"关节面

图 1.13 摇晃手法示例

(12)叩击。某些稳定型骨折经用其他手法整复后,检查确已对位,即由助手(或术者)把握骨折端加以维护,术者以拳头或掌根部沿断骨之纵轴方向于伤肢远端用力叩击数下,用力大小应视病情而定。此手法可使骨折端紧密接触,从而增强骨折稳定性,促进愈合。不稳定型骨折不宜施行此手法(图 1.14)。

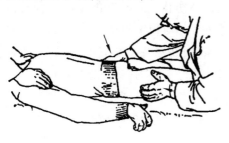

股骨颈骨折,经对位后用掌根叩击法,在大粗隆部沿股骨颈纵轴方向用力叩击,以使骨折端紧密嵌插

图 1.14 叩击手法示例

(13)摩捋。此法常作为整复骨折的最后步骤。术者用拇指或配合示指按于伤处,稍用力下按,并顺伤肢筋肉的走行方向或骨干的纵轴往返捋摩,顺筋捋骨,

可起到舒筋脉、散瘀血、消肿止痛的作用。此手法也可视为骨折整复效果的最后检查步骤,如无特殊情况,即可夹缚固定(图 1.15)。

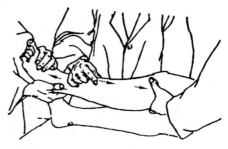

胫腓骨骨折手法整复的最后步骤——沿胫骨脊两侧施用摩捋法

图 1.15 摩捋手法示例

5. 正骨复位的复位要求

(1)解剖对位。骨折之畸形和移位完全纠正,恢复骨的解剖学形态。解剖对位,可使折端稳定,便于早期练功,骨折愈合快,功能恢复好。对每个骨折都应争取达到解剖对位。

(2)功能对位。骨折整复后,某种移位虽未完全纠正,但骨折在此位置愈合后,肢体功能恢复满意,不影响生活和一般生产劳动,即谓功能对位。究竟对位到什么程度才达到功能对位,不同部位的骨折,不同的年龄、职业等,各有不同的要求。例如,老年人即使骨折对位较差,但骨折愈合后对其生活可能并无太大影响;然而对于年轻的舞蹈演员或运动员,骨折之功能对位则要求很高,对位不良,往往影响其功能发挥。再如关节部的骨折,对位要求较高;而长骨干的骨折,如上肢功能主要要求灵活,骨折愈合后即使有轻度

成角或侧方移位,对肢体功能影响甚微。

若经努力很难达到解剖对位的骨折,应尽力争取达到与其相适应的功能对位。

6. 正骨复位时的注意事项

(1)整复者要有高度认真负责的精神,全力以赴,并做好患者的思想工作,树立其战胜疾病的坚定信念,取得患者的密切配合。

(2)整复时切忌使用暴力。拔伸牵引须徐徐用力,恰到好处,勿太过或不及。不得施用猛力。整复时着力部位要准确,用力之方向、大小,都应根据病情而定。不得用手指在伤处反复摩擦,增加软组织损伤,而于骨折无益。

(3)手法操作过程中,注意力要集中。仔细体会手下的感觉,观察伤处外形的变化,注意患者的反应,以判断手法的效果,并防止意外事故的发生。

(4)正骨复位最好能一次达到满意结果。多次整复,往往加重局部软组织的损伤,肿胀更加严重,再复位难以成功,而且有造成骨折愈合延迟或关节强硬之可能。

(5)对于身体甚为衰弱、有其他严重疾病、多处复杂骨折者,及身体较弱之孕妇等,正骨复位时应特别慎重,避免出现意外。若感复位有困难时,不得勉强行事,宁可暂缓复位,或大体改善骨折移位状况,待采取一定积极措施,条件较成熟时,再设法弥补。

(二)妥善地夹缚固定

1. 夹缚固定的意义、形式与作用

所谓妥善地夹缚固定,即在整复后,根据骨折的部位、类型等,选择合适的器材,采用恰当的夹缚固定形式,以有效地保持骨折断端整复后的良好位置,且不妨碍关节和肢体的正常运动,不因固定而产生并发症或后遗症;使病人舒适,能够耐受,给骨折的迅速愈合和肢体功能的尽快恢复创造有利条件。

目前我们在骨折治疗中所采用的夹缚固定形式,主要有以下几种:①各种小夹板固定;②绷带与胶布固定;③各种持续牵引固定;④石膏固定;⑤其他(手术、支架等)。

采用何种形式的固定,应根据骨折的部位、类型、稳定程度、个体差异而选择,目前临床最常用的为各种形式的小夹板固定。

较好的夹缚固定应当起到下列作用:①保持伤肢于一定的恰当位置,使骨折部位处于相对稳定的状态,给骨折的修复创造条件;②保持整复后的效果,避免骨折部位承受有害的伤力,防止骨折移位倾向和再移位;③为早期练功活动创造有利条件;④对整复后的残留畸形,起到某种辅助纠正作用;⑤保护伤处,减轻疼痛,避免增加新的损伤。

下面重点介绍各种形式的小夹板固定法。

2. 小夹板固定及其应用

小夹板固定法,能起到较好的固定作用,其突出优点是比较合理地解决了"固定与活动"这一对矛盾,使固定不妨碍肢体在一定限度内的活动,而适度活动又有利于固定。这样能使骨折愈合快,功能恢复好,后遗症和并发症少。而且小夹板固定简便易行,价格低廉,便于推广应用。

(1)小夹板固定所用器材。①各种夹板。有木板(杉木、柳木、椴木等),竹板,杉树皮,硬纸板,金属板,塑料板等。上述各种夹板,各有其优缺点。对于小夹板的质量要求,应具有以下特性,即具有良好的可塑性,以便塑成所需要的各种形状;良好的韧性,以达到一定的坚固程度,不易劈裂和折断;一定的弹性,以适应肢体肌肉舒缩变化的生理要求;最好不妨碍 X 线的透过,以便在固定状态下使用 X 线检查。为达到以上质量要求,我们通常采用竹板,其次为硬纸板、杉木板和杉树皮等。②棉垫,棉絮,绷带,纱布,布条带(扎带),胶布,固定带,绞丝带等。③铁丝,沙袋,砖块等。④其他各种持续牵引装置,石膏绷带等。

(2)小夹板固定的形式及其适应证。①不超关节的局部外固定:适用于四肢长骨的大多数骨折,以接近骨干中段的较稳定型骨折更为合适。②关节部及超关节的夹板外固定:适用于关节部的较稳定骨折,四肢长骨干接近干骺端的骨折,某些长骨干的不稳定型骨折。③局部夹板外固定加持续牵引:适用于四肢长骨干的不稳定型骨折,某些关节部的不稳定型骨折,以及某些开放性骨折不适于用单纯局部夹板外固定者。④局部夹板外固定加石膏夹板:用于关节的不稳定骨折及四肢长骨不稳定骨折,不适于加持续牵引者。

⑤夹板加抱膝固定:用于髌骨骨折。

(3)关于小压垫的应用。①小压垫的作用:一定形式的小压垫,可加大夹板对局部的有效固定力,以防止骨折块或骨折端的再移位,或借以纠正骨折端之残余畸形,或加强对关节的固定作用,以利骨折的愈合。②小压垫的取材与制作:做小压垫所用之材料应当有一定弹性,柔软,便于制作,能吸湿,价格低廉,便于取材,我们常用纱布、棉垫或棉纸。将纱布或棉垫按需要剪成梯形垫、方形垫,或将纱布卷成分骨垫、马蹄形垫或夹形垫等。③小压垫的放置:一般于正骨复位后,将压垫放于体表一定部位,用胶布贴住。然后将伤处包以棉垫,用小夹板固定。小压垫的放置部位一定要准确。其放置方法有如下几种(图1.16)。

一点加压法:用于固定撕脱性小片骨折;

二点加压法:用于纠正长骨骨折之侧方移位;

三点加压法:用于纠正长骨骨折之成角畸形。

以上加压法,多用平方垫或梯形垫。

分骨垫:置于相邻两骨之骨间隙处,使骨间隙保持一定宽度,对骨折端起固定作用。骨折线位于分骨垫的中央部。

马蹄形垫:用于尺骨鹰嘴骨折或踝部骨折,将骨块围于马蹄形垫内,以起固定作用。

夹形垫:用以固定锁骨骨折,使并列的两纱布卷将骨折端夹住。

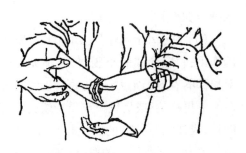
肱骨外髁骨折小压垫放置
①一点加压法示例

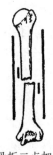
肱骨干骨折二点加压法,
纠正折端侧方移位
②二点加压法示例

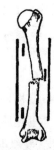
肱骨干骨折三点加压法,
纠正折端成角移位
③三点加压法示例

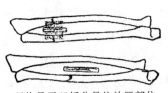
尺桡骨干双折分骨垫放置部位
④分骨垫放置法示例

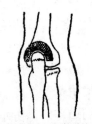
尺骨鹰嘴骨折马蹄形垫放置法
⑤马蹄形垫放置法示例

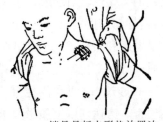
锁骨骨折夹形垫放置法
⑥夹形垫放置法示例

图 1.16 小压垫放置法示意图

④应用小压垫注意事项:压垫之大小、厚薄,压卷之粗细、长短,应根据部位而选择使用,用时现做,无统一规格。压垫过薄,压卷过细,则压力太小,起不到应有的固定效果;压垫过厚,压卷过粗,则压力太大,常常压坏皮肤,引起压疮。若固定后,压垫或压卷处疼痛,皮色暗红,是压力太大之初期表现,应及时予以调整,不可疏忽。此外,压垫或压卷放置的部位应恰当,如不恰当,亦不能起到应有的效果,甚至产生相反的坏作用。必须将压垫或压卷用胶布贴牢,不使移动。

(4)小夹板固定的方法。各个部位及不同类型的骨折,亦有不同的固定方法,将在各论中叙述。现以长骨干骨折小夹板局部外固定为例,说明小夹板固定的一般方法与步骤。

根据骨折的部位、体形,选择适宜的夹板加以塑形(平常可准备好不同的型号),并将所需要的棉垫(或纱布)、条带、压垫、胶布、绷带等一一准备好。如需持续牵引或再用石膏固定,亦应提早准备妥善。整复操作完毕后,在维持拔伸牵引下(需加压垫者,此时将压垫放于适当部位,用胶布贴牢),将棉垫(或纱布)包裹于伤处,勿使棉垫(或纱布)有皱褶。将夹板分别置于棉垫外层,均匀排列,板的间距以 1~1.5 厘米为宜,板的两端勿超过棉垫,骨折线最好恰在夹板之中央部位。由助手扶住排列好的夹板,术者以扎带扎缚,先扎中间一道,绕两周,抽紧,打结,再扎两端的两道,一般三道即可。两端的两道扎带,距板端1厘米许,扎带之松紧应适宜,松紧度各部位要求不同,肌肉丰厚部位可紧一些。一般要求约800克的拉力,横拉扎带能使之上下移动1厘米的松紧度较为适宜。如需再附长夹板或石膏夹板者,可置于小夹板外层,绷带包缠;如需持续牵引者,小夹板固定后,依持续牵引法处理。

小夹板固定后3~5天,扎带有渐紧的趋势(患肢肿胀),尔后渐变松(肿消),应适时地调整到适宜的松紧度。有条件者,固定完成后最好透视1次,若骨折仍有较大之移位,可再予纠正。若骨折位置良好,第一周复查1~2次,如无特殊,1周后每周复查1次。3周后,根据情况决定复查时间,直至临床愈合,解除固定。

(5)小夹板固定注意事项。①所用夹板必须按照需要选取合适的材料。②必须将小夹板根据欲固定之部位的体形,精细地加以塑形,使之合体,方能起到有效的固定作用而不致产生并发症。此项工作应不厌其烦地做好。③固定时松紧度应适当。太松起不到固定作用,过紧则影响气血运行或产生压迫症。部位不同,松紧度要求不同,应在实践中取得经验。注意随病情的变化,及时调整固定松紧度。④仔细检查固定后的情况。如患肢的感觉,患肢远端的皮色、温度、功能活动状况,患肢远端的脉搏搏动及末梢循环

等。如发现异常,及时处理,切勿大意。⑤把小夹板固定的目的、作用及固定后可能发生的情况和变化,尽可能详细地告诉伤员或家属,以发挥其主观能动性,与医务人员配合,发现问题及时就诊处理。并交代复查时间。

(6)小夹板固定的禁忌证。①局部严重肿胀或皮肤广泛起水疱;②伤肢远端脉搏搏动微弱,或末梢循环较差,或血管损伤;③较重的开放性骨折或局部感染;④小夹板固定难以起作用的骨折如肋骨骨折等;⑤急需手术治疗或需用支架固定的骨折等。

(7)关于小夹板的塑形。所用之小夹板,必须根据欲固定部位的体形,精细地塑形。我们常用的小夹板材料是竹板,因其便于塑形,韧性强,弹性大,比较符合小夹板固定作用的质量要求,与木板相比有明显的优点。下面以竹制夹板的制作和塑形为例加以说明。

将从市面购来的竹片刨光,1.5~2.5毫米厚,按需要截成不同长度,修成不同宽度,例如,固定前臂之竹板,掌背侧板宽3~5厘米,内外侧板宽2厘米左右,长12~18厘米。将板之边角修削光滑,放在温水中浸泡数小时,取出,用火或酒精灯火焰烘烤至软,即可用屈板器屈成所需之弯曲形状。将不同竹板配套,以适用于各部位、各体形(成人、儿童)的骨折固定,如前臂的掌背侧、尺桡侧板共4块配套;小腿的前内侧、前外侧、外侧、后外侧、后内侧共5块板配套等。届时取来即用,用时最好将夹板外面包1层绷带,以防止固定期间夹板滑移(图1.17)。

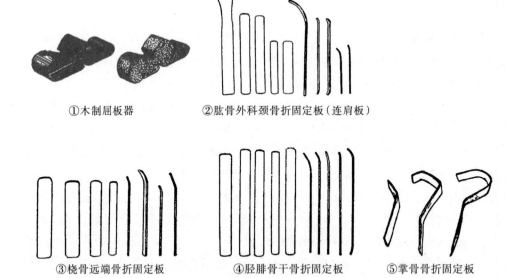

①木制屈板器 ②肱骨外科颈骨折固定板(连肩板)

③桡骨远端骨折固定板 ④胫腓骨干骨折固定板 ⑤掌骨骨折固定板

图 1.17　小夹板塑形示例

关节部骨折夹板固定,多用硬纸板,可购买 1 毫米厚的硬纸板或利用旧的胶布筒、包装箱纸板、硬纸盒等,塑形甚易,可根据需要随意用剪刀剪裁,再屈成半圆筒形,配套备用,如固定肘部、踝部的硬纸夹板。纸板固定力较小,只适用于较轻的骨折。

也可用杉树皮做小夹板,其缺点是韧性较差,质软易断,但亦有取材方便、价格低廉、便于制作等优点。用时取杉树原皮,去其外粗皮,留内皮 3~4 毫米,按需要之长短宽窄,随意切裁。边角修光滑,板端以锤敲软,即可应用。

近年来,固定用小夹板多由厂家批量生产。材料多用木板,制作成各部位所需形状(如前臂板),内有衬垫,外罩布套,可按需选用,比较方便,但弹性差,难以完全合体。亦有用塑料生产夹板者。此外,我们还常用铁丝制成"铁丝托"作夹板用,亦可用 1~1.5 毫米厚的铝板剪制成所需形状,固定掌、指骨骨折,可按需选用。

3.绷带与胶布固定的应用　绷带与胶布固定,常用于无法用夹板固定部位的骨折,如锁骨骨折、肋骨骨折、骨盆骨折等,具体应用方法将在各论中说明。用绷带固定时,固定的松紧度应适宜,缠绕绷带时,应避免一圈松一圈紧的现象。胶布固定时,贴在皮肤上,勿有皱褶,以免起疱。同时应注意过敏性皮炎的发生。

4.常用的持续牵引法

(1)皮肤牵引

①适应证。骨折需要用持续牵引疗法，但不需要强力牵引或不适用骨骼牵引及布带牵引的病例，例如小儿或儿童股骨干骨折有移位者、肱骨髁上骨折局部肿痛不能即刻复位者、老年人的股骨粗隆间骨折等。

②牵引方法。将患肢剃毛，以肥皂水洗净皮肤的污秽油垢，擦干，涂一层复方安息香酸酊，以加强胶布的黏着力，并保护皮肤。根据伤肢的长短、粗细，扯裂长短、宽窄合适之胶布，长度不应超过骨折线，将胶布中央部剪一小孔，由孔内穿入带有方形扩张板的牵引绳（图1.18）。把胶布平整地贴在伤肢两侧，骨突处垫以纱布或棉花，以防压疮。扩张板面需与伤肢的纵轴垂直。板距肢端3～5厘米，用绷带环形包扎于胶布之外层，以防胶布滑脱，牵引绳通过滑轮，吊以适当重量进行牵引，不宜过重，成人一般4～6千克为宜。牵引时间一般为2～4周。

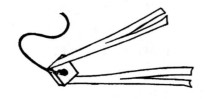

图1.18　牵引胶布与扩张板

牵引方式有多种，如下肢悬吊牵引、上肢外展牵引、下肢置于牵引架上牵引等，随部位不同而施用，将在各论中详述。

③注意事项。须时时注意检查牵引重量是否合适，太轻起不到牵引效能，过重胶布易滑脱且皮肤容易起疱；注意有无皮炎和水疱发生，特别是小儿皮肤柔嫩，对胶布反应大，若皮炎或水疱较重，应暂停牵引，改用他法；注意绷带与胶布是否滑脱，若已滑脱，及时更换；检查患肢血运情况及指（趾）功能活动情况。

目前市售已有用帆布或人造革制作的带有"绞丝扣"的牵引套带（如下肢带），可购买使用，颇为方便。

（2）骨骼牵引

①适应证。骨折需要强力持续牵引，或需要持续牵引但不适宜用皮肤牵引的病例，如成人不稳定型的股骨干骨折、肱骨干不稳定骨折、胫腓骨粉碎型骨折、某些开放性骨折等。

②牵引方法。准备好牵引用的器材（包括皮肤消毒用品、麻醉用品、消毒手套、消毒牵引钢针、钢锤、牵引弓、骨钻、手术刀以及牵引装置等），将伤肢置于牵引架上，或由助手扶持。在穿针部位进行皮肤消毒，戴手套，定位（须将皮肤稍向上拉），局部注入麻药（1%～2%普鲁卡因），须深达骨膜（双侧），在进针侧的皮肤定点处，用手术刀切一小口（用细钢针时可不必切口）。用铜锤将钢针徐徐打入（用细钢针时，则用骨钻钻入），钢针进入方向，须与伤肢纵轴垂直。钢针穿出对侧皮肤时，须将皮肤切一小口（细钢针不必切口），以便钢针穿出，针两端出皮肤的长度应相等。以无菌纱布穿于钢针上，敷盖针眼，胶布贴住，安放牵引弓，通过滑轮，吊以重量，必要时垫高床尾15～20厘米以作反牵引。牵引重量应据病情而定，一般以不超过10千克为宜。牵引时间一般为4～6周。

颅骨牵引法与上法不同，此不赘述。

③注意事项。注意及时调整牵引重量,勿使过重或不及,特别注意勿使牵引过度而使骨断端分离。保持针眼清洁,时常以碘酒、酒精涂擦,以防感染。时常检查牵引装置,防止滑脱,并及时调整牵引之不适处。

④常用的骨牵引穿针部位(图1.19)。

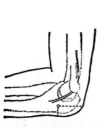
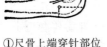
①尺骨上端穿针部位

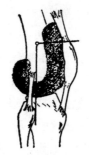
②股骨下端穿针部位

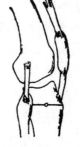
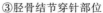
③胫骨结节穿针部位

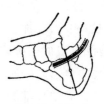
④跟骨穿针部位

图 1.19　常用骨牵引穿针部位

尺骨上端:屈肘90°,在鹰嘴顶端以下2~3厘米处划与尺骨脊垂直的直线,再在距尺骨脊1厘米处划与尺骨脊平行的线,两线交点即为穿针部位。须由内向外穿针,以避开尺神经。

股骨下端:膝关节伸直,通过腓骨小头作与下肢长轴平行的纵行线,再由髌骨上缘作水平线,两线之交点为穿针部位。须由内向外穿针,以避免股内收肌管的组织损伤。操作时还应注意两点:一是避免钢针向前滑脱伤及髌上囊,二是避免钢针穿向后侧,伤及腘窝神经和血管。

胫骨结节:胫骨结节与腓骨小头连线之中点为穿针部位。须由外向内穿针,以避开腓总神经。

跟骨:踝关节中立位,自内踝下端至足跟后下缘连线之中点为穿针部位。须由内向外穿针,以避开胫后神经和血管。

(3)木制屈膝直脚牵引架及其应用。

持续牵引疗法除了常用的勃朗氏架、托马斯氏架外,我们还常用杨锡嘏老中医自己设计制作的木质屈膝直脚架,进行牵引。这种牵引架在使用上有其一定优点。

①屈膝直脚架结构。全架除几处活动部位用铁制活折页外,都由木板做成。主要部分有总底板,股底板,小腿底板,前后斜板,直脚板,股侧板,小腿侧板,底横托等构成(图1.20)。板厚1.5厘米左右,宽、长由架的大小而定。

总底板:为全架的底托,前半部上面凿有两行槽窝,以容纳前后斜板的齿突,总底板的前部底面钉有底横托,以增加全架平放时的稳定性。

股底板:其近端与总底板近端以折页相连,远端与小腿底板以折页相连,远端底面以折页与后斜板相连,两侧以折页与股侧板相连,中段凿有通气沟,以流通空气。股底板的主要作用是托住大腿。

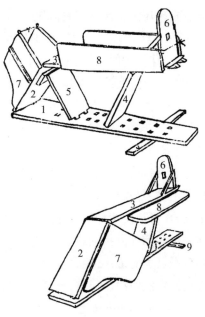

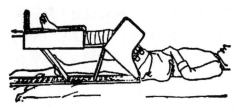

A.儿童股骨骨折皮肤牵引

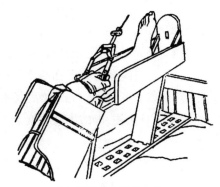

①屈膝直脚架结构

1.总底板　2.股底板　3.小腿底板
4.前斜板　5.后斜板　6.直脚板
7.股侧板　8.小腿侧板　9.底横托

B.成人股骨干骨折骨牵引
②屈膝直脚架应用示例

图1.20　木制屈膝直脚架及其应用图示

　　股侧板:连于股底板两侧,两片股侧板相对扣住,可固定大腿,以免向左右移动。

　　小腿底板:近端以折页与股底板相连,前段底面以折页与前斜板相连,两侧以折页与小腿侧板相连,中段凿一通气沟,远端有2个齿突。小腿底板的用途是托住小腿。

　　小腿侧板:以折页与小腿底板相连,两侧小腿侧板相对扣住,可固定小腿免向两侧移动。

　　直脚板:钉于小腿底板的远端,与小腿底板垂直,中部凿一小孔,以穿过牵引绳。

　　前后斜板:板的上端分别以折页与小腿底板、股底板远端相连,两板下端分别留有2个齿突,应用时将齿突放入总底板的两侧槽窝内。前后斜板的作用是支撑小腿底板与股底板,并调节两底板的夹角及股底板与总底板的夹角。

　　②屈膝直脚架的应用。主要用作下肢骨折的持续牵引。另外下肢骨折不需持续牵引,而须将患肢抬高或将髋膝关节置于一定的屈曲位置时,也很适用。

　　应用时,选择适于患肢长度的大小适宜的架,置于患肢下方,架的近端抵住患侧坐骨结节部,并垫以薄棉垫,以防压伤皮肤。膝关节正对在股底板与小腿底板的交接处,股底板及小腿底板上均可垫以薄棉垫,以减少患肢的不适感。前后移动前后斜板的距离及斜度,即可调节两个角度,即股底板与总底板的角度(髋关节的屈曲度)、股底板与小腿底板的角度(膝关节的屈曲度)。髋膝关节的屈曲度应据病情需要而定。角度调好后,将已准备好做牵引术或局部外固定的患肢,稳妥地放在架上,将牵引绳通过穿绳孔与床头的滑轮相连,吊以重量进行牵引,然后将股或小腿侧板相对扣住,以防患肢在架上左右移动。

③屈膝直脚架在应用上的优缺点及注意事项。屈膝直脚架是老中医接受前人的经验,又通过长期医疗实践不断改进精心设计的,它具有下列优点:

第一,保持髋膝关节不同程度的半屈曲位,踝关节的中立位,这符合下肢大多数骨折固定位置的要求。

第二,大小腿底板为硬木板,较之勃朗氏架,托马斯氏架的软布带,更符合骨折固定的要求,可使骨折端相对稳定,不会因底面的软陷而引起骨折承受成角力,发生折端变位。两侧板相对扣住,也对患肢起一定的固定作用。

第三,下肢骨牵引、皮牵引、袜套牵引均可适用,不需持续牵引的病例将患肢置于该架上,符合患肢抬高的要求,病人甚感舒适,亦便于伤口换药。

但是,该架也有明显的缺点:结构中不能安置滑轮,因而它本身没有反牵引

力,牵引时滑轮须安在床尾,所以,在行牵引时除在床尾适当高度安置滑轮外,架的总底板远端必须顶住床尾,以维持反牵引,故在制作该架时,总底板应稍长为好。该架的大小,本身不能调节,故应制作大小不同的型号,视病人患肢长度选择使用。另外,该架需由医生指导专业木工制作,比较麻烦。

5.石膏固定法的应用及其优缺点

石膏固定法,是现代医学用来外固定的主要手段,在骨折的治疗中广泛使用。随着中西医结合治疗骨折的进展,石膏固定的应用范围已大为缩小,绝大多数骨折都可用夹板固定法解决。但是,石膏固定法若用之得当,在当前外固定法中,仍有其相当的价值。

(1)石膏固定治疗骨折的应用范围。①开放性骨折需要固定,但不适合用夹板固定者,如伤口较大的开放性骨折清创后、开放性骨折已感染者。②需要牢固地固定两个以上关节的骨折,如四肢长骨多段骨折、关节部位的某些骨折等。③小夹板固定难以达到塑形要求的病例,如需要将髋关节置于外展位等。④小夹板固定效能不甚可靠的骨折,如四肢长骨的某些不稳定性骨折,可用小夹板加石膏托固定。⑤患者需长途运送,以及由于某种原因不宜用小夹板固定,又不宜用其他疗法的病例。

(2)石膏绷带的使用方法。石膏固定的基本材料,是铺有石膏粉的石膏绷带,可以自制,也可购买,有宽7、10、12、15厘米等各种规格,可据欲固定的部位,

选择应用。

石膏固定方式,有石膏夹板、石膏管型、人字形石膏、石膏领、石膏背心、石膏床等。在骨折治疗中最多用者为石膏托板和石膏管型。

石膏固定时,石膏与皮肤之间应加衬垫。石膏衬垫多用纱布、棉花、毛毡或特制的石膏衬套。有垫石膏多用于患肢固定后,尚有肿胀日益加重趋势的情况,以使肿胀的伤肢有膨胀的余地。

使用时,将石膏绷带浸泡于温水中(用水桶或盆,水要稍多些,水温以 25 ~ 40℃为宜),待石膏绷带的空气从其两端完全逸出而不再有气泡上冒时,用双手握住绷带卷两端,从水中取出,取出动作要轻,以免石膏浆流失过多。两手相对,轻轻挤压,至无过多水下流为度,不可挤得过干(以免不利于塑形和石膏绷带各层之间的黏合),即可应用。若做成石膏板,则在平木板上,按所需长度将石膏绷带卷一层层折叠铺好,边铺边用手掌稍用力抹平抹光,一般 8 ~ 13 层即可,然后铺上衬垫,即可置于伤肢,外用普通绷带或石膏绷带缠缚。将伤肢置于适当的位置,将石膏塑形。若用石膏管型固定,则将泡好的石膏绷带,包缠于伤肢(需先加衬垫,伤肢置于所需位置),如普通绷带环形包扎那样层层包缠,边缠边以手掌抹光,不宜用力缠绕,尤其在缠绕关节部时更应注意。一般 10 层左右即可,按固定要求之体位,加以塑形。

石膏固定动作完成要准确、迅速,否则影响其坚固性。石膏在浸泡后 6 ~ 15 分钟内即可硬定,塑形应在硬定前完成,硬定后即不宜再动,以免发生石膏断裂。1 ~ 2 天,石膏即可干固。在干固前宜将石膏型之边缘修削整齐,以便符合固定的要求,并避免石膏边缘磨损皮肤。

(3)石膏固定后的注意事项。①石膏硬定前,不得以手指捏挤石膏型,以防产生指压痕,压迫皮肤,产生压疮。石膏干固前,要妥为保护,勿使发生变形或折断。②抬高患肢,以利体液回流,减轻肿胀。③密切注意伤肢血运,局部有无持续性疼痛或麻木(特别是骨突处)。若出现固定过紧或石膏压迫征,应及时处理,如石膏开窗,石膏管型切开等,否则可能产生严重后果。④防止水或异物进入石膏与伤肢皮肤间的空隙。⑤若石膏已发生变形或折断,或变松失去固定力,以及需要变更固定姿势者,应及时更换石膏。⑥肢体的新鲜骨折,宜用前后托板,便于及时检查或松解,较之管型更安全。

(4)石膏固定的优缺点。石膏固定法治疗骨折,有相当大的优点。其可塑性强,可任意塑成所需要的固定型,对关节的固定作用牢固,便于处理创口和伤口换药(石膏托或在石膏管型上开窗)等等。

但石膏固定亦有明显的缺点:无弹性,不符合肢体的生理要求,因而对局部的有效固定力较差;固定范围广泛且笨重,不便于伤肢的练功活动,因而易发生肌肉萎缩、关节僵硬以及骨质疏松;不便于在直视下及时观察局部变化(特别是管型),固定初期,病人往往甚感不适,拆除石膏后,肢端易产生低张性水肿,经久难消;石膏一经拆除,即不能再用。

了解石膏固定法的优缺点,有助于提高治疗骨折的疗效。

(三)合理积极的练功活动

1.练功活动的意义与作用

所谓练功活动,就是在治疗骨折的过程中,在各个不同阶段,根据骨折的具体情况,循序渐进地进行筋肉、关节、骨骼及全身各部的功能锻炼活动。练功活动,是治疗骨折的重要手段之一,贯穿于治疗过程的始终。练功活动是发挥病人的主观能动性与疾病做斗争,从而战胜疾病的积极措施,是比较好的处理局部与整体、固定与活动相互关系的好方法。

人体是活动着的完整有机体。外部肢体的损伤,可以导致机体内部的病理变化,内部的病理变化必然影响着外部肢体的病理过程。因而,肢体局部与全身的练功活动,自然可以调整内部与外部、局部与整体相互影响的关系,使损伤后的暂时的异常病理过程转化为正常的生理过程。对于合理的练功活动在治疗骨折中的作用,我们通过临床实践,有如下认识和体会。

(1)加速改善和消除全身与局部的损伤症状。积极地进行练功活动,可使伤员看到自己的伤肢虽然"骨头已断"而固定着牵引着,但尚能自主做某些活动,这在心理上是一种很有效的安慰,使病人减少"疾病感"和固定后的强迫感,损伤后的精神症状如紧张、恐惧、失眠、惊悸、焦虑不安、忧郁等,可很快消除。在伤肢局部,活动可促进气血运行,由损伤及固定引起的气血瘀滞、肿胀疼痛症状,能够迅速改善和消退。相反,若不练习伤肢的活动,固定不动,则局部肿痛症状消减明显延缓,这在骨折病例中是屡见不鲜的对照。

(2)加速骨折的修复,缩短骨折愈合时间。典型的例子是:胫腓骨下1/3横断骨折以石膏管型固定,将膝、踝关节牢固制动,骨折的愈合甚慢。若以小夹板局部外固定,不固定膝、踝关节,并遵医嘱积极进行练功活动,则骨痂生长较快,愈合时间可大为缩短。这是因为,石膏牢固固定膝、踝关节可影响骨的代谢,导致其脱钙。活动可使局部气血运行通畅,代谢旺盛,营养充足,为骨折的修复提供物质基础;活动产生肌肉收缩,对骨折端的纵向挤压力使折端接触紧密,加速骨痂形成。

(3)防止患肢肌肉萎缩和关节僵硬。肌肉较长时间不活动,会发生废用性萎缩,变得消瘦、软弱无力。积极地练功活动,肌肉基本处于生理的活动状态,就不会发生此种现象。即使因固定而限制了肌肉的活动度产生萎缩,其程度亦较轻。至于关节僵硬,则几乎都是长期被固定而得不到活动的结果(关节内骨折除外)。临床所见,不少骨折病人,由于关节被长期固定,不能锻炼功能活动,致关节僵硬,虽然骨折已牢固愈合,但伤肢仍然功能不良,这个问题应当引起足够的重视。关节经常活动则不会产生此后遗症,这是由于关节经常处于基本功能活动状态,关节内的滑液不断循环,关节囊不致挛缩和粘连,关节周围软组织亦不易机化变硬的缘故。

(4)加速患肢功能恢复,缩短疗程。合理积极地练功,可使骨折愈合与患肢功能的恢复同时并进。例如,四肢长骨干骨折,在固定期间积极地练习活动,当骨折牢固愈合时,伤肢的功能也就基本恢复了,伤员可很快恢复工作。相反,采用超关节石膏长期固定治疗,骨折虽已愈合牢固,但患肢功能恢复极慢,功能恢复时间甚至比骨折愈合时间还要长。

(5)预防其他并发症,如骨折并发坠积性肺炎、泌尿系结石等。全身和局部的功能锻炼,是预防的基本方法。

2.骨折初期练功活动的内容

在骨折的三期治疗中,各期的练功内容和方式方法各有侧重。初期,局部练功以练习患肢筋肉的主动舒缩活动为主,在不妨碍或有利于局部固定的前提下,可以活动某些关节。关节的活动也不可太用力,因其目的不是为了锻炼力量,而是为了使肌肉进行生理的舒缩动作,以促进局部的血运,加强新陈代谢,祛瘀生新,加速改善和消除局部损伤初期的症状。例如,前臂骨的稳定型骨折,可以练习用力握拳动作,并适当地轻微活动肘、肩关节;不稳定型者,可活动手部诸关节,却不宜用力握拳,前臂之旋转活动更应严加避免。小腿的骨折,可练习趾、踝关节的活动,股四头肌舒缩活动,但应当禁止上抬与扭转活动。全身练功活动,则根据情况而定,一般均不需绝对卧床。例如上肢骨折者,除行床边持续牵引者外,于整复固定后即应下地活动;下肢骨折患者,整复固定或持续牵引后,亦不宜限制其未伤肢体的自由活动。必须严格卧床的骨折患者,应每日做健侧肢体的活动和深呼吸运动。

各个不同部位、类型的骨折,其练功活动的具体内容和方法,将在各论中述及。

3.初期练功的注意事项

(1)活动方式以肌肉与关节的主动活动为主,不应予以被动的扳动与牵拉。

(2)练功应有利于骨折的稳定,不得因练功而产生对骨折的不利伤害,如剪力、旋转、重复受伤机理等。

(3)练功时以不引起局部剧痛为原则。

(4)练功必须在医生指导下进行,活动内容据病情而定,不得乱动。须将练功的意义、作用及注意事项与患者讲明,以免发生意外事故。

(四)辨证用药

运用中药治疗骨折,是中医骨科的一大特点,已经作为传统延续下来。这一传统由来已久,早在《神农本草经》中就载有专治骨折的药物,如续断"治折跌、续筋骨"。到唐代已很盛行,延至今日,专用于治疗骨折的药方数不胜数,所用的药物不下数百种。治骨折必须服接骨丹、贴接骨膏已成为百姓的固有观念,可见此医学思想影响之深广。长期的临床实践和近代的实验研究证明,中药对骨折的愈合确有促进作用,我们应当大力研究,为我国中医药事业的发展做出贡献。

中药治疗骨折是祖国医学理论体系中的重要组成部分,是以中医理论为指导的完整的体系,并不是见到骨折选一个接骨方应用就行了。归纳中医用中药治疗骨折的论点,突出体现了这样的指导思想:从整体观念出发,以辨证论治为基础,通经活络、调理气血为主导,重点在治"血"。

祖国医学认为,人体是一个完整的有机体,五脏六腑、四肢百骸、气血经络、皮肉筋骨之间都有密切的联系。骨骼是由脏腑化生(肾主骨,肾生精,精生骨髓),赖气血濡养,由经络贯通。肢体某处发生骨折,则往往影响全身,除局部症状外,常出现脏腑、经络、气血功能的失调,正所谓"肢体损于外,则气血伤于内,营卫有所不贯,脏腑由之不和(《正体类要》)"。因此,中医传统治疗骨折是在整体观念指导下,以辨证论治为基础,调整机体的生理机能,消除骨折后的病理反应症状,以达到治愈骨折的目的。

从中医治疗骨折的传统用药,不难发现"调理气血"在治疗骨折中所占的主导地位,并特别注重治"血"。早在《内经》中就认为"血和则经脉流行,营复阴阳,筋骨劲强,关节清利"。尔后历代医家,用药多从治"血"着手,提出"损伤一证,专从血论(《玉机微义》)","内治之法,必须以活血化瘀为先,血不活则瘀不能去,瘀不去则骨不能接(《辨证录》)"。所以治骨折所用药物,大多是活血化瘀通络的药物,接骨丹方几乎均以活血化瘀药为主要组成部分。

我们用中药治疗骨折,充分体现了上述传统用药的指导思想。在骨折的分期治疗中,基本是以活血化瘀、消肿止痛,活血生新、接骨续筋,养血活血、舒筋通络为初、中、末三期用药原则,这就紧紧抓住了骨折疗程中三个阶段的主要矛盾。我们在实践中体会到,坚持这些用药原则,效果是良好的。

由于骨折治疗的三个阶段中又各有不同的特点和具体情况,所以在实际工作中,必须辨证施治、处方选药,既有原则性,又要机动灵活,随病情而变。

在骨折治疗的初期阶段,常用的用药法则主要有如下几种:

1.活血行气、化瘀消肿法 这是骨折初期药物治疗的通用法,凡局部有瘀血肿胀疼痛症状者均可用。此法所用方剂的组成,大多以活血祛瘀药为主,以行气通络药配伍,再分清寒热虚实,随症加减。

常用方:内服复元活血汤,桃红四物汤,三七伤药片,跌打丸,七厘散,化瘀丸;外用活血膏。

2.活血消肿、清热解毒法 本法适用于骨折初期,局部瘀血肿痛、色红灼热或周身发热、体温升高者。这类方剂的组成,大多是活血化瘀与清热解毒并重。

常用方:内服清心药加减,外用四黄膏或黄龙膏。

3.行气导滞、攻下逐瘀法 本法用于骨折后,外伤导致内伤,出现肠胃气滞(轻)或气血瘀阻(重)症状者。

肠胃气滞:腹胀、纳呆、呕哕或吐,苔

腻。予以活血行气导滞,用顺气活血汤加减。

气血瘀阻:腹胀、腹痛、呕吐、二便不通,苔厚。应予以攻下逐瘀,即《内经》所谓"有所坠堕,恶血留内,腹中满胀,不得前后,先饮利药"。可用大成汤加减。

4. 和营理气法　本法多用于骨折引起的胸满闷痛、胁肋刺痛、呼吸痛重、咳喘、吐痰不畅或咳血诸症,是骨折所致肝胆气滞和肺气不宣的表现(多见于肋骨骨折之后)。可用和营理气汤或理气活血汤加减。

除以上各法,骨折引起的全身症状,应根据情况辨证施治,如健运脾胃、化湿利水、镇静安神等,也为常用之法。此外,还可结合运用西药和其他方法处理,如止痛剂、抗菌消炎药物、导尿、灌肠、输液、针灸等。对于严重的早期并发症,如内脏器质性损伤,必须中西医结合,充分发挥西医之特长进行处理。

二、中期(接骨续筋期)

一般骨折经初期处理 1～2 周之后,即进入中期。中期的治疗措施,主要有以下几方面。

(一)保持良好的固定

此期骨折局部症状基本消退,骨折断端亦基本稳定。主要问题在于继续保持良好的固定,使骨折断端处于稳定状态,给骨痂的生长和骨折愈合创造基本条件。为保持良好的固定,应注意以下事项。

1. 将患肢保持于所要求的恰当位置,不得随意变动。时常检查,发现伤肢有扭转、成角等力线不正的情况,及时纠正。

2. 及时检查外固定与牵引情况。用小夹板外固定者,每因伤肢局部肿胀消退而使扎带变松,小压垫也往往因此失去加压作用,应当及时将扎带的松紧调整到合适的程度。用石膏固定者,由于肿胀的消退,石膏与皮肤间的空隙过大,容易产生骨折的再移位,如有必要,应更换石膏。绷带与胶布固定者,很易松动或失去黏着力,应更换绷带与胶布,重新固定。行持续牵引的患肢,应及时调整力线,检查牵引装置是否合乎要求。发现牵引弓有松脱,牵引针有滑动,牵引重量不合适等情况,应及时调整。牵引胶布滑脱时,应予以更换。

3. 检查骨折对位情况。在骨折未牢固愈合之前,骨折端都有再移位之可能,应及时检查患肢长短、外形等。有条件者,应 X 线透视或拍片,检查 1～3 次,早期发现有较大之移位时,仍可根据情况,采取有效的纠正措施。

4. 询问病人的感觉,有无麻木、疼痛。检查患肢远端血运及功能活动情况,以免发生并发症。

5. 门诊病人,交代常规复查时间,并讲明保持良好固定的注意事项,如发现异常情况及时就诊检查。

(二)加强练功活动

骨折治疗中期的练功活动,仍以主动活动为主,练习肌肉舒缩活动和关节的活动。随着时间的推移,应循序渐进加大肌肉活动力量与关节活动范围。如前臂骨折,在初期练功的基础上,逐步加大握拳动作的力量及腕、肘、肩关节的活动范围。小腿骨折,可逐步练习踝、膝、髋关节的活动。稳定型骨折,在中期的偏后阶段,可适当练习小腿的持重活动,如用足登床尾的动作,或以纵轴叩击法做被动持重锻炼,以促进骨痂的生长。

与初期的练功一样,应以不引起局部剧痛,不产生有害伤力为原则。至于全身锻炼活动,初期严格卧床的病例,在中期应随着骨折的稳定与连接,逐步练习床上活动。活动方式,除限制其不利于骨折愈合的动作外,其他皆不必限制,为下地活动做好准备。

（三）辨证用药

骨折中期,折端基本稳定,由骨折引起的全身与局部症状多已轻微或基本消失。此期用药以补骨生新、接骨续筋为主。除个别情况外,一般可常规内服接骨丹、接骨药、接骨散等,也可外敷接骨膏,以加速骨折愈合。若骨折稳定性较差或愈合较慢,在肌肉不甚丰厚的部位,可外敷外用接骨膏,以加强其稳定性,促进骨折愈合。仍有内脏功能不调或有宿疾复发者,可据病情辨证施治。

关于接骨丹的应用:综合接骨丹方,其组成大多以活血祛瘀药为主,配伍行气导滞、宣散透达和以骨补骨的药物。按照传统理论,要使断骨连接,必须先化除瘀血,"瘀不去则骨不能接"。气为血帅,气

行则血行,行气药与宣散透达药(如麻黄、麝香、冰片)都可助化瘀药发挥其药力,这样配方也反映了"调理气血、治血为主"的观点。至于以骨类药物"补骨",是传统的"取象比类"的用药方法,取其"同气相求"之意。长期的临床实践已证明,接骨丹对骨折愈合有促进作用。

三、末期（功能恢复期）

骨折达到临床愈合标准,即进入末期。此期,治疗方法以练功活动和药物治疗为主。

（一）辨证用药

1. 舒筋活血、温经通络法　本法是一般骨折末期药物治疗的通用法。骨折后期,骨虽已愈合,但由于损伤及长期固定,伤肢总因气血循行不畅,筋脉不舒,存在关节活动不利,拘急疼痛不适等症状。此法内服外用,可以促进局部血脉流通,筋络舒展。结合功能锻炼,可加速关节功能的恢复,消除症状。这类方剂之组成,多为活血舒筋通络或活血温经通络药,取"血活则经脉流行,营复阴阳,筋骨劲强,关节清利""血得温则行,得寒则凝"之义。

常用方:内服伸筋胶囊或通痹丸,或舒筋活血片(有成药);外用舒筋通络洗方或温经散寒洗方熏洗。若关节僵硬者,可用软坚散结洗方煎洗或化坚膏外敷。

2. 益气养血、培补肝肾法　本法用于骨折后期,气血虚弱,筋骨不健,全身乏力,肢体活动软弱无力,骨折愈合较

慢,功能恢复亦较慢者。由于骨折后长期卧床或平时身体虚弱,肝肾不足,又患骨折,重伤气血引起。用药以内服为主。气血虚弱,全身乏力,脾胃不足为主者,服补中益气汤或八珍汤。肝肾不足,肢软无力为主者,可用补肾活血汤加减,或服壮骨强筋汤。有脏腑不调症状者,可随证治之。

（二）练功活动

1. 要求与方式

末期的练功活动极为重要,应抓紧时间,积极锻炼。着重于关节的活动范围和肢体持重的锻炼,亦应以主动活动为主。关节僵硬较重者,要配合按摩疗法,帮助活动,但不可强力扳拿。如下肢骨折,可下地行走,由扶床、扶高凳,到扶拐杖,然后弃杖行走,逐步进行。踝、膝、髋关节的活动,由不负重活动逐步转为负重活动,如屈膝下蹲运动。若关节活动明显受限者,可用滚木辅助进行锻炼（图1.21）。并于药物烫洗后,抓紧时机,加大活动范围。

上肢骨折,腕、肘、肩关节以不负重活动为主,一般可与烫洗同时进行。肩关节活动受限者,可配合滑车牵拉法锻炼（图1.22）或用推拿按摩疗法,并鼓励患者用摸墙爬高法积极锻炼（图1.23）,关节活动范围恢复正常后,再锻炼上肢肌肉的力量逐渐负重。可恢复一定的轻微工作,以增强肌肉力量和上肢活动的灵活性。

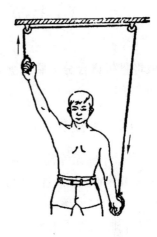

图1.22　拉滑车锻炼肩关节活动

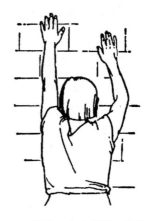

图1.23　摸墙爬高法锻炼肩关节活动

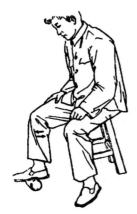

图1.21　滚木作辅助锻炼膝关节活动

2.注意事项

骨折末期的练功活动与初期不同,锻炼时应注意以下事项:①末期练功是以尽快恢复伤肢关节活动的正常范围为主要目标,至于负重力的锻炼,随着骨折的牢固愈合和肢体的运用,可自然恢复。因而活动时,应顺着关节的生理活动方向,以恢复其最大活动度为主要目标。②练功活动应抓紧时机,不应因怕痛而过长拖延关节活动恢复的时间。关节因长期固定总有不同程度的活动受限,再活动时有一定疼痛是必然的,若畏痛而不敢活动,迁延日久,软组织粘连僵硬,至活动无痛时,则很难再使僵硬的关节活动开。③锻炼肢体负重时应注意保护骨折部,以防再次骨折,如避免滑倒、碰伤、扭转等。

第七节　骨折的愈合标准

一般将骨折愈合分为临床愈合和骨性愈合两个阶段。

一、临床愈合标准

(一)骨折部位无疼痛,无局部按压痛。用拳头沿骨的纵轴线叩击时,骨折部位无疼痛。

(二)骨折断端查不出骨折摩擦征及异常活动征象。

(三)X线检查骨折断端间有连续性骨痂形成,骨折线已模糊,骨小梁结构尚未通过骨折线。

骨折愈合达到上述标准时,局部已不需要继续使用外固定。进行一般的练功活动,骨折部位不会再发生形变。常见骨折临床愈合时间见表1。

表1　常见骨折临床愈合时间

骨折部位	愈合时间(周)
锁骨骨折	3～5
肱骨外科颈骨折	3～5
肱骨干骨折	4～6
肱骨髁上骨折	3～4
肱骨内外髁骨折	3～4
肱骨髁间骨折	4～6
尺桡骨干骨折	4～6
桡骨远端骨折	3～5
腕舟骨骨折	8～16
掌指骨骨折	4～6
股骨颈骨折	10～20
股骨粗隆间骨折	6～8
股骨干骨折	儿童　3～5 成人　6～10
股骨髁上骨折	6～8
髌骨骨折	4～6
胫腓骨干骨折	6～8
踝部骨折	6～8
跖跗骨折	4～8
肋骨骨折	4～6
脊椎压缩性骨折	6～10

二、骨性愈合标准

骨折部位具备临床愈合的检查特点，X 线检查显示骨折线已消失或基本消失，骨小梁已通过骨折线。

以上标准是指四肢的一般骨折，许多情况也不完全适用，如腕骨、跗骨、脊柱等骨折，就无法完全按上述标准衡量，应当把 X 线表现与临床表现结合起来，参照治疗时间等，具体问题具体分析，方能适应临床实际需要。

第八节　影响骨折愈合的因素

骨折愈合的快慢，受内外多种因素影响，但起决定作用的是内因，外因只是条件，通过内因起作用。了解影响骨折愈合的相关因素，对于临床工作具有一定意义，可以大体掌握骨折愈合的时间，推断骨折的预后，便于采取措施给这些因素施加影响，变不利条件为有利条件，从而加速骨折愈合。从临床实践中体会到，下列因素与骨折的愈合有密切关系。

一、年龄

年龄越小，生长力越强，骨折的愈合越快。骨折的愈合时间随年龄的增加而逐渐延长。如小儿股骨干骨折，3 ~ 4 周即可牢固愈合，而在老年人，则需 3 ~ 4 个月。

二、健康状况

全身衰弱或骨本身有某种疾病，则骨折的愈合一般较慢。

三、骨的血液供应状况

骨的生长发育要靠血液的濡养，血液供应为骨的愈合提供物质基础。骨的血供主要来源于骨的滋养血管、骨膜血管、关节囊韧带以及肌肉附着处的血管。骨折发生于血管丰富的部位，则愈合较快，如肱骨外科颈、肱骨髁上、桡骨下端的骨折；反之，血液供应较差的部位，骨折则愈合较慢，如股骨颈、腕舟骨、胫骨下端、距骨骨折。

四、骨折的类型与对位

断端接触面积大的骨折愈合较快，如大斜形、螺旋形骨折；断端接触面小的则愈合较慢，如横形骨折、小斜形骨折。骨折断端对位好，骨折面接触紧密的愈合快，如嵌入骨折；反之，骨折断端对位不良，或断端间有软组织嵌入，或断端有分离间隙者，则愈合较慢，甚至发生不连接。因此，在正骨复位时，应尽量使骨折断端有较好的对位，并通过加小压垫或伤肢的功能活动，使骨折断面紧密接触，促进骨折愈合。

五、固定与活动

有效的固定，使骨折断端处于较为稳定的状态，为骨痂的顺利生长、骨的两断端连接创造了条件，可加速骨折愈合。有效固定的时间，应直至骨折临床愈合为止，过早解除固定，可能造成骨折愈合延缓。超关节的"绝对固定",可使骨折愈合缓慢。合理而积极的功能锻炼,可以加速骨折愈合;不合理的有害活动,可使骨折愈合缓慢,若骨折部经常承受剪力、旋力或成角力(固定不可靠或练功不得法),甚至造成不愈合。

固定与活动是对立的统一,在骨折治疗过程中,既要固定,又要活动,活动是绝对的,固定只是相对的。良好的固定是为了更好地活动,而合理的活动又可加强良好固定的作用,二者相辅相成。因而,在治疗骨折时,必须选择较好的固定方式,采取合理的练功措施,动静结合,方可达到骨折迅速愈合的目的。

六、正骨复位方法

反复多次地正骨复位,粗暴的整复方法,可加重局部损伤,破坏骨折愈合的正常过程,而使骨折愈合缓慢。

七、手术

骨折手术治疗时,粗暴的操作、广泛剥离骨膜而影响骨的血液供应,咬除骨端较多导致断端间隙,质量不佳的内固定物,均可使骨折愈合延缓,甚至造成不愈合。良好的内固定可有利于骨折愈合。

八、中药的应用可促进骨折愈合。

九、局部感染可使骨折愈合延缓。

十、其他

精神过度紧张,反复多次 X 线照射等,都有使骨折愈合缓慢的迹象。

第九节　骨折畸形愈合、延迟愈合及不连接的处理

一、骨折畸形愈合及其处理

所谓畸形愈合,系指骨折断端错位连接(包括成角连接、重叠连接或转轴连接)而伴有肢体功能障碍而言。如果断端虽有轻度移位或成角而不妨碍肢体功能,则不应称为畸形愈合。

骨折的畸形愈合影响肢体功能,可表现为肢体缩短,或关节活动度较小,或行动姿态改变,或肢体外观不佳,由此而造成生产劳动与生活上的不便,甚至形成病痛(如创伤性关节炎)。大多数畸形愈合,都是骨折后未经及时治疗或治疗不善所导致,所以多数畸形愈合是可以预

防的。

在中西医结合的条件下,一般骨折的畸形愈合,都可以得到较有效的纠正,不至形成病废。常用的方法有如下几种。

(一)闭合折骨术

此法适用于长骨干接近中段的骨折畸形愈合为时尚短者。一般在 2～3 个月之内者,均可采用此法。

1. 热熥　用坎离砂 4～5 袋,用醋拌湿,装入布袋内,置于伤处外熥。或用酒糟糠 5～7.5 千克,分装在 2～3 个布袋内,放锅内蒸热,取出后迅速将适量白酒倒入糠袋内(每袋倒入 90～120 毫升),

将热糠袋置于伤处熨。温度过低后即换另一蒸热之糠袋,交替应用,热熨2～3小时,骨折部位可变得较为柔软,趁热迅速施行麻醉和闭合折骨手法。热熨时注意,应有专人看护,切勿烫伤皮肤。

2.麻醉与折骨　闭合折骨前用有效的镇痛剂或适当麻醉。用双手施行折骨手法,将骨折连接处折断。若徒手折不断时,可用木板三点着力法折骨,即将骨折部位置一绷带卷,用一块较长的木板压住绷带卷,然后将木板两端用力压向患肢方向,一般即可折断。也可用三棱形木墩折骨,但应注意加压点和折骨成角方向,避免伤及重要血管和神经(图1.24)。

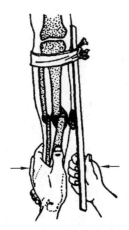

①胫腓骨骨折畸形愈合闭合
折骨——木板加压法

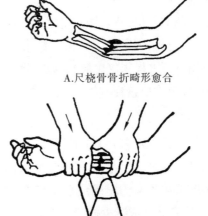

A.尺桡骨骨折畸形愈合

B.三棱墩折骨法

②尺桡骨骨折畸形愈合闭合
折骨——三棱墩法

图1.24　闭合折骨术示例

折断后可加大其断端的假关节活动范围,以使愈合之组织充分断离,以利复位。

若骨痂较多,施行闭合折骨术时,可先用扭旋法,绕骨干的纵轴扭旋,可较易折断。

3.复位固定　已愈合之处折断后,作为新伤骨折处理。将断端予以手法复位,夹板外固定。但须注意,再折断的骨断端,因有骨痂阻碍,欲将其断端对合得很理想,往往是不易的。只要主要的畸形基本纠正,即可认为满意,不必强求断端之良好对位。如果断端畸形虽已纠正,但尚难以用一般外固定维持较好的位置时,可采用持续牵引法加局部外固定,直至骨折愈合牢固。闭合折骨术后的骨折愈合速度,似较新伤骨折为快。

(二)开放折骨复位固定术

此法适用于畸形愈合不宜用闭合折

骨术或闭合折骨术失败的病例,或畸形愈合不需做其他矫正手术者。其方法是:按骨科手术规程进行。麻醉,常规刷手消毒,铺无菌巾,选择适当的皮肤切口,切开皮肤及深筋膜,止血,钝性分开肌肉,直达骨膜,切开骨膜并以剥离器将骨膜掀起,暴露已愈合的骨折端。凿开骨折端之连接处,剔除多余的骨痂及肉芽,将骨折端咬掉少许,挖通骨髓腔。无菌盐水冲洗,直视下将断端复位,持骨器固定之。用接骨板,螺丝钉做内固定。冲净伤口,依次缝合。用石膏夹板固定患肢,或以持续牵引维持,直至骨折愈合。

（三）其他方法

骨折在关节或靠近关节畸形愈合,不适于用以上方法治疗者,可根据病情采用切骨矫形术或关节固定术或假关节替代术等,以改善功能或减少痛苦。下肢过短而跛行者,可穿病理鞋,或做骨延长术。脊柱骨折者,可佩戴腰背支架或脊柱固定术等,都可改善功能,减轻症状。

二、骨折迟延愈合及其处理

新伤骨折经过常规治疗,超过一般愈合时间(成人 3 个月左右)而尚未连接,骨折的局部症状与体征仍较明显者,即可称为迟延愈合。迟延愈合的原因,多由于骨折对位较差,固定不良,骨折部位血运较差,折端经常承受有害伤力(如扭转力、剪力),感染等所致。迟延愈合多发生于胫骨下段,尺骨中下段,腕舟骨,肱骨干中下段,第二、三跖骨远端等。多数迟

延愈合,只要进一步采取对因治疗的有效措施,一般均可获得连接。

（一）骨折端对位较差所致者,若估计愈合后对功能影响不大,则可继续采取非手术疗法,延长固定时间,直至愈合牢固。

（二）固定不良与折端经常承受有害伤力,往往合并存在,由此所致者,应改善固定方法,加强固定效能,积极进行合理的功能锻炼,直至愈合牢固。外敷外用接骨丹,可促进愈合。

（三）局部血运较差所致者(如肱骨、胫骨下段),可在有效的局部外固定下,配合坎离砂熥法或加中药外熥,每日 1 次,以温通经脉,改善血运,促进愈合。也可外敷接骨膏。如骨折断端对位较稳定,可再配合纵轴捶击法,即沿骨纵轴方向,以拳捶击,每次 20～30 拳,每日 2 次,可刺激断端,并使断端接触紧密,促进愈合。

（四）局部感染所致者,应积极采取抗感染措施,中西药并用,伤口保持清洁。感染得到控制,伤口愈合后,适当延长外固定期限,骨折一般均可获得连接。

三、骨折不连接(不愈合)及其处理

骨折不连接,是指骨折已无愈合能力。骨折后半年以上仍不连接,在 X 线片上具有以下特点者,方可称为不连接:骨折断端间隙增宽,骨断面骨质硬化,密度增高,或骨折端吸收,骨折断端形状圆滑,骨髓腔闭锁。在体征上,骨折处形成假关节,压痛轻微或无痛。

骨折不连接的原因,多由于骨折断端

分离或断端间有软组织嵌夹,骨缺损过多,局部血运不良并经常承受有害伤力,骨手术内固定不良等。骨折不连接的常见部位,有股骨颈,肱骨中、下段,尺骨下段,胫骨下段,腕舟骨,距骨等。治疗方法,目前认为均需以不同方式的手术治疗,如在肱骨、胫骨、尺骨等部位可采用不同方式的植骨术,此不赘述。

第十节 小儿骨折及其处理特点

小儿(一般指 12 岁以下),由于其骨骼的组成成分、结构、功能及其性格、生活习惯等均与成人不同,因而骨折的发病、临床表现、愈合和预后都具有和成人不同的特点。了解这些特点,在处理小儿骨折时有重要意义。下面就有关的几个方面,扼要加以叙述。

一、发病

(一)骨折原因

由于小儿生活习惯与成人不同,其骨折多因日常生活而损伤。奔跑摔跤、嬉闹斗殴、骑车摔跌、攀高摔跌、坠床等为常见原因,故多为间接外力所引起。骨折患者男性多于女性,可能与男孩较女孩顽皮、喜运动有关。

(二)骨折部位

小儿骨折多发生于上肢,其次是下肢。这与跌倒时多用上肢支撑有关。最多见的骨折部位为锁骨、肱骨外科颈、肱骨下端、尺桡骨下段、股骨干、胫腓骨下段等,骨盆、脊柱、肋骨、掌、跖、跟骨骨折则较少见。

(三)骨折类型

由于小儿骨骼的成分,有机质所占比例远比成人为大,故骨的脆性小而富有韧性,因而骨折常表现为青枝型,即骨的一侧皮质折断而另一侧依然连续,或骨皮质皱起呈"竹节样"改变。小儿之骨膜较成人厚,骨膜形成的鞘管较为坚韧,故小儿不少骨折表现为骨膜下骨折,即骨皮质虽已完全断裂,而骨膜鞘管尚完整,折端无移位。青枝骨折与骨膜下骨折都是较稳定的骨折类型,在一般外固定下均不易再发生移位。

此外,骨骺分离与骨骺骨折,是小儿骨折的特有类型,最多见于年龄稍长的儿童。骨骺是骨沿长轴生长的部分,儿童骨生长迅速,骨化不完全,骨骺及干骺端部较为脆弱,故甚易发生断裂。骨折发生在骺板部位而使骨骺与骨干分离的,称为骨骺分离。骨折线通过骨骺的,则称为骨骺骨折。骨骺分离往往很容易伤及骨骺,因而影响以后骨的生长,产生继发患肢畸形。常见的骨骺损伤发生在肱骨上、下端,股骨上、下端,胫骨上端,桡骨下端(参阅第七章)。

二、临床表现与诊断

(一)症状与体征

小儿肢体肌肉不发达,脂肪较多,软组织较松软,因而骨折局部之出血,往往引起局部严重肿胀,皮肤很易起水疱。小儿骨折之畸形往往甚为显著,尤其是成角畸形,常是畸形明显而骨折端之对位尚好。小儿有时不能诉说疼痛的确切部位,故局限性压痛是小儿骨折的特点之一。因此,判断小儿是否有骨折,主要依据局部集中的压痛、明显的肿胀和伤肢畸形,不能依靠摩擦征或异常活动而确诊有无骨折。

(二)X线的应用

X线在小儿骨折的诊断中较成人更为必要。因为X线透视对小儿骨折,特别是靠近关节的骨折,很难看到清晰的影像。在应用X线诊断小儿骨折时,须注意与成人不同。

1. 不要将正常骨骺线误认为是骨折线,将骨骺误认为是骨折块。这就需要熟知正常骨骺的部位,骨骺出现年龄及骨骺与骨干融合的年龄(见表2)。

2. 小儿骨端软骨成分多,软骨在X线上不显影,故骨端之骨折,X线所显示的骨折程度远较实际情况为轻,不要认为"仅1小片骨折,无关紧要"而不加重视。

3. 当难以确定是骨折还是正常骨结构时,可拍健侧对称位X线以作对照。正常骨结构都是对称的,对称位X线表现的差异,往往提示有骨折存在。如肱骨下端前倾角的加大,表明肱骨髁上屈曲骨折,尺骨上段轻度地向外侧成角,表明该部有骨折并可伴有桡骨头脱位。

表2 四肢长骨主要骨骺的出现与骨化年龄参考表

骨骺	出现年龄(岁)	完全骨化年龄(岁)
肱骨上嵴骨骺	7周	19～20
肱骨内上髁骨骺	5～11	15～17
肱骨滑车骨骺	8～11	15～17
肱骨小头骨骺	1.5	15～17
桡骨头骨骺	5～7	13～14
尺骨鹰嘴骨骺	8	14
桡骨远端骨骺	6个月	20～21
尺骨远端骨骺	6～7	20～21
掌指骨骨骺	3	18
股骨头骨骺	7～12	15～16
股骨大粗隆骨骺	5	15～16
股骨下端骨骺	出生时即出现	19
胫骨上端骨骺	出生时即出现	19
胫骨下端骨骺	5个月	18
腓骨上端骨骺	5	15～18
腓骨下端骨骺	1	18
跖趾骨骨骺	3	18

三、治疗

对小儿骨折的治疗,与成人有不同要求。

(一)正骨复位

有移位及畸形的骨折,与成人一样应予复位。整复最好在3～4日内完成,最迟不得超过1周,因小儿生长力强,骨的愈合迅速,骨折后1周往往已有纤维性骨连接。拖延整复时间,整复常难以成功,而且增加人为的损伤。

小儿长骨干的青枝型骨折,成角明显者,应予纠正,可在稍加牵引的情况下,将其成角反向扳回,恢复骨的轴线。但与成人不同者,小儿骨的塑形力较成人强,轻度之成角不必纠正,可在不太长的时间内通过本身的生长塑形自行纠正。如股骨干骨折有 10°内的向前成角不予纠正,骨愈合后 1～2 年内可完全恢复正常。若成人,则很难通过自身塑形完全恢复。但须注意,骨折允许成角的限度随各部位而有不同,如前臂、小腿有 5°以上的成角,必须予以纠正,否则易影响日后功能。

小儿长骨干的轻度重叠移位,无甚妨害。如股骨干骨折,若力线良好,折端即使有不超过 2 厘米的重叠,骨折愈合后 1～2 年内两下肢即可等长,不影响功能。同样的缩短,若在成人,则显跛行,影响功能,且由于两下肢的不等长,易继发髋、膝或腰的创伤性关节炎。

与成人相同,小儿骨折的旋转移位,必须完全予以纠正,不应认为小儿塑形能力强而产生麻痹思想。因为旋转移位很难期望在日后的生长塑形中得到纠正。

骨骺分离之复位要求甚严,移位必须完全纠正,否则可能在骨生长过程中发生伤肢畸形,而且畸形往往随年龄的增长日益明显,直至成年,影响功能与外观。当然,骨骺生长的紊乱,并非均系骨骺分离复位不良所致,对于骺离骨折,若为争取理想对位而反复多次进行整复,纠正其轻度移位,也是不妥当的,如此反复增加骨骺之损伤,即可能成为骨骺生长紊乱的

原因。

(二)夹缚固定

即使没有移位的稳定骨折(如骨膜下骨折),亦应与成人之骨折一样,给予有效的固定。而且有时为了防止因小儿年幼,自制力差引起骨折再移位,须注意应比成人固定得更加牢固,并时时注意护理,限制其行动。但固定不宜过紧,过紧固定,比成人更容易影响血运。

为了获得持续有效的固定,或作为临时治疗措施用于暂不适合手法整复的骨折,持续牵引法在小儿骨折处理中亦常用,但多用皮牵引而很少用骨牵引,以免损伤骨骺或牵引过度。

石膏绷带超关节固定,较成人应用为多,取其能有效限制小儿随意移动的优点,而且引起关节僵硬的机会远较成人为少。但由于石膏固有的缺点,因使用石膏固定而致关节僵硬者,在小儿也不少见,如肱骨髁上骨折,石膏固定可造成肘关节活动受限。

小儿骨折的手术复位内固定应特别慎重,须严格掌握适应证。手术是额外的创伤,并增加感染的机会,给小儿造成威胁。小儿绝大多数骨折,可以用非手术疗法获得痊愈。因此,小儿骨折的手术复位与内固定,较成人更应采取保守态度。

(三)练功活动

小儿性格活泼好动,只要无痛,便不顾是否影响骨折的稳定而随意活动,这可能是与成人相比很少发生关节僵硬的一个原因。因此,不需鼓励其全面练功活

动,相反,应反复嘱咐患儿不要做影响骨折稳定的某些动作,并嘱其家长予以监督。然而,并不能因此而忽视练功。骨折固定后,应具体指导练功方法,如前臂、上臂骨折,应具体指导患儿如何做握拳动作,以活动手部诸关节和舒缩前臂肌肉,使患肢肿胀尽速消退。骨折的后期练功,亦应由医生具体指导,并教会家长协助患儿练功,监督并限制其不利于骨折愈合的运动,注意护理,以免发生意外事故。

（四）用药

小儿骨折用药原则与成人相同,需注意的是小儿服汤药往往困难,初期可给予三七伤药片之类,便于服用。接骨药物的用量应控制,勿使过量,因有些小儿对接骨丹中的马前子敏感,过量易引起中毒反应。后期的烫洗药,应由家长协助用药,给患儿烫洗,以免发生烫伤。刺激性大的外敷药,尽量不用,因小儿皮肤柔嫩,易发生药物反应,出现皮炎或水疱。

第二章　上肢骨折

第一节　锁骨骨折

锁骨，横架于肩峰与胸骨间，是肩胛骨、上肢骨与躯干的唯一骨性联系，故锁骨骨折后，上肢运动即受限制。锁骨呈"～"状弯曲，内侧 2/3 向前凸，外侧 1/3 向后凸，故锁骨骨折易发生于内外两个弯曲度最大的部位，及两个弯曲的交界处。

【发病】

锁骨骨折甚为多见，尤多见于幼儿与壮年。骨折多为间接外力所引起，如跌跤时手或肘部触地，或肩外侧直接触地，传达暴力与体重下压力交会成剪力，将锁骨折断，好发于外1/3、中段及中外1/3 交界处。内外端之骨折较少见，直接外力（如棍棒打击）引起者少见。

小儿锁骨骨折多为青枝型或横形，青壮年及老年人之骨折，多为斜形或粉碎形，偶为横形。

锁骨骨折的常见移位，青枝型者，骨折部向上弩起。完全骨折之移位有一定的规律，即近侧断端由于胸锁乳突肌的牵拉后移位，并向上翘起，远侧断端由于上肢的重量及胸大肌等的牵拉而向下向内移位，致两断端重叠。上翘的近侧断端，有时能刺破皮肤，成为开放性骨折，下移的骨折远端，可压迫锁骨下的血管和神经，但均少见（图2.1）。

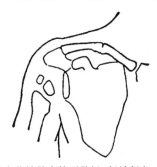

①小儿锁骨青枝型骨折，折端弩起

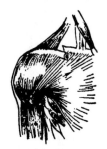

②锁骨完全骨折之典型移位，近折端向后移，向上跷起，远折端向内向下移，两断端重叠

图2.1　锁骨骨折及常见移位

【临床表现与诊断】

（一）一般都能明确诉说外伤史，但幼儿往往不能。若其家长诉说患儿拒绝穿衣伸袖，或手托腋下抱患儿时哭叫，即应考虑有锁骨骨折的可能。

（二）伤后锁骨局部疼痛，伤侧臂不能主动抬举。

（三）伤侧肩下垂，患者往往以健侧手托住伤侧肘部，头歪向伤侧，下颏斜向健侧以减轻疼痛（图2.2）。锁骨部有肿胀，高突畸形，明显压痛，因锁骨位置表浅，很易触知骨折断端，骨折摩擦征及异常活动也易察觉。

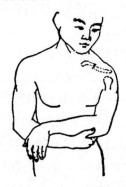

图2.2　锁骨骨折患者的姿态

（四）X线检查可确定骨折类型、决定处理方案。

锁骨骨折全身症状较少，有时出现一时性晕厥或瘀血发热症状。应注意检查有无血管和神经损伤。

【治疗】

一、整复固定

（一）小儿锁骨骨折　青枝型骨折无须整复，用三角巾或托板将前臂悬吊于胸前即可。

移位骨折应予以整复固定。局麻，患儿坐位或由家长揽抱，一助手在患儿背面用双手扳住患儿两肩端，两拇指顶住肩胛间区，将肩拉向后张，以牵开折端之重叠，术者用拇、示、中三指以提按手法，提远端向上，按近端向下，将折端对正。整复后，腋下垫好棉垫，稳定的横形骨折可用"∞"字形绷带固定肩后张位；不稳定的斜形骨折，用后"∞"字形绷带加局部压垫固定法固定，以防止骨折端过度翘起（图2.3）。

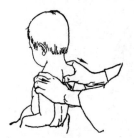

①小儿锁骨骨折整复法

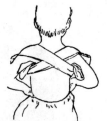

②肩后"∞"形绷带固定（背面）

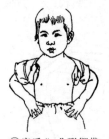

③肩后"∞"形绷带固定（前面）

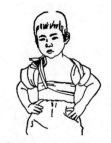

④后"∞"字形绷带加局部压垫固定

图2.3　小儿锁骨骨折整复固定法

（二）成人锁骨骨折　大都有移位，应予以整复固定。

1. 整复双环压垫固定法：此法最适用于锁骨中段骨折。

整复前，于局部血肿内注入 1% 普鲁卡因 10~15 毫升。患者端坐于方凳上，两手叉腰，两腋下垫好棉垫，用绷带绕肩做成双侧绷带环，助手立于患者背后，双手牵住两侧绷带环，用一膝顶住患者肩胛间区，手拉膝顶，徐徐用力，使肩后张以牵开骨折端之重叠。术者立于患侧或前方，用一手拇、示、中三指捏住远侧骨折端向

上提，另一手拇指按住近侧骨折端向下按，使折端对位（图 2.4）。若折端不稳定，不一定强求解剖对位，维持整复后的位置，将两侧绷带环在肩后方以两条带系紧。在骨折部之两侧置"夹形垫"（用纱布绷带卷成），在近侧骨折端上方置一"平方垫"（纱布折成），用胶布贴住以防滑动，再在其上覆一方形大棉垫，棉垫上方盖一瓦形硬纸壳，然后用"胸连肩绷带"结于纸壳上，以压住压垫，这样可防止近侧折端翘起。此法的固定效果甚为可靠。

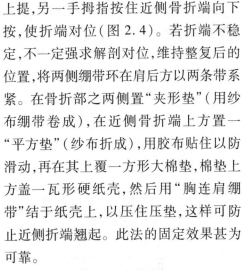

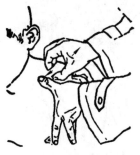

提按法使断端对位

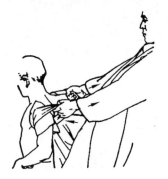

①双绷带环拉肩后张，纠正折端重叠

②成人锁骨骨折整复法

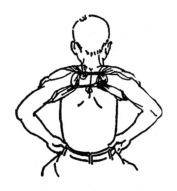

③将双肩之绷带环用绷带系紧

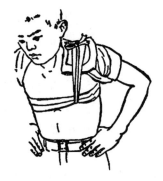

④局部棉垫、纸壳、胸连肩绷带加压固定

图 2.4　成人锁骨骨折整复双环加压垫固定法

2.整复压垫胶布固定法:适用于锁骨外端骨折。

整复方法:局麻,患者端坐,术者立于患侧,以同侧前臂伸入患者腋下,手腕背伸,手的内缘别住患侧肩胛骨外缘,使肩后张,前臂用力上拷并使患者肘内收,这样可将折端之重叠牵开,术者另一手拇指下按上翘之近侧骨折断端,使之对位(图2.5~①)。

整复后腋下置一软棉垫或棉花,上臂贴于躯干,骨折端置一平方垫,再覆以小硬纸壳。术者一手按住骨折部,一手托患肘,相对挤压,助手扯适当长度之胶布(宽5~6厘米),顺序粘贴:由肩胛骨内缘脊柱中线处始,斜向前上方,绕过骨折处压住硬纸壳,向下绕肘,经上臂后方向上过肩,压住骨折部,再向前内方至胸骨上段止(图2.5~②)。前臂悬吊胸前,并用绷带将上臂下段缠于躯干上,以保持肘内收位。

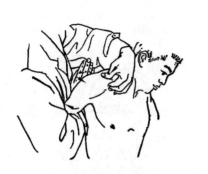
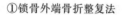

①锁骨外端骨折整复法

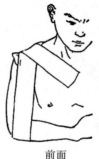
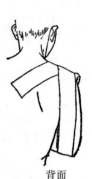

前面　　　　　　　　背面

②锁骨外端压垫胶布固定法

图2.5　成人锁骨外端骨折整复固定法

近年来有人采用"锁骨带"固定法,颇为方便。原理与双环绷带固定法相同,即把双侧绷带环改用人造革剪制而成,内衬软垫,与绞丝扣带相连。用时将环带套于肩部,将绞丝扣带接好,拉紧相扣即成,松紧度可调。市售有大中小型号,可按需选用。

肩后"∞"字石膏固定法,在特殊情况下可应用。

整复固定后的处理如下:(1)检查皮肤色泽、桡动脉搏动及上肢末梢循环,如桡动脉搏动微弱及末梢循环不良,是因绷带环固定过紧压迫血管而引起。处理:双环固定者,可令患者两手叉腰,肩后张,臂外展位,即可迅速改善血运。如仍不能改善,是固定过紧,应稍将结环之扎带松动,至血循环良好为止。胶布固定者应注意胶布过敏的可能性。(2)嘱患者不必严格卧床,休息睡眠时取半卧位。(3)及时复查,如有不适,随时就诊。复查时主要检查固定之松紧,及时调整,必须检查小压垫的作用是否有效,是否有压迫征。

锁骨骨折有下列情况,可采用手术治疗:骨折伴血管或神经损伤;开放性或较重之粉碎骨折;骨折畸形愈合影响功能;骨折不愈合。

二、练功活动

初期练习用力握拳动作和腕、肘关节屈伸活动,以促进气血运行,防止前臂肿胀。双环固定者练习双手叉腰,肩后张动作。骨折未连接前,严防抬臂动作;待骨折愈合解除固定后,可逐步练习肩关节活动。全身的自由活动不必限制。

三、辨证用药:参阅第二章第六节辨证用药。

【预后】

一般锁骨骨折,预后均良好。小儿2～3周,成人4～6周,均可获得临床愈合。只要在固定过程中不使近侧骨折端过度翘起,即使骨折重叠错位愈合,日后并不妨碍生产劳动与生活。迟延愈合或不愈合罕见,可见于手术治疗的病例。

第二节　肱骨外科颈骨折

肱骨外科颈骨折,系指肱骨上端与肱骨干交界处骨折。因此处是松质骨与坚质骨的交界部位,比较脆弱,容易骨折。

【发病】

该骨折临床较常见,尤多见于儿童与老年人。多由跌倒时的传达暴力引起,直接外力引起者少见。由于跌倒时上臂的姿势不同,可造成外展与内收两种不同类型的骨折,外展型占多数。儿童尚可表现为青枝型。

(一)外展型　跌倒时上臂外展位,手或肘部着地,外科颈承受剪力而折断。骨折断端多向内向前成角畸形,远侧端外展,近侧端内收。远侧端之骨皮质大都有一部分嵌插入近侧端松质骨中,致使折端稍有重叠。

(二)内收型　跌倒时,上臂内收位,手或肘着地而伤。骨折断端多向外侧成角,远侧端内收,近侧端外展,折端可有嵌插。移位严重者,骨折面近于互相垂直,骨折面不接触,远侧端向上移位顶向三角肌。

(三)青枝型即单纯裂纹折　可表现为仅一侧骨皮质裂纹。断端轻微成角,或表现为骨皮质皱起,呈"竹节样变"。单纯裂纹折可仅在局部表现一骨折裂隙(图2.6)。

损伤重时可伴有肩关节脱位,或骨折端刺伤腋部神经、血管,较少见。

【临床表现与诊断】

受伤后肩部剧烈疼痛,肱骨外科颈局部明显压痛,肩部肿胀、瘀斑,伤肢不能抬举,即应拟诊为肱骨外科颈骨折。假活动及骨摩擦征往往不甚明显。外展型者,有时颇似肩关节脱位,但肩部仍保持丰隆之外形,与脱位之"方肩"有别。即使伴有肩脱位的骨折,因肿胀较重,亦往往缺乏典型的肩关节脱位体征。青枝型者,可仅有局部压痛、纵轴挤压痛和功能障碍。X线检查甚为必要,应拍正侧位片观察骨折之类型和移位程度,以及是否伴有关节脱位。

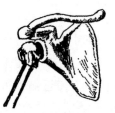
外展嵌入　　　外展移位
①外展型及移位

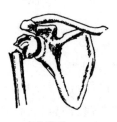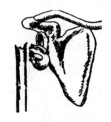
内收移位　　内收移位兼肩关节脱位
②内收型及移位

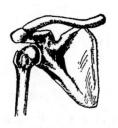
③裂纹骨折

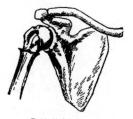
④竹节样变

图2.6　肱骨外科颈骨折示意图

须注意检查有无神经和血管损伤。全身反应有时可见瘀血发热、肠胃气滞等症。

【治疗】

一、整复与固定

(一)青枝型及嵌入型或单纯裂纹型,折端成角不明显,错位甚小者,无须整复。仅以"连肩板"固定即可,前臂以托板悬吊于胸前。

(二)外展型　患者正坐或仰卧,患肘屈90°,前臂中立位。局麻,上助手用布带绕过腋下,向肩上方提拉;下助手握前臂及肘部。两助手对抗牵引,下助手须先顺骨折远端纵轴方向顺势牵引。术者立于患侧,两拇指顶于肱骨大结节部,其余手指环握远折端内侧。当两助手对抗牵引拉开嵌入和重叠后,术者拇指用力推按近折端向内,余指扳提远折端向外,下助手同时将患肘移向躯干,即可纠正骨折之成角和错位。为使复位易成功,在术者用力施用推按扳提手法的同时,下助手在牵引下将患肘向内移向躯干靠拢是复位成功的重要步骤,必须配合好。

复位后,肩部括以棉垫,用"连肩板"固定。"7"板放外侧,两块长板置前外、后外侧,两短板置后内、后外侧。固定后,前臂以托板悬吊胸前(图2.7～①)。

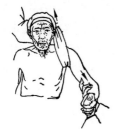
a.外展位拔伸牵引（顺势牵引）

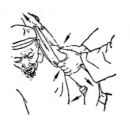
b.整复方法

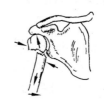
c.整复着力点及其作用示意

A.推按扳提法整复

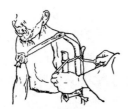
B.连肩板绑扎法

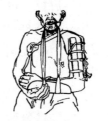
C.连肩板固定完成

①外展型骨折整复固定法

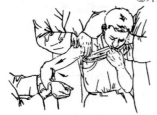
a.整复方法

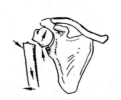
b.整复着力点及其作用示意

A.推按扳提法整复

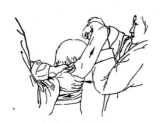
B.高举过顶整复法

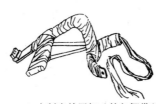
C.木制肩外展架（外包绷带）

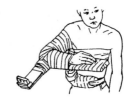
D.外展架固定法

②内收型骨折整复固定法

图2.7　肱骨外科颈骨折整复固定法

（三）内收型　体位及助手准备同上。下助手须先顺远折端的内收方向顺势牵引(见图1.4)，术者两拇指推按远折端向内,其余手指扳提近折端向外,此时下助手在牵引下将伤臂外展,即可复位。若移位较大时,下助手可使患臂高举过顶,术者以推扳手法纠正错位。

复位后,若骨折端较为稳定者,可用"连肩板"固定。固定前可用拳叩击法沿肱骨干之纵轴在肘部叩击数下,使折端嵌插。若骨折不稳定,仍有成角和错位倾向者,可用"外展架"固定,以有利于骨折之稳定(图2.7~②)。骨折纤维性连接后,即可取下外展架,以连肩板固定(目前有市售外展架,可选用)。有时可用铁丝塑成连肩托代替连肩板。不稳定骨折,亦可用超肩石膏夹板固定。

(四)骨折伴肩关节脱位 先整复脱位,然后依法整复骨折。整复脱位时,不必像单纯肩关节脱位那样用力拔伸,可在上臂顺势牵引下,一助手用布带绕过肱骨上端,向外牵拉;术者用手指扣住肱骨头,使之还纳至关节盂内。肱骨头的骨块实属一游离骨段,大力牵引上臂于整复无益。若复位难成功者,宜及早手术治疗,复位后做内固定。

二、练功活动

移位骨折整复固定后,在10天之内宜限制上臂和肘部的过度活动,以防骨折端移位及成角。可时常做用力握拳动作,以防前臂肿胀。尔后,可逐步练习肘关节屈伸和肩关节活动。肩的活动,除避免不利的活动(如外展型避免外展,内收型避免内收)外,可做其他方向的运动。待骨折达临床愈合之后,着重加强肩关节各方向的活动锻炼,以防关节粘连。

三、辨证用药

按骨折初、中、末分期用药原则处理。局部肿胀严重者,应大量应用活血化瘀消肿药物,务必使肿胀彻底消退,以防肩关节粘连僵硬。

【预后】

肱骨外科颈血运丰富,而且骨折又多有嵌入,故骨折愈合较快。小儿3周,成人4周左右,骨折即可牢固连接。只要解除固定后,配合烫洗,抓紧时机加强肩关节的功能锻炼,一般不留后遗症。但伴有肩关节脱位或经手术治疗者,往往遗留肩关节不同程度的活动受限,年老者更应尽早锻炼活动。

第三节 肱骨大结节骨折

肱骨大结节是肱骨上端外侧的骨隆起,系松质骨,为冈上肌、冈下肌、小圆肌附着点。大结节前内侧是肱二头肌肌腱沟,肱二头肌长头肌腱由此通过。

【发病】

肱骨大结节骨折常并发于肩关节前脱位,单纯大结节分离骨折并不多见。骨折多由间接外力引起,摔倒时臂外撑,致使肩外展,暴力沿臂向上传达,肱骨大结节可与肩峰相撞挤,再由于冈上肌等肌肉的强力收缩,即可发生大结节骨折。肩关节前下脱位时产生肱骨大结节骨折,机理与上相同。但也可发生在肩关节脱位后，肩袖的强力牵拉或肱骨大结节与肩胛盂的前下缘相撞而骨折。单纯骨折可仅表现为裂纹，有时可略向内向上轻度移位。当肩关节前脱位时，大结节可因冈上肌等的牵拉而有较明显的分离移位(图2.8)。

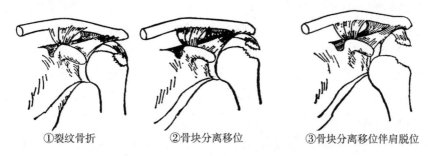

①裂纹骨折　　②骨块分离移位　　③骨块分离移位伴肩脱位

图2.8　肱骨大结节骨折示意图

【临床表现与诊断】

有明确的外伤史。伤后肩部疼痛，肩峰下方明显肿胀，臂不能活动，尤其不能外展及外旋，即应想到大结节骨折。压痛点集中在肩峰下方，有时可触到骨摩擦征。伴肩脱位的骨折，可有肩脱位的体征，但疼痛及局部肿胀均较单纯肩脱位为重。确诊有赖于X线检查。

一般全身症状较轻，有时可见肠胃气滞症状。局部瘀血肿胀严重时，可有瘀血发热。

【治疗】

一、整复与固定

（一）无移位的裂纹骨折，无须整复，仅将前臂用托板悬吊胸前即可。

（二）移位较小的骨折，可予以按压复位。患者坐位，无须麻醉或用局麻。术者立于患侧，一手托其患肘，臂略外展，一手之拇指顺冈上、冈下肌自内向外摩捋，至肩峰下，用力按压，这样可缓解冈上、冈下肌的痉挛，使骨块复位(图2.9)。然后以连肩板固定，肘屈90°，托住前臂悬吊胸前。

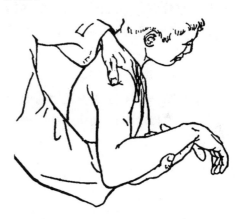

图2.9　肱骨大结节骨折整复方法

（三）分离移位较大及伴肩脱位的骨折，先整复肩脱位。一般肩脱位整复后，大结节之骨折块亦随之复位。如X线检查仍有轻度移位时，再依上法整复，连肩板固定即可。骨块分离移位大的，整复时一手托患肘，使臂外展90°左右，一手拇指如上法摩捋，按压骨块即可复位。整复后以上臂外展架固定(见图2.7)。固定

2周取下,更换连肩板固定。

须注意整复完毕即不得再活动肩关节,直至固定完成,以防骨折块再移位。

二、练功活动

整复固定后即可活动腕及手部诸关节,以及用力握拳动作,以促进气血运行,减轻固定后之肿胀。须禁止肩关节的外展和外旋动作。连肩板固定的患者,2周后即可去除固定,锻炼肘部及肩部的屈伸活动;3周后即可逐步锻炼肩关节的各方向活动,直至恢复正常。外展架固定的患者,2周后更换连肩板固定;10~14天去夹板,进行肩关节的全面锻炼活动。应力争在骨折愈合后2周之内使肩关节功能恢复正常范围,时间拖长则增加恢复难度。

三、辨证用药

按骨折初、中、末三期辨证用药原则处理。末期锻炼功能时,可配合中药烫洗或湿热敷,可用舒筋通络洗方。

【预后】

肱骨大结节部血运丰富,愈合快,一般3~4周即可连接。骨折愈合后常常有肩部外展、外旋活动受限,其原因系由于:第一,局部瘀血,肿胀未彻底消除而产生机化和粘连。伴有肩关节脱位者尤易产生。所以早期服用大量活血化瘀药很重要,务必使肿胀在1周之内彻底消退。第二,骨折块之移位复位不良。特别是骨块较大的骨折,骨折线波及肱二头肌肌腱沟,致使肌腱之滑动受阻而产生慢性肩痛;再者,过大之骨块向内上方移位愈合,肩外展时则与肩峰相抵触,阻碍了肩之外展运动。因此,良好的复位是很重要的。第三,活动过晚,导致关节僵硬粘连,影响肩部功能。必须强调肩活动锻炼的重要性,故外固定的时间不得超过4周,青壮年患者尤为重要。

第四节　肱骨干骨折

肱骨干系指肱骨外科颈以下2厘米至肱骨髁上2厘米的一段管状骨。肱骨干的中上1/3交界部外侧为三角肌附着处,骨干中下段的后外侧有桡神经通过,肱二头肌与肱三头肌之间的内侧沟中有上臂的主要血管神经通过。

【发病】

肱骨干骨折多发于青壮年,男性多于女性。肱骨干的中上段较坚硬,故该部骨折多由直接外力引起,如打击、挤压、机器缠绞等,骨折多为横形或粉碎形;肱骨干的下段较薄弱,间接外力所致骨折多发生在该部位,如摔跌、掰腕、投掷等,骨折多为螺旋形或大斜形。

骨折的移位与暴力方向和肌肉牵拉有关。一般的规律是:三角肌止点以上骨折,骨折近端由于胸大肌、背阔肌、大圆肌收缩而向内向前移位,远侧断端因三角肌牵拉,向外向上移位,骨折处向内成角并有重叠。三角肌止点以下的骨折,近

侧端因三角肌、喙肱肌牵拉而向外向前移位,远侧端因三头肌、二头肌牵拉而向

上移位,骨折处向前外侧成角并有重叠(图2.10～①)。

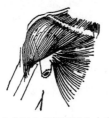

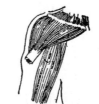

A.三角肌止点以上骨折近端向内向前移位,远端向外向上移位

B.三角肌止点以下骨折近端向外向前移位,远端向上移位

①肱骨干不同部位骨折的移位

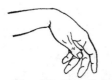

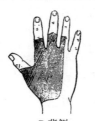

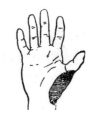

A.垂腕,掌指关节不能伸直,拇指不能伸展

B.背侧

C.掌侧,手背桡侧皮肤感觉障碍范围

②桡神经损伤征象

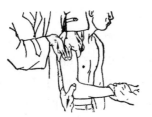

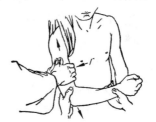

A.三角肌止点以上骨折整复法

B.三角肌止点以下骨折整复法

③闭合整复方法

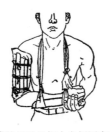

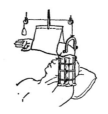

④肱骨干骨折小夹板固定

⑤尺骨鹰嘴骨牵引加局部小夹板固定

图2.10　肱骨干骨折

肱骨干中下段的桡神经沟中,桡神经紧贴骨干通过,故该处骨折,最易伤及桡神经。

直接外力引起的肱骨干骨折,有时可伤及上臂内侧的神经与血管。

【临床表现与诊断】

诊断一般较易。伤后上臂疼痛,功能丧失,局部明显肿胀,皮肤可见水疱,局限性压痛,远端震动痛明显,即应想到肱骨干骨折。往往很易查到骨折摩擦征和异常活动。侧突及成角畸形,移位骨折均易察见,骨折断端也易触及。重叠移位较大者,上臂可变短(量肩峰至肱骨上髁之距离)。骨的传导音改变(听诊器置于肩峰,叩击肱骨髁部)。X 线片可明确骨折确切部位、骨折类型和移位程度。骨折后1 周之内可有瘀血发热,肠胃气滞,心神不安等症状。必须注意检查是否有神经和血管损伤。最常见的是肱骨中、下段骨折合并桡神经损伤。一般为挫裂伤,伤后可出现腕下垂,掌指关节不能伸直,拇指不能伸展,手背桡侧皮肤感觉障碍或丧失等征象(图2.10 ~ ②)。

【治疗】

一、整复固定

(一)闭合整复与小夹板局部外固定

1.闭合整复 给予有效的止痛与麻醉。患者仰卧或坐位,上助手将布带绕过患侧腋下向上提拉(若骨折在下段,可用双手握住患臂上段),下助手握肘部及前臂(患肘屈 90°,前臂中立位),两助手徐徐拔伸牵引,用力勿过大。术者立于患侧,根据骨折部位的移位情况,施用按压扳提等手法。骨折在三角肌止点以上者,两拇指按远端向内,余指扳近端向外;骨折在三角肌止点以下者,拇指按近端向内,余指扳远端向外,即可复位(图2.10 ~ ③)。若折端仍有旁突,再予纠正,然后以摩捋手法检查复位情况。手法应轻柔,勿猛暴,以免损伤桡神经。

2.小夹板固定 复位后,若骨折稳定,即在维持牵引状态下,上臂括以棉垫,小夹板 5 块排匀,扎带扎缚 3 道(图2.10 ~ ④)。若骨折不稳定,可视骨折移位倾向的不同,用二点加压法或三点加压法放置小压垫,然后夹缚固定。注意小压垫勿压迫桡动脉及桡神经。若骨折在上段,可改用"连肩板"固定。固定后,肘屈90°,前臂中立位,托扳悬吊于胸前。

(二)闭合整复、小夹板加石膏夹板固定

整复与小夹板固定法同上。若骨折属很不稳定型,前臂之轻微摆动,即可在骨折处产生扭转性伤力,引起骨折再移位。在单纯小夹板局部外固定不能有效控制的情况下,可于小夹板固定完毕后,在患肢背侧附一石膏夹板。上至肩、下至腕,绷带包缠,或用自肘至肩的"U"形石膏夹板固定。10 ~ 15 天后,骨初步连接不易再发生移位时,即可将石膏夹板解除,进行前臂与肩的功能活动。整复固定后注意事项见概论章。

(三)骨牵引疗法

肱骨干骨折不稳定,经用以上方法不理想,或局部情况不适宜用手法整复外固定者,可采用尺骨鹰嘴骨牵引法治疗(图

2.10~⑤）。必须注意骨牵引易致断端分离过度的危险。肱骨干骨折最易产生断端分离，一般牵引重量用4~8千克即足够。横形骨折不宜用牵引法。

有下列情况应手术治疗：①严重的开放性损伤在4~6小时以内，经彻底清创后；②合并桡神经断裂及血管损伤；③陈旧性骨折不愈合或畸形愈合影响功能。

二、练功活动

除骨牵引者外，一般不需限制其下地活动。休息时取半卧位。伤肢练习活动，初期可做用力握拳动作，通过前臂肌肉的收缩活动，促进气血流通，防止前臂及手部肿胀。骨折稳定者，可逐步练习肘关节屈伸活动，以防止肘部僵硬，并使骨折端接触紧密，促进愈合。与此同时，可逐步活动肩关节，以防止肩关节粘连。特别是老年人，更应早期活动。持重力的锻炼，需在骨折牢固连接后进行。

三、辨证用药

按骨折初、中、末三期辨证用药原则处理。不甚稳定的骨折，可待肿胀基本消退后，用外用接骨丹外敷，再以小夹板固定。

四、合并桡神经损伤的处理

肱骨干中下段骨折合并桡神经损伤，临床并非少见，多数为挫伤，可由于移位骨折端的刺戳、骨折时的牵搐以及粗暴的整复手法所造成。严重的骨折，可造成神经断裂。

若为轻度挫伤，一般可在伤后4~6周内逐步有恢复的表现。若逾期而无恢复征象，则可能为断裂。可做肌电图以助诊断。如为断裂，应及早手术探查。

前臂用托板悬吊。可配合应用烫洗、针灸、电刺激等疗法。内服药物可用三虫散或三元丹。一般挫伤，多在3个月左右完全恢复。

【预后】

一般情况下，4~6周骨折即可连接，预后良好。即使有轻度侧方移位，也不至于影响功能。但如果治疗方法不当，或血运破坏较重，或断端间夹有软组织，可能产生迟延愈合或骨折不愈合。处理方法见第一章陈旧性骨折的治疗。

此外，个别发生于中、下段骨折的病例，随骨折之愈合，逐渐出现桡神经损伤症状，是由于骨痂的生长，压迫桡神经所致。应及早施行神经松解术。

第五节　肱骨髁上骨折

肱骨髁上系指肱骨下端内外两髁之上2厘米松质骨与坚质骨交界处。该处前后扁薄而内外宽，呈鱼尾状，这是此处易折断的内在原因之一。此外，肱骨下端向前倾斜，偏离肱骨干长轴成25°~40°的前倾角，这也与该处易发生断裂有密切关系。

肱骨下端关节面向外侧倾斜,当肘伸直时,形成前臂较上臂向外偏斜5°～15°的携带角。携带角过大称肘外翻;过小而成负角者,则称肘内翻。肘内、外翻畸形是肱骨髁上骨折易发生的晚期并发症(图2.11～①)。

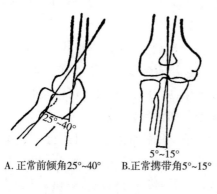

A. 正常前倾角25°～40°　B.正常携带角5°～15°

①肱骨下端前倾角与携带角

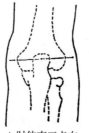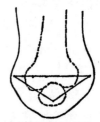

A.肘伸直三点在一直线上　B.肘屈90°　三点成一等腰三角形(鹰嘴尖为顶点)

②肱骨内、外上髁与尺骨鹰嘴三点的正常关系

图2.11　肱骨下端前倾角、肘三角、携带角

肱骨内、外上髁与尺骨鹰嘴突三点之连线,当肘屈90°时,构成一等腰三角形;当肘伸直时,三点在一条直线上(图2.11～②)。此关系有助于鉴别诊断。肱骨下端之前面,有大血管和神经干通过,骨折后须注意有无伤及。

【发病】

肱骨髁上骨折,临床甚为常见。多发于5～12岁的儿童,成人则少见。

由于受伤机理不同,可分为伸直型与屈曲型两种不同的类型。两型骨折的局部表现不同,移位方向相反,整复与固定方法有原则的区别。

伸直型:占肱骨髁上骨折的绝大多数,是由跌倒时肘半屈位以手撑地而伤。骨折线多为横形或小斜形,骨折线自前下方斜向后上方,骨折远端向后向上移位,近侧端向前移位而突向肘前窝。

屈曲型:较少见,多为跌倒时肘屈位臂内收、肘尖着地而伤。或为直接暴力,由肘后向前方击撞所致,骨折线多自后下方斜向前上方。骨折远端向前上方移位,近端向后移位。

无论伸直型或屈曲型,由于暴力的作用,骨折远端均可能有向内或向外的侧方移位。

此外,若暴力较小,可形成青枝型骨折。伸直型者,则表现为掌侧骨皮质断裂,骨折部向掌侧成角;屈曲型者,则表现为背侧骨皮质断裂,或掌侧骨皮质皱起。肱骨下端之前倾角加大,大于50°(图2.12)。

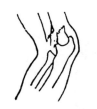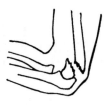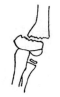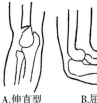

①伸直型：骨折远端向背侧移位，骨折线自前下斜向后上　②屈曲型：骨折远端向掌侧移位，骨折线自后下斜向前上　A.内偏　B.外偏　A.伸直型　B.屈曲型

③骨折远端向内、外偏移　④青枝型

图2.12　肱骨髁上骨折的类型及移位

肘部有丰富的血管网,故骨折后肘部之瘀血肿胀大都很严重,很易发生水疱。

肱骨髁上骨折,引起前臂供血障碍之可能性极大,尤其是伸直型骨折。其原因大都由于近侧骨折端对血管的直接压迫或刺激(图2.13),过大之血肿导致肘前深筋膜下张力过大压迫动脉等。前臂缺血造成的后果极为严重。骨折损伤神经者,常可伤及正中神经,其次是尺神经和桡神经,伤后出现相应的征象。

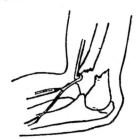

伸直型肱骨髁上骨折损伤血管之原因：骨折近端压迫或刺激肘前动脉

图2.13　肱骨髁上骨折断端压迫血管神经示意图

【临床表现与诊断】

一、伤后局部迅速肿胀、疼痛、功能丧失,压痛点明显,完全骨折者很易察觉骨摩擦征。

二、肘部畸形　伸直型者,肘后突畸形,但仔细触摸肘后三角之正常关系未变。这与肘关节后脱位不同,可资鉴别;肘前窝很易触知向前移位之骨折近端。屈曲型者,肘后平坦,肘前饱满;有侧方移位者,肘尖偏向一侧。

三、应特别注意检查前臂动脉搏动、末梢循环、手的运动与感觉等,以确定有无血管神经损伤。有血管损伤者,桡动脉、尺动脉搏动减弱或消失,末梢循环障碍。

正中神经损伤时,拇、示二指不能屈曲,拇指不能对掌,腕不能桡屈。桡侧3个半手指及手掌桡侧皮肤感觉障碍,日久大鱼际肌萎缩。

尺神经损伤时,小指与环指的指间关节屈曲,掌指关节过伸,腕不能尺侧屈,各指不能分开及并拢。拇指内收障碍,小指与环指的尺侧半皮肤感觉障碍。日久则小鱼际肌、骨间肌萎缩(图2.14)。桡神经损伤症状与体征见肱骨干骨折。

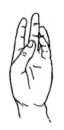
A.拇指对掌功能障碍

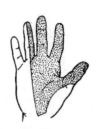
B.掌侧

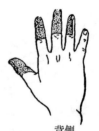
背侧
C.手部皮肤感觉障碍区

①肱骨髁上骨折正中神经损伤临床征象

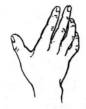
A.手部畸形：环小指指间关节屈曲，
掌指关节过伸，拇指不能内收

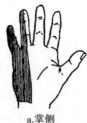
a.掌侧

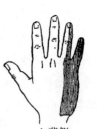
b.背侧

B.手部皮肤感觉障碍区

②肱骨髁上骨折尺神经损伤临床征象

图2.14 肱骨髁上骨折伴神经损伤

四、X线拍片甚为必要，可区别骨折类型，观察移位程度，有助于鉴别诊断。注意勿将肱骨下端骨骺线误认为骨折线。

【治疗】

一、整复与固定

（一）无移位裂纹折或轻度青枝折，无须整复。成角较大之青枝折，应纠正其成角。伸直型者，使肘屈小于90°，肘"∞"形绷带固定。屈曲型者，肘伸直位，肘后置长木板或瓦形硬纸壳，以绷带包缠即可。固定2~3周解除。

（二）手法整复与小夹板固定 有移位之骨折，要求必须复位良好，使畸形完全纠正。局部情况允许者，复位应立即进行。局麻或臂丛阻滞麻醉。患者坐位（或仰卧位），肘半屈位，上助手握患侧上臂，下助手握患侧前臂及手腕，徐徐用力，顺势拔伸牵引。术者先以两手相扣对挤法，纠正骨折之侧方移位，然后纠正前后移位。伸直型者，术者用两拇指按压远端向前，扳提近端向后，下助手在牵引的基础上，同时徐徐将肘屈至110°左右，即可复位。屈曲型者，整复法与伸直型相反，即用两拇指按压远折端向后，余指扳近折端向前，术者用力整复的同时，下助手将患肘徐徐拉直180°，即可复位（图2.15）。

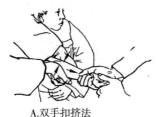

A.双手扣挤法　　　　B.整复手法着力方向、部位及其作用示意

①纠正骨折断端侧方移位

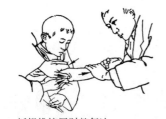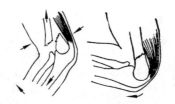

A.扳提推按屈肘整复法　　　　B.整复用力方向、部位及其作用示意

②伸直型整复方法

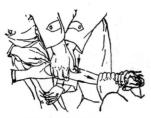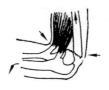

A.扳提推按伸肘整复法　　　　B.整复用力方向、部位及其作用示意

③屈曲型整复方法

图2.15　肱骨髁上骨折整复方法

伸直型固定法有多种,原则上是以保持肘屈小于90°位,而又不影响前臂血运,限制骨折远端向后或向内、外侧移位。可用瓦形纸壳固定法、竹板鼎式固定法、前后石膏托固定法等等。我们常用瓦形纸壳固定。瓦形纸壳固定的优点:对局部的有效固定力较强,不易产生压迫症;固

定材料价廉,取材方便,塑形容易。取瓦形硬纸壳4块(最好用胶布筒),剪成接近三角形状,先在肘部括以棉垫,再将4块纸壳两两对应相扣于上臂下端及前臂上端,纸壳尖端互相叠压,再以4条扎带扎缚。肘两侧用一斜拉带将上下端接近的两扎带拉紧,以加强纸壳对局部的有效

固定力,并有维持肘屈直角位的作用。然后包以肘"∞"形绷带,前臂托板悬吊胸前。还可用"铁丝托"屈成直角附在肘背侧绷带包扎。近年来对复位良好的骨折,肘屈曲150°位"∞"字绷带固定,效果较好。肘屈的角度以不阻碍前臂血运为原则。

屈曲型者,在肘部括以长方形棉垫,将一与臂等长之木板(或石膏托)置于患肢背侧,肘前覆以瓦形硬纸壳,扎缚,固定肘伸直位。2周后骨折端纤维连接,为防止伸直固定过久导致屈肘困难,改为半屈位固定,直至骨折愈合(图2.16)。

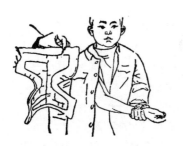

A.固定用的薄棉垫(或用纱布)

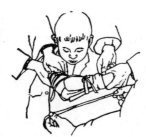

B.放置纸壳

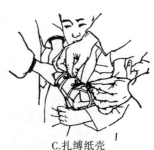

C.扎缚纸壳

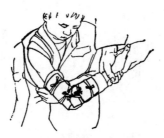

D.固定完成

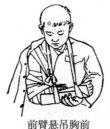

前臂悬吊胸前

E.瓦形纸壳固定方法

①伸直型骨折固定法——瓦形纸壳固定

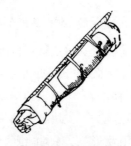

②屈曲型骨折固定法

图2.16　肱骨髁上骨折固定方法

（三）持续牵引法的应用　骨折已2～3天，局部肿胀严重或起水疱，不宜立即手法复位者，可采用皮肤牵引延期复位法。伸直型者，臂外展肘半屈位（135°左右），床边皮肤牵引。屈曲型者，臂外展肘伸直位，床边牵引（图2.17）。皮肤无水疱，可外敷活血膏，内服化瘀消肿药物，牵引3～5天，肿胀基本消退后，再施行整复固定术。

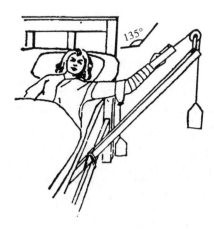

①伸直型骨折肘半屈位皮肤牵引法

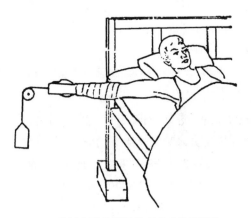

②屈曲型骨折肘伸直位皮肤牵引法

图2.17　肱骨髁上骨折皮肤牵引治疗

（四）复位固定后，有条件者，均应立即X线透视或拍片1次，以检查整复效果。应特别注意检查伤肢远端的血运及手指运动与感觉，发现问题，立即纠正。一般固定3～4周骨折即可连接，去除固定加强功能锻炼。

有下列情况应采用手术疗法：肱骨髁上骨折合并血管神经损伤，经采用非手术治疗无显著改善者；骨折有严重移位，经手法整复屡次失败，会遗留功能障碍者。

二、练功活动

固定后即开始练习手指的握拳动作和腕的屈伸，以减轻前臂及手的肿胀。骨折基本愈合后，逐渐活动肩关节。骨折愈合解除固定后，应积极练习肘的屈伸活动，配合烫洗法，力争在2周之内使肘的活动恢复正常。

三、辨证用药

按骨折分期用药原则处理。初期，小儿服药有困难者，可用红糖水冲服血竭粉或三七粉适量。末期之烫洗，因小儿皮肤柔嫩，需注意勿烫伤及预防过敏性皮炎的发生。

四、合并血管、神经损伤的处理

（一）血管损伤

1. 发病　肱骨髁上骨折合并血管损伤，常见原因有：①向掌侧移位之近侧骨折端压迫肱动脉；②骨折端刺激血管而使其持续性痉挛,并使侧支循环发生反射性痉挛;③血肿过大,致肘前筋膜下张力过大压迫血管;④外固定物过紧压迫血管;⑤固定时肘的屈曲度过小。这些因素有时并非单一存在,由此阻碍血液流通,使前臂及手部肌肉缺血,若不及时处理,6~8小时之后即可发生变性,并发前臂及手部缺血性肌挛缩,造成患肢不易补救的残疾。

2. 临床表现 初期前臂及手部明显肿胀,手部及前臂肌肉持续性刺痛,手指活动不灵活,将其屈曲之手指扳直时,疼痛加剧,桡动脉搏动减弱或消失。如不迅速采取有效措施,病情继续发展,则疼痛减轻,麻木加重,皮肤发冷而颜色苍白或紫绀。最终发生神经麻痹,前臂及手部肌肉呈强直性萎缩瘫痪,手部呈爪状畸形(图2.18)。

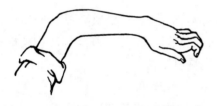

图2.18 前臂缺血性肌挛缩爪状畸形

3. 治疗 应早期解除血管压迫,针对受压原因,从根本上预防缺血性肌挛缩发生。

肱骨髁上骨折患者,发现有前臂血运障碍的早期征兆时,应立即采取有效措施。由于骨折端压迫和刺激者,予以手法复位,纠正骨折之移位;由于血肿过大压迫者,可以消毒针管抽吸积血,无效时,手术切开肘前深筋膜减压;由于外固定物过紧者,应立即予以松解。

对于一般肱骨髁上骨折患者,复位固定时,固定的松紧度和肘的屈曲度,应以不影响桡动脉搏动为原则。固定后,经常检查患肢血运应作为必不可少的步骤,发现血运障碍,立即纠正。整复固定后数日内,必须严密观察,嘱患者发现问题,即刻就诊。

(二)神经损伤 肱骨髁上骨折,可伴有正中神经、桡神经损伤,多为压迫、挫伤或牵掠伤。尺神经损伤少见。骨折远侧断端向背侧移位者,可伤及正中神经;向外侧移位者,可伤及尺神经;向内侧移位者,可伤及桡神经。粗暴的整复手法,或牵拉过度,可产生神经牵掠伤。

神经损伤后,可在该神经支配区域内产生感觉和运动障碍以及神经营养障碍的征象。

该骨折引起的神经损伤,骨折复位后,一般都可逐渐恢复。若骨折对位不良,2~3个月神经损伤症状不改善者,应考虑手术探查。

五、肘内、外翻畸形与骨折错位连接的处理

(一)肘内、外翻畸形 某些肱骨髁上骨折病例,可在骨折愈合后数月或数年内发生肘内、外翻畸形,严重时可影响功能。肘内翻畸形较多见(图2.19)。畸形发生的原因可能是多方面的,与骨折之移位及儿童的骨骺发育有关,例如骨折远端内旋位愈合,或肱骨髁上尺侧皮质嵌插形成肘内翻畸形。

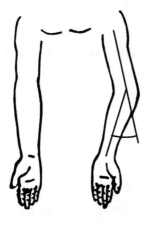
①肘内翻

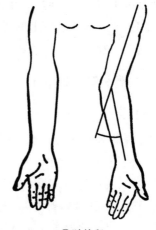
②肘外翻

图2.19 肱骨髁上骨折肘内、外翻畸形

治疗:以预防为主。折端良好的复位是预防的有效方法,尤其纠正尺偏型的髁上骨折,对防止肘内翻畸形十分重要。若已发生畸形,并严重影响功能时,应考虑手术矫正。

(二)骨折错位连接 是由于移位之骨折未得到纠正的结果。若骨折移位不大,而无侧方移位,畸形可在日后的骨骼生长中,逐步自行纠正,功能亦无大碍。若骨折移位甚大,严重影响功能者,可采用手术治疗。

如有神经损伤症状不改善者,应考虑手术探查。

【预后】

无移位及复位良好的骨折,一般都在3~4周内牢固连接。晚期配合烫洗疗法,积极主动地练习活动,肘部的暂时性僵硬一般都能得到满意恢复。但由于骨折的程度或骨生长的特点,以及治疗不当,可产生肘内外翻畸形或骨折错位连接而影响功能。

第六节 肱骨髁部骨折

肱骨髁部骨折,包括肱骨内髁、外髁、肱骨内上髁、肱骨髁间骨折,其中以肱骨外髁骨折、肱骨内上髁骨折及肱骨髁间骨折最常见。

肱骨下端有4个骨骺。其出现年龄分别为:外髁1~2岁,内上髁7~8岁,内髁9~11岁,外上髁11~13岁。这些骨骺在16~20岁融合。肱骨外髁与桡骨上端相对构成肱桡关节,肱骨内髁(滑车)与尺骨上端半月切迹相对构成肱尺关节。

前臂伸肌总腱附着于外上髁,前臂屈肌总腱附着于内上髁。这些结构上的特点,与骨折的发病及治疗有直接关系。

肱骨外髁骺离骨折

【发病】

肱骨外髁骺离骨折是肱骨外髁骨折最常见的一种类型,多发生于4~5岁以上儿童及少年,临床比较多见。骨折多由间接外力引起,跌倒时前臂外撑,桡骨上端与肱骨小头相撞,将肱骨小头骺顶向外侧,即造成骨折。折下之骨片多是整个肱骨小头骺连同肱骨外侧髁与一块干骺端,或连及肱骨滑车的外侧部。

骨折的移位,取决于伤力的大小和肌肉的牵拉力。根据骨折块移位的程度,可将该骨折分为三种情况:无明显移位的裂纹骨折;向外侧移位而无翻转的骨折;骨块翻转移位,其翻转可绕矢状轴翻转90°以上,乃至肱骨小头关节面向内、骨折面朝外侧(图2.20~①)。

骨块之移位,还可同时向前移,或同时绕垂直轴旋转,造成复位困难。

【临床表现与诊断】

伤后肘外侧迅速肿起,并很快蔓延至全肘,可有皮下瘀斑,但皮肤起水疱者少见。肱骨外髁部明显压痛。有移位之骨折,很易触知向外移位的游离骨块,并可同时发现骨折摩擦征。肘关节功能丧失,往往处于肘强迫半屈位状态(上臂与前臂夹角130°左右),旋转前臂或活动手腕,则引起肘外侧剧痛。

X线片十分重要,主要观察骨块之移位程度。在阅片时应注意,骨折块的实际体积远较X线片上显示者为大,因为骨块大部分为软骨,不显影。因此,不得以为仅看到1小块骨片而忽视骨折的严重性。

桡骨头是否向外移位或向前移位,可从桡骨的纵轴线是否通过肱骨小头骺中心而判断。在正常的X线片上,桡骨纵轴的延伸线通过肱骨小头骺中心,骨块若有移位时,则骨骺偏离此线(图2.20~②)。

【治疗】

一、整复固定

(一)无移位的裂隙骨折。无须整复。使肘屈90°左右,肘"∞"字形绷带包扎,前臂托板悬吊即可。若担心固定力差,可改用肘部瓦形硬纸壳固定。

(二)向外侧移位而无翻转者。必须整复固定。患者坐位或卧位,患肘半屈位。局麻,一助手握持患侧上臂下段,术者一手握前臂下段,另手之四指扳住患肘内侧,拇指按在骨折块上,两手向相反方向用力,使患肢肘内翻,以加大肘关节外侧之间隙,同时拇指用力,将移位之骨块向内按压,即可复位。然后,拇指按住已复位之骨块,施用屈伸手法,使肘关节在伸135°的状态下缓缓做几次屈伸动作,骨折复位即可稳定。术毕,将一平方压垫置于外髁部,胶布贴牢。然后括以棉垫或纱布衬垫,用瓦形硬纸壳扎缚固定。肘半屈位135°左右,悬吊胸前。

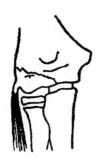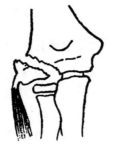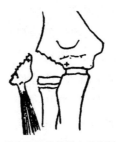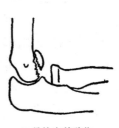

A.裂纹骨折　　　　B.骨块向外移位　　　C.骨块向外移位并向外翻转　　D.骨块向前移位

①肱骨外髁骺离骨折移位

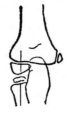　　　　　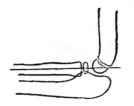

A.正位　　　　　　　　　　B.侧位

②在正常X线片上,桡骨纵轴的延伸线通过肱骨小头骨骺中心

图2.20　肱骨外髁骨折骺离及其移位

(三)肱骨外髁翻转移位。整复准备同上。复位时使患肘内翻,前臂外旋,腕背伸位。推按骨块之拇指,先以指尖自外向内按压骨片的上缘,纠正其翻转,变成向外侧移位之骨折,然后再将骨块压向内以复位(图2.21)。固定方法同上。

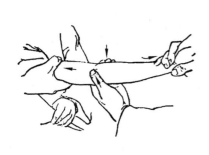　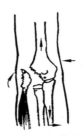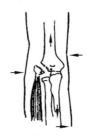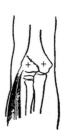

　　　　　　　　　　　　　　A.将骨块翻回变为　　B.按单纯外侧移位整复　　C.骨块复位
　　　　　　　　　　　　　　　单纯外侧移位

①骨块向外移位整复　　　　②肱骨外髁骺离骨折整复手法示意

图2.21　肱骨外髁骺离骨折手法整复

该骨折之整复,须耐心、细致,不得用猛力暴力,以免加重骨骺之损伤。

如闭合手法整复有困难,可用闭合针拨法治疗肱骨外髁翻转骨折。消毒后麻醉,在 X 线透视下,用钢针插入,顶住翻转之骨块上缘,使其翻回,变为单纯向外侧移位,然后再将骨块向内对位。此法简单易行,也可在复位后顺便将针插入骨折块做内固定。

整复固定后的注意事项,见骨折概论。复查时必须检查骨块有无再移位,如有移位,须予纠正。该部之骨折,必须有准确的对位,否则易并发肘外翻畸形(见图 2.19)。

翻转移位之骨折,闭合复位失败或就诊时间已晚,闭合复位困难者,应早期手术复位,并做内固定。

二、练功活动

初期练功活动,应极慎重,可仅活动手指诸关节。腕的活动及用力握拳动作应加限制,以防骨折移位。10～15 天后,骨折基本稳定,可逐步练习腕关节与肩关节的活动。解除固定后,施以烫洗疗法,并加强肘关节的屈伸活动锻炼。

三、辨证用药

按骨折初、中、末三期用药原则处理。

【预后】

一般预后良好。固定 3～4 周,骨折即可连接。但复位不良之骨折,有时可造成以后肘外翻畸形,严重者可继发尺神经损害。较小之儿童,可随骨的生长,畸形日趋严重。影响功能时,可待骨生长停止后,予以手术,楔状切骨矫形。

肱骨内上髁骨折

【发病】

肱骨内上髁骨折多见于儿童及青少年,多为摔跌引起。跌倒时前臂外展触地,暴力使肘外翻,由于前臂屈肌腱骤然牵拉,而将肱骨内上髁撕脱(或骨骺分离)。投掷动作过猛,前臂屈肌骤然收缩加肘外翻暴力,同样可将内上髁撕下。轻者可仅为裂纹骨折,完全撕脱者骨折块向下向前移位,甚至骨块向内侧翻转。损伤暴力过大时,肘内侧之关节囊可撕裂。由于关节内的负压,可将骨折块吸入关节腔,嵌夹于肱尺关节间隙中。外力过大时,可伴发肘关节外侧脱位(图 2.22)。

该骨折有时可发生尺神经牵掖伤及肱桡关节软骨挫伤。

【临床表现与诊断】

均有明确外伤史。伤后肘内侧肿胀、疼痛,皮下瘀斑。握拳及腕掌屈时,可引起肘内侧痛,局部压痛明显。肘后三角正常关系改变,往往很易触知移位之骨折块,活动性大。若骨块夹于肱尺关节内,可触不到骨块,而肘的屈伸活动明显受限。拍摄正侧位 X 线片可明确诊断,观察骨块的移位程度,骨块是否有翻转及进入关节腔。

注意检查尺神经是否有损伤,特别伴有肘关节脱位时,极易损伤尺神经。检查肘外侧是否有明显之肿胀及压痛,以判断肱桡关节的挫伤程度。该骨折有全身症状者较少见。

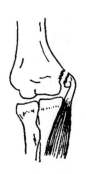
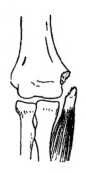
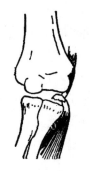
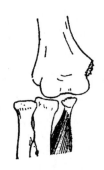

①撕裂骨折骨块 移位很小　②内上髁骨块分 离移位　③内上髁骨块嵌夹于 肱尺关节间隙中　④内上髁骨折伴肘 关节外侧脱位

图2.22　肱骨内上髁骨折之移位

【治疗】

一、整复固定

（一）无移位的裂纹骨折，仅以肘"∞"形绷带固定即可。前臂悬吊胸前。

（二）有移位的骨折，整复时无须麻醉或给予局麻，使患肘屈90°并屈腕，上助手握持上臂，术者一手握前臂，一手拇、示二指向后上方推按移位之骨块，觉察有粗糙之摩擦感，即是骨块已对位（图2.23）。若骨块夹于肱尺关节，整复时术者一手拉患肘伸直，一手之四指扳住肘外侧，使肘外翻，伸指伸腕，这样可由于肱尺关节间隙加大，及屈肌群的牵张力，将夹入肱尺关节的骨块拉出。然后再将骨块推按复位。复位后，局部加纱布平方垫，胶布贴住，外包棉垫，瓦形硬纸壳固定，屈肘90°悬吊胸前（参见肱骨髁上骨折固定法）。

用以上方法，一般均可复位。骨块嵌夹于肱尺关节，经多次闭合手法整复不能

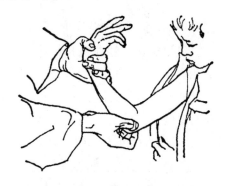

图2.23　内上髁骨折的手法整复方法

解脱者，可用闭合插入钢针拨法，将骨块拨出，然后再推按复位固定。

肱骨内上髁骨折块嵌于肱尺关节内，或骨折块分离较大，用闭合法不能解决者，可予以手术切开复位穿针内固定。

二、练功活动

整复固定后，应限制腕、指的屈曲活动及用力握拳动作。待骨折基本连接，方可逐步活动腕、指关节的屈曲。肩部之活动，不应限制。末期应加强肘关节的锻炼。

三、辨证用药

按骨折初、中、末三期用药原则处理。

【预后】

固定 3 ~ 4 周，骨折即可连接。解除固定，一般不遗留功能障碍。软组织损伤较重者，可产生暂时性伸肘受限，经中药烫洗及加强锻炼，一般都能恢复正常。尺神经损伤者，可服三元丹合三虫散，一般可在 3 个月左右恢复。

肱骨髁间骨折

【发病】

肱骨髁间骨折，实际上是与肱骨内、外侧髁同时发生的双髁骨折，多见于成人。大多为跌跤引起，肘尖部触地或臂垂直手触地，传达暴力使尺骨鹰嘴切迹、桡骨头分别与滑车及肱骨小头相撞，将肱骨内外两髁劈下。骨折线呈"T"形或"Y"形。同样，当直接外力（如打击，碰撞等）作用于肘部，也可发生此类骨折，但较少见。骨折多为闭合性，开放性骨折罕见。

骨折块大多有移位，移位的一般规律是：内、外侧髁骨块分别向内外侧分离，并略向前移位；有时骨块向上移位而与近侧骨折端稍有重叠，近骨折段之尖端插于两骨块间（图 2.24）。

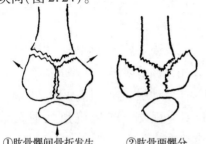

①肱骨髁间骨折发生　②肱骨两髁分
时受力方向示意　　　离移位示意

图 2.24　肱骨髁间骨折的发生与移位示意

【临床表现与诊断】

均有明确外伤史。肘部肿胀往往较重，皮肤青紫、瘀斑，或起水疱。内、外髁压痛明显，往往检查压痛点时即很清楚地触及骨折摩擦征，如握碎石感。肘关节活动功能完全丧失，前臂之旋转活动亦受限。该骨折有时伤及尺神经而出现相应体征。

因局部瘀血较重，往往有全身症状，常见有瘀血发热、纳呆、便秘、惊惕、烦乱、失眠等症。

应拍摄正侧位 X 线片，以观察骨折之移位程度，注意关节腔内是否有小骨块存留。还应注意观察骨折线，若骨折线通过肱骨内外髁的中间，而并非通过滑车或肱骨小头的关节面，则可推断其预后较好。若通过关节面则有产生损伤性关节炎的可能。

【治疗】

一、闭合整复小夹板固定

局部麻醉或用臂丛神经阻滞麻醉。患者坐位或仰卧，上助手握住患臂上段，术者立于患侧，一手握前臂下段拔伸牵引，一手置于患肘背侧，拇指与余指相对捏住肱骨之两髁，两手同时用力拔伸、捏挤，并在此基础上施用屈伸手法，使肘维持在微屈位，屈伸活动数次，骨块即可复位。拔伸、捏挤、屈伸手法同时并用是该骨折整复成功的要领（图 2.25 ~ ①）。

如患者肌肉发达，肿胀很重，整复时可由一助手握前臂拔伸牵引，术者两手相扣，两掌心对内外髁，用力对挤，同时由助手屈伸患肘数次，整复原理与上法同（图 2.25 ~ ②）。

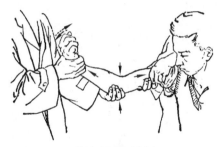

①单手捏挤整复法

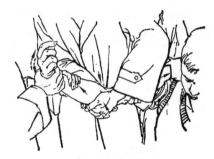

②双手扣挤整复法

图2.25　肱骨髁间骨折手法整复

整复毕，勿放松牵引，并仍以手捏住内外髁，内外髁处分别置平方压垫，胶布贴住，括以棉垫或纱布衬垫，即可用夹板夹缚固定。若骨块有向前移位倾向时，则同屈曲型肱骨髁上骨折，将肘伸直位固定；若骨块有向后移位倾向时，则同伸直型肱骨髁上骨折，用瓦形纸壳固定肘屈90°位。骨块的移位倾向，可从整复前的骨块移位及骨折线的形状来判断。例如，整复前骨块向前移位，骨折线是由后下斜向前上方时，则应伸直位固定。

整复固定后注意事项见第一章。应特别注意患肢远端的血运及手部的感觉与主动运动情况。

应及时复查，以便调整固定之松紧度，保持内外髁部小压垫的有效压力。但须注意，小压垫压力过大可压伤皮肤。

二、持续牵引疗法

对于肌肉发达，肿胀甚重，手法整复拉不开折端之重叠者，可用尺骨鹰嘴骨牵引法，3周后去牵引。局部肿重或皮肤起水疱者，可用前臂皮肤胶布牵引。牵引同时可外敷活血膏或黄龙膏。过5~7天肿消疱愈后，予以手法整复，纸壳固定，并持续牵引2周后去除牵引，再固定1周。在持续牵引下，可适当活动肘关节，以防止关节粘连，并利于骨块的自动复位和关节塑形作用。对较大块的粉碎骨折，经手法治疗不能成功者，或仍存有关节面不平滑者，可用手术切开复位内固定。术后以石膏托功能位固定1~2周，去除固定后即应早期进行肘关节伸屈活动。

三、辨证用药

按骨折初、中、末三期用药原则处理。如有开放伤口或皮肤广泛起水疱者，给予有效抗生素，以防感染。

四、练功活动

整复固定后，即可活动手指及腕关节，但不宜用力握拳，以防伸、屈肌群的牵拉而使骨折移位。肩关节也应早期锻炼活动。3周后去固定，逐步锻炼肘关节的屈伸活动。因肱骨下端血运丰富，骨折愈合较快，3周即可初步连接，但不牢固。此时活动肘关节，可由于肱骨滑车和桡骨小头关节面的模造作用，有助于使内外髁关节面恢复固有的解剖形态,对预防创伤性关节炎有一定作用,不要待骨折牢固愈合后才开始活动肘关节。另一理由是,该骨折瘀血肿胀均很重,早期活动可预防肘关节周围软组织机化粘连,活动过迟,易产生肘关节僵硬的弊病。特别是手术治疗的患者,更应早期锻炼肘关节。锻炼活动时应配合中药烫洗,效果良好。

【预后】

肱骨髁间骨折为关节内骨折,骨折之移位若不能完全矫正,很易产生创伤性关节炎,所以对该骨折的复位要求,应尽力达到解剖对位,并早期练习肘关节活动,使破坏的关节面恢复正常,减少创伤性关节炎的发生。

肘关节功能的恢复,除早期锻炼活动外,晚期烫洗时可配用软坚药物,以使变硬之组织软化。可选用软坚散结洗方外洗,内服伸筋胶囊。

肱骨内髁骨折

【发病】

肱骨内髁骨折较少见,但其严重性并不亚于肱骨髁间骨折,应予足够重视。发病多为成人,偶见于儿童。

损伤机理与肱骨髁间骨折相似,多系由于尺骨鹰嘴向内上方撞击肱骨滑车而发生。由于前臂屈肌群的牵拉,使骨块向内下方移位,并可向内向前翻转,给闭合手法复位造成困难。因肱桡关节甚不稳定,尺骨上端随肱骨内髁一并向内移位的牵扯力,可使肱桡关节发生向内半脱位或全脱位(图2.26)。应拍肘正侧位 X 线片。

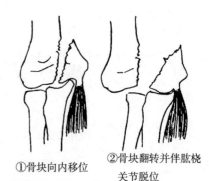

① 骨块向内移位　② 骨块翻转并伴肱桡关节脱位

图2.26　肱骨内髁骨折之移位示意

【临床表现与诊断】

伤后肘部疼痛肿胀,以内侧为甚,则应想到有肱骨内髁骨折的可能。肘的屈伸活动明显受限,可很易触知骨折摩擦征和骨块的移动感。如有肱桡关节脱位,则前臂旋转活动明显受限。该骨折有时可损伤尺神经。

【治疗】

闭合整复与小夹板固定。患者坐位,局麻。一助手握患肢上臂牵引,术者一手握腕部并使患腕掌屈,另一只手置患肘背侧,拇指按住肱骨内髁骨块,余指扣住肱骨外髁部,使患肘微屈位牵引,在推按复位的同时,使肘外翻,以加大肘内侧之关节间隙,有利于骨块之复位(图2.27)。在整复过程中,可使肘在微屈位基础上轻度屈伸活动数次,以使骨块对位稳定。

整复后,于肱骨内髁部、外髁上方及腕尺侧,放置平方垫,然后包棉垫,患肢背侧置一长夹板,前面用瓦形纸壳,内外侧用小夹板,扎缚固定。内外侧之小夹板必须塑形,以使患肘保持15°左右的外翻

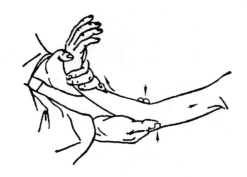

图2.27　肱骨内髁骨折整复方法

角,如此方可保持前臂正常的携带角,并且由于肘的外翻,可借桡骨的支撑而使骨块保持稳定,不致因尺骨上端的挤撞而再移位(图2.28)。3周后改为肘半屈位纸壳固定。4~5周去除固定,中药烫洗,逐步锻炼功能活动。其他注意事项及用药原则同肱骨髁间骨折。

　　对肱骨内髁骨折有严重的翻转移位、经手法整复不能奏效者,应及早采用切开复位内固定术,术后功能位后石膏托板固定。拆线后应尽早开始关节活动。

【预后】

　　肱骨内髁骨折为关节内骨折,其预后与髁间骨折相似。骨块必须尽量达到解剖对位,否则极易产生创伤性关节炎。早

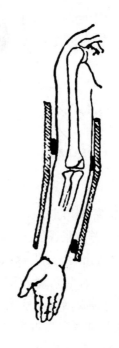

图2.28　肱骨内髁骨折夹板固定
及压垫放置示意

期进行功能锻炼可减少创伤性关节炎的发生,并可防止肘关节粘连、僵硬。

　　骨折若为儿童,实系骺离骨折,晚期极易发生肱骨内髁骺与骨干的过早融合而形成肘内翻畸形,影响功能时可考虑切骨矫形术。

第七节　尺骨鹰嘴骨折

【发病】

　　尺骨鹰嘴骨折多见于成人。摔跌时,肘屈位、手触地,由于肱三头肌的强力牵拉,而将尺骨鹰嘴撕脱。直接外力撞击鹰嘴突,也可造成骨折。撕脱之骨块多向上移位,使两断端分离。可为粉碎型,但少见,粉碎骨折多无移位(图2.29~①)。

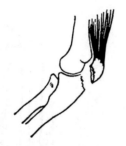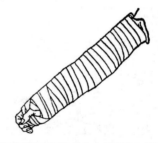

①尺骨鹰嘴骨折之移位　　　　②尺骨鹰嘴骨折肘伸直位夹板固定之外形

图 2.29　尺骨鹰嘴骨折

【临床表现与诊断】

伤后肘背侧肿胀,尺骨鹰嘴突压痛明显,往往很易查出明显之骨摩擦征及假活动,诊断较易。有时可触及两折端之间隙。肘关节之伸直活动明显受限,伸肘痛重。拍 X 线片可观察骨折块之大小及移位程度。该骨折很少有全身症状。

【治疗】

整复时无须麻醉。肘伸直位,一手挟持前臂,一手之拇、示二指捏住鹰嘴突向远侧推按,并稍加晃动,至粗糙之骨摩擦征消失,骨块有稳定感,即已复位。按住已复位之骨块,加马蹄形压垫,胶布贴住,外括棉垫或纱布衬垫,背侧附木制夹板(上至腋,下至掌指关节),掌侧扣以瓦形纸壳,扎缚固定肘于伸直位,绷带包缠(图 2.29 ~②)。

固定后,患肢抬高,活动腕及手部诸关节,及时复查,调整固定松紧度。X 线透视或拍片观察骨折之对位,如有移位,及时纠正。

无移位裂纹骨折,肘前后瓦形纸壳固定即可。用药与一般骨折之三期用药同。复位良好之骨折,3 ~ 4 周即可连接。解除固定,逐步练习肘关节活动,直至恢复正常。但早期不宜猛力屈肘,以防将折端拉开。

该骨折系关节内骨折,复位要求甚严。如对位不良,则尺骨鹰嘴之半月切迹关节面不光滑,晚期极易继发创伤性关节炎。因此,移位较大复位不良之较大骨折块,应早期手术复位,螺丝钉或不锈钢丝内固定。

如为粉碎性骨折,移位较大,可将近端骨块切除,肱三头肌腱膜移植于骨折远端。石膏托板伸直位固定 3 周。

第八节　桡骨头骨折与骨骺分离

【发病】

桡骨头骨骺 5 ~ 7 岁出现,13 ~ 14 岁完全骨化,故骨骺分离见于 5 ~ 15 岁的儿童。实际上,桡骨头骨折包括了桡骨头、桡骨颈骨折和骨骺分离。

骨折大多为间接外力引起。摔跌时，肘伸直、臂外撑着地，除了顺前臂纵轴的传达暴力外，尚有肘外翻的暴力，因而使桡骨头关节面与肱骨小头关节面发生较重之撞挤而骨折。外力小时，可仅表现为桡骨头或桡骨颈裂纹；垂直力较大时，可产生桡骨颈嵌插骨折，骨块移位不大；肘外翻力较大时，可造成桡骨头外侧塌陷骨折，劈下之骨块向外下方移位，或桡骨颈骨折，骨折端外缘嵌插，内缘有一明显裂口，桡骨头关节面向外倾斜，犹如"平顶帽歪戴状"。严重时，桡骨头完全翻转移位，其关节面向外，两骨折面互相垂直而无接触。而且骨折近端可同时向前或向后移位，给整复增加困难。若为骨骺分离，则往往整个骨骺向外移位而带有一块三角形的干骺端(图2.30)。

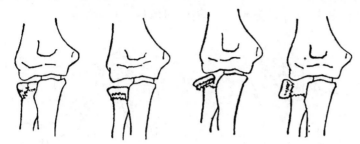

①桡骨头裂纹骨折　②桡骨颈嵌插骨折　③"平顶帽歪戴"状移位骨折　④桡骨头翻转骨折　⑤桡骨头骺离骨折

图2.30　桡骨头骨折的类型

【临床表现与诊断】

有摔跌史。伤后若肘外侧痛，尤以前臂旋前时疼痛明显，则应想到桡骨头骨折之可能。局部肿胀可不重，有时只有微肿，不能因此而忽略骨折可能。伤侧前臂往往处于内旋位，肘微屈，若将其前臂被动旋后则引起剧痛。骨折移位大时，可见肘外侧高突，局部压痛明显，皮肤可有瘀斑，有时可触知骨摩擦征。如为"歪戴帽"的嵌插骨折，一拇指触摸突出之桡骨头，一手使其前臂轻轻外旋，则可清楚触知桡骨头与桡骨干一起转动。须拍摄肘关节正侧位X线片，观察骨折及移位程度，尤其注意是否有骨折线通过桡骨头关节面，未完全骨化的桡骨头是否轻度向外滑移。此等损伤虽轻，但与预后有密切关系，应引起重视。该骨折引起全身症状者较少。

该骨折应与桡骨头半脱位相鉴别。后者一般均为牵拉伤，摔跌引起者罕见。多为6岁以下小儿，局部无肿胀，X线片完全正常。

【治疗】

一、整复与固定

（一）无移位的单纯裂纹骨折，无须整复，可外贴活血膏，屈肘，前臂悬吊胸前即可。

（二）桡骨头翻转90°之内的骨折：该骨折两折端外侧缘尚有接触，并有部分嵌插,桡骨头关节面的内侧与肱骨头关节面亦未完全脱位。整复时,可给予镇痛剂或局部血肿内麻醉。患者坐位或卧位,助手握持上臂,术者立于患侧,一手握前臂,一手置于患肘背侧,拇指在外,压于桡骨头,余指在肘内侧扣住内髁部。握前臂之手与助手对抗牵引,使肘伸直,握肘之手指向外扳内髁,使肘在拔伸的基础上内翻,以使肱桡关节之间隙张大,拇指向内上方按压桡骨头,同时使其前臂轻轻旋转

数次(保持在旋前位),骨折即可复位(图2.31～①)。

骨折若已复位,则局部之高突消失,指下可有骨块内移之感觉。此时按住桡骨头,使患肘缓缓屈至90°,然后在桡骨头部置以长方形压垫,呈弧形压于桡骨头外侧,胶布贴住(图2.31～②)。再将肘部包以大棉垫或纱布衬垫,4块夹板固定,外侧板之近端须压住小压垫。前臂旋前位,肘屈90°悬吊胸前。

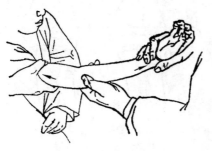

①桡骨头骨折的整复方法

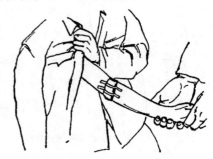

②桡骨头骨折小压垫放置部位

图2.31　桡骨头骨折整复法并放置小压垫

整复固定后,应立即X线透视或拍片,观察复位效果。如仍有移位,应立即予以纠正,直至复位良好。

(三)骨折近端翻转90°以上,桡骨头关节面朝向外下方者,整复较为困难。这类骨折,桡骨颈部已脱出环状韧带或环状韧带被撕裂,用闭合方法很难使骨块翻回原位。可试行闭合手法整复,方法与上法略同,唯整复时拇指先按桡骨头关节面的内侧缘,拟使其翻转小于90°,然后再向内上方推按使之复位。复位后之固定法同上。

此类型骨折如闭合整复失败,有条件

可以试用闭合插针法,局麻后将翻转之骨块用针顶住翻回原位予以整复,注意勿损伤桡骨头关节面。如仍不成功,应列为早期手术复位适应证。

成人之桡骨头错位大、粉碎骨折者,若闭合整复不成功,宜行桡骨头切除术。但在儿童,由于骨的塑形能力较强,功能恢复往往比预计的要好,手术治疗应采取保守态度。

二、练功活动

整复固定后即锻炼手、腕关节的活动并可练习用力握拳动作,使前臂保持在旋前位,防止旋后活动,以有利于骨折之稳

定。早期应限制肘的屈伸活动。3周后，折端即有纤维性连接，可去除固定，配合中药外洗，逐步锻炼肘的屈伸和前臂旋转运动。随着骨折的牢固愈合，功能亦即基本恢复。

三、辨证用药

按一般骨折的三期用药原则处理。

【预后】

（一）移位的桡骨头、颈骨折为关节内骨折，若脱位则包括肱桡关节及上尺桡关节，严重时伴有环状韧带撕裂，因此必须给予良好复位，方可避免后遗症。若复位不良，错位愈合，则很易造成前臂旋转障碍。

（二）桡骨头的塌陷骨折或骨折线通过桡骨头关节面的裂纹骨折，骨折伤似乎不重，但由于关节面不光滑，至晚期可产生损伤性关节炎，造成前臂之旋转障碍或肘屈伸痛。

（三）骨骺分离的病例，复位更应严格要求，须复位好，又不得增加损伤。否则，可由于骨骺生长紊乱而产生继发的肘外翻畸形或腕部畸形。畸形严重影响功能时，亦应手术治疗，但桡骨头切除术应慎重，过早切除桡骨头，有可能造成更严重的畸形。

第九节　尺桡骨干双骨折

前臂之尺桡骨，由上下尺桡关节及两骨间坚韧骨间膜紧密地联系在一起，并维持两骨相对关系的稳定。尺桡骨干分别向内、外侧略呈弧形弯曲，使两骨间保持一定的间隙。当前臂在中立位时，尺桡骨之间距离最大，骨间膜最紧张，两骨间脊相对，两骨之相对关系亦最稳定（图2.32）。

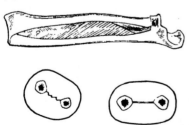

图2.32　尺桡骨间隙及骨间膜示意

前臂之主要功能是旋转，由旋前旋后肌群牵拉，上、下尺桡关节联合运动而发生。这些解剖生理特点，与骨折的发病、治疗有密切关系。

【发病】

前臂双骨折临床多见，多发生于年龄较大的儿童及青壮年，大都发生在中下1/3段。间接外力（如摔跌）引起者，在儿童多表现为下1/3段青枝骨折，骨折线在接近同一水平位，折端向掌侧成角畸形。成人骨折，多发生在中下段，或桡骨中上段、尺骨中下段，桡骨之骨折线多为横形，尺骨之骨折线多为斜形。直接外力（如打击、挤压）所致者，多为横形或粉碎骨折，骨折线多在同一水平面上。偶可见一骨多段骨折。

四个骨折端的移位情况复杂,尺桡骨对应的两折端可成角或重叠、侧方移位,尺桡骨同侧两断端可并拢,或四折端相互交叉,并可因肌肉的牵拉而发生桡骨干纵轴旋转移位。上述几种移位可同时存在,是整复困难的主要原因(图2.33)。

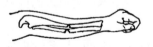

①青枝骨折成角畸形

②儿童尺桡骨下1/3横形骨折移位

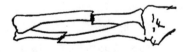

③间接外力造成之骨折:尺骨骨折线在下,桡骨骨折线在上

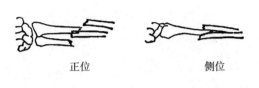

正位　　　　　　　　侧位

④尺桡骨双折折端交叉移位

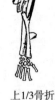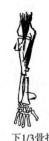

上1/3骨折　　　下1/3骨折

⑤桡骨不同部位骨折折端移位与肌肉牵拉的关系

图2.33　尺桡骨双骨折及移位示意

双骨折每伴有较重之软组织损伤,引起局部严重肿胀。中下段骨折,无论是直接外力或间接外力引起,凡移位严重的,均有可能造成开放性骨折。

【临床表现与诊断】

前臂双骨折诊断甚易。伤后前臂明显成角畸形,骨摩擦征及假活动一触即知,则足以确诊。局部之肿胀往往甚剧,以致有时很难触及骨折断端。重叠移位时,前臂可缩短2~3厘米。前臂功能完全丧失。前臂轻微的旋动即可引起伤处剧痛。骨折端刺戳所致的开放性骨折,皮肤伤口一般较小,刺出之骨折端有时自行回纳至伤口内,可造成严重并发症——化脓性感染或特异感染(破伤风、气性坏疽)。

必须拍摄正侧位 X 线片,并将上下尺桡关节包括在内,明确骨折部位、移位情况及是否伴有上下尺桡关节脱位。

前臂双骨折往往出现全身症状,如瘀血发热、肠胃气滞、心神不安等症。

【治疗】

一、整复与固定

(一)闭合手法复位与小夹板固定

有移位之骨折,一经明确诊断,只要全身及局部情况允许,均应立即予以复位固定。

1.整复方法　局麻或臂丛麻醉。患

者坐位或仰卧位，臂外展，肘屈90°，前臂中立位。上助手握肘部，下助手握手部。术者双手拇指与第2、3、4指相对，分别抵于尺桡骨同侧断端之骨间隙，令两助手徐徐用力拔伸牵引。在牵引的同时，术者使用捏挤分骨手法，用力将尺桡骨间隙分到最大限度（图2.34～①），两骨四个折端之移位可同时得到纠正而复位。这一整复过程，是几种手法的同时联合应用，使骨折端同时发生了下列变化：前臂中立位有利于恢复尺桡两骨的最宽骨间隙，使骨间膜紧张从而对骨折端产生牵拉力；骨间膜的张力牵拉纠正了尺桡两骨同侧断端的并拢，以及绕骨纵轴的旋转移位，并使两骨的相对关系趋于稳定（骨间脊对峙）；拔伸牵引纠正了折端的成角与重叠。捏挤分骨手法增加了骨间膜的紧张度，由于拔伸使折端运动，在折端运动中更有利于分骨手法作用的充分发挥。从实践中体会到，这几种手法同时联合应用，比先拔伸后分骨的方法整复成功率要高。

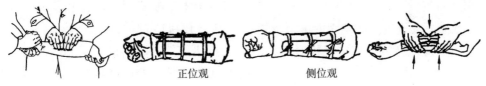

正位观　　　　　　　侧位观

①尺桡骨骨折整复法——　②尺桡骨骨折小夹板固定　③尺桡骨青枝骨折
　拔伸分骨法　　　　　　　　　　　　　　　　折顶整复法

图2.34　尺桡骨双骨折整复与固定法

经以上整复后，用触摸法检查，如仍有向掌、背侧移位者，术者可在牵引状态下，用两手掌根部以对掌挤压法纠正之。或用一手抵住骨间隙，一手以扳按手法纠正。

若为桡骨横形、尺骨斜形骨折，可先以扳提按压手法将桡骨对位，然后以桡骨为支柱，用捏挤分骨手法将尺骨对位。

对于伤口较小的开放性骨折，将伤口进行清创后，以消毒纱布覆盖，再进行整复，注意勿污染伤口。伤口较大者，清创缝合后，可稍予拔伸纠正其过多的重叠或成角，然后以石膏托或瓦形纸壳固定。待伤口愈合后，再视情况，予以手法整复与固定。

局部严重肿胀，当时整复困难者，可予患肢抬高，外敷活血膏，待数日后肿消，再予手法整复固定。

2.固定方法　整复完毕，助手维持牵引状态，在背侧放置分骨垫，掌侧放置平压垫，胶布贴住。如需放置平方垫时，可按两点加压法同时放置，以纠正残留的侧方移位。然后括以棉垫或纱布衬垫，将4块小夹板分别置于掌、背、桡、尺侧（上至肘，下至腕），扎带3道扎缚（图2.34～②）。再将前臂尺侧置一瓦形硬纸壳（上至肘、下至掌指关节），绷带包缠，肘屈

90°,前臂中立位,悬吊胸前。

3.儿童青枝骨折 成角较大者,可在稍用力牵引下,用折顶手法将其成角扳回(图2.34～③)。折端一般不易再移位。尺桡骨间置分骨垫,4块小夹板固定同上。

4.整复固定后的处理 注意事项参阅骨折概论。固定后可即刻X线透视或拍片1次,如复位不佳者,可考虑再予以纠正。但必须注意,不必强求解剖对位而反复多次进行整复。只要达到尺桡骨间隙良好,折端没有成角,即使有轻度侧方移位,愈合后对功能一般均无影响。在复查过程中,应注意调整固定之松紧度,并注意分骨垫压迫症的发生。

2.手术疗法 遇以下情况,应予手术治疗。①骨折严重移位,经多次闭合整复失败;②多段骨折,闭合治疗困难;③骨折畸形连接,明显影响功能;④骨折不连接(多发生在尺骨)。

术后石膏托板功能位固定。4～6周去除外固定,中药烫洗,逐步锻炼功能。内固定物待骨性愈合后可取出。

二、练功活动

复位固定后,即可锻炼手指伸屈活动。稳定型骨折,可做用力握拳动作。到中期,即可逐步锻炼腕、肘、肩的活动。务必使前臂保持中立位,必须严格禁止前臂之旋转动作。末期解除固定后,即可锻炼前臂之旋转与持重。

三、辨证用药

按骨折初、中、末三期用药原则处理。对开放性骨折必须预防发生感染。

【预后】

儿童3～4周,成人4～6周,一般均可临床愈合。对位稍差者,只要能保持良好的对线与尺桡骨间隙,预后均良好。但由于种种原因,如复位不良、固定不佳、过早进行前臂旋转活动等,造成畸形连接,影响功能或愈合迟缓,或不连接者,临床并非少见。因此,对治疗过程的每一步骤和环节都应谨慎认真对待。

第十节 尺骨上段骨折伴桡骨头脱位

尺骨干上1/3段骨折常常伴有桡骨头脱位,是一种既有骨折又有脱位的联合损伤(也称孟氏骨折),近年来在临床上并不少见。

【发病】

直接外力与间接外力均可造成,直接外力引起者少见。该骨折分三种类型,即伸直型、屈曲型及内收型,伸直型者多见。各型之发病机理、治疗方法有原则性区别,必须分清。

伸直型:跌倒时,肘伸直,前臂旋后位,手掌着地,引起尺骨上1/3段的骨折;向前外侧成角之骨折端顶撞桡骨上段,以及骨间膜的牵拉,迫使桡骨头脱向前外侧。直接外力所致者,发病机理与上相同(图2.35~①)。

屈曲型:跌倒时,肘半屈位,前臂旋前手掌着地,引起尺骨上段骨折;外力沿桡骨向后外侧传达,迫使桡骨头滑离肱桡关节而脱向后外侧(图2.35~②)。

内收型:跌倒时,前臂旋前内收位着地,尺骨上段骨折(多为青枝型);断端向外侧成角,将桡骨头顶向外侧脱位,该型多见于儿童(图2.35~③)。

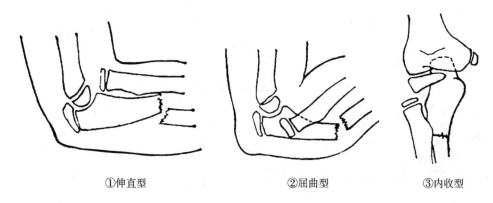

①伸直型　　　　②屈曲型　　　　③内收型

图2.35　孟氏骨折及其不同类型示意

桡骨头不同方向的移位,大部分伴有环状韧带撕裂、肱桡关节囊撕裂和上尺桡关节脱位。

该损伤的特殊性,即在于一骨骨折而另一骨的两个关节脱位(肱桡和上尺桡关节)。由于尺骨骨折移位(成角者多),尺骨变短使上尺桡关节错位,于是便破坏了两骨间的相对稳定性,因而肱桡关节很易滑移,发生脱位,环状韧带即会被撕裂。尺骨失去桡骨的支撑,则更加大移位。移位越大,脱位也就愈严重,骨折移位与关节脱位互为因果。认识了这种特殊性,治疗时就可抓住关键,取得较好疗效。

【临床表现与诊断】

伤后尺骨上1/3部(儿童则接近鹰嘴部)疼痛,局限性压痛。肘外侧疼痛,桡骨头压痛。前臂之旋转功能障碍,肘屈伸受限。肿胀一般不甚严重。触诊时,配合前臂之旋转活动,很易发现桡骨头离开原位。个别病例,由于桡骨头脱位压迫或挫伤桡神经深支,出现拇指不能伸的征象。

X线拍片十分重要。若在片子上发现有尺骨上1/3段或接近鹰嘴部有骨折,即必须观察桡骨头是否有脱位。正位片见上尺桡关节间隙加大,桡骨纵轴线的延伸线不通过肱骨小头的中心,即可确定为桡骨头脱位。桡骨头向前脱位为伸直型,向后脱位为屈曲型,向外脱位为内收型。

【治疗】

一、闭合整复与夹板固定

骨折处局麻或臂丛麻醉,患者坐位或仰卧,上助手握上臂准备整复。各型骨折整复固定法有原则区别,但先整复桡骨头脱位是相同的,这是治疗的关键。

伸直型:术者一手握患肢腕上部位,一手环握肘部,拇指按住桡骨头,肘伸直位拔伸牵引,前臂旋后同时以拇指按压桡骨头向内向后,另一只手迅速将患肘屈至极度,桡骨头即复位。有桡骨头的支撑并借骨间膜的牵张,尺骨的骨折端常可随之对位(图2.36~①)。折端如仍有轻度侧移位,可用提按手法纠正。

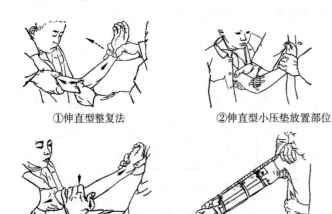

①伸直型整复法　　②伸直型小压垫放置部位　　③伸直型小夹板固定法

④屈曲型闭合整复法　　⑤屈曲型小夹板固定法　　⑥内收型整复法

图2.36　孟氏骨折整复固定法

复位后,将桡骨头前外侧置一长方形压垫,呈半弧形压住桡骨头(图2.36~②)。括以棉垫或纱布衬垫,掌、背、内、外侧放置4块小夹板,外侧板须够长并塑形,以压住桡骨头部的压垫,防止桡骨头脱位。扎带3道扎缚,再以绷带包缠。前臂托板,使肘屈至小于90°,悬吊胸前(图2.36~③)。

屈曲型:术者使患肘半屈位牵引,前臂旋前拇指按压桡骨头向内向前,另手迅速将患肘伸直,并将前臂尽量旋后,桡骨头即复位。尺骨折端之成角和错位可随之纠正(图2.36~④)。

复位后,将小压垫放在桡骨头后外侧,括棉垫或纱布衬垫,4块夹板固定。

使肘伸直位,掌、背、内、外侧板,均应超肘关节。外侧板压住小压垫,以固定桡骨头。扎缚、绷带固定(图2.36~⑤)。2~3周后,检查骨折基本稳定,即改为肘半屈位固定。再过2~3周解除固定。

内收型:患肘伸直位拔伸,术者以拇指推压桡骨头向内,同时使前臂旋后轻度外展,即可复位(图2.36~⑥)。复位后,于桡骨头外侧加压垫,肘伸直位固定,同屈曲型之固定。

整复固定后注意事项见骨折概论。伸直固定者,休养时应将患肢抬高,以减轻伤肢远端之肿胀。

复查时应注意桡骨头的位置,保持桡骨头不再脱位。而尺骨之骨折对位亦应注意,往往由于骨间膜和肌肉牵拉,导致向桡侧或背侧的成角。因此须随时调整固定的位置和松紧度,在适当位置加压垫或分骨垫甚为必要。

二、手术内固定的应用

下列情况应采用手术治疗:1.新鲜的闭合性伸直型和屈曲型骨折,经手法整复固定失败;2.尺骨粉碎,多段骨折;3.合并桡神经损伤及桡骨头骨折,或桡骨头复位不成功估计有软组织嵌夹;4.陈旧性骨折脱位,并有明显畸形和功能障碍。

术中注意勿损伤桡骨头前内侧的桡神经深支。

术后处理:功能位石膏后托板固定4周。如系植骨者,应延长固定时间,以免植骨失败。

三、练功活动

复位固定后,即开始锻炼手、腕的活动,练习握拳动作和肩关节活动。应限制前臂旋转,待固定解除后,方可逐步锻炼肘的屈伸和前臂旋转。

四、辨证用药

按初、中、末三期用药原则处理。有桡神经损伤时可服三元丹合三虫散。

【预后】

闭合复位成功,固定良好者,儿童3~4周,成人4~6周,尺骨即牢固愈合,桡骨头一般不易再脱位。儿童预后较成人好。

环状韧带撕裂严重者,可遗留上尺桡关节分离,严重时影响功能。此类型以及延误治疗或治疗错误导致桡骨头未复位、尺骨错位愈合者,应考虑手术治疗。骨生长未停止前,不应切除桡骨头。

有桡神经损伤者,去除原因后,一般都在3个月内恢复,预后良好。

第十一节　桡骨下1/3骨折伴下桡尺关节脱位

【发病】

桡骨干中下1/3部位骨折伴下桡尺关节脱位(也称盖里阿济骨折,简称盖氏骨折),多见于成人,多为间接外力引起。跌倒时掌触地,传达暴力使桡骨中下1/3处折断,折端多为横形或小斜形。远侧断端由于骨间膜的牵拉往往向内向掌侧移位,并由于旋前方肌牵拉多为旋前。两断端向掌侧成角并有重叠移位。由于远侧断端向上移位,而致三角纤维软骨撕裂,发生下桡尺关节脱位(图2.37)。骨折合并脱位是骨折不稳定和整复固定后容易再移位的基本原因,也是该损伤的特殊之处。有时产生尺骨茎突骨折。

直接外力引起者,多为机器缠绞伤,往往为开放性。

【临床表现与诊断】

伤后前臂肿胀,疼痛,桡骨下1/3掌侧成角畸形。腕部亦有肿胀,压痛,下桡尺关节部挤压痛。当检查桡骨有明显假活动而尺骨尚完整时,即应想到本病。拍摄X线片时,必须包括腕关节,以观察下桡尺关节的分离程度,以及是否伴有尺骨 茎突骨折。

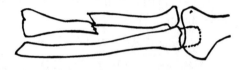 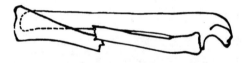

①正位　　　　　　　　　　　　②侧位

图2.37　桡骨下1/3骨折移位伴下桡尺关节脱位示意

【治疗】

骨折部局麻,前臂中立位,上助手握肘部,下助手握手部,使前臂略旋后,徐徐用力拔伸牵引。术者先以夹挤分骨手法,纠正远折端之内移位,再以两拇指按远端向背侧,余四指扳近端向掌侧,即可纠正远端之前移位。然后,一手抍住断处之尺桡骨间隙,一手握挤下桡尺关节,以使下桡尺关节复位(图2.38①~③)。复位后,置分骨垫,尺桡骨远端分别加弧形压

垫,贴住(图2.38~④)。括以棉垫或纱布衬垫,4块夹板固定。内外侧板下端应超过腕关节1.5~2厘米,以固定下桡尺关节(图2.38~⑤)。肘屈90°,前臂中立位悬吊胸前。

整复固定后之注意事项参阅骨折概论。及时复查,X线透视或拍片观察骨折是否又有移位,因为该骨折很不稳定,很易在固定期间发生移位。骨折之三期用药,参阅骨折概论。

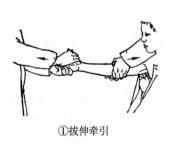 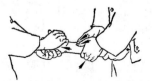 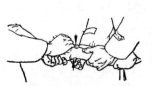

①拔伸牵引　　　　　②推扳手法纠正折端侧方移位　　　③捏挤下桡尺关节

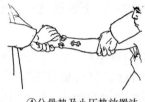 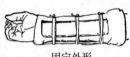 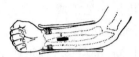

④分骨垫及小压垫放置法　　　固定外形　　　　内外侧夹板之位置

　　　　　　　　　　　　　　　　⑤小夹板固定法

图2.38　盖氏骨折整复固定方法

整复固定后即应练习握拳动作，以减轻远端之肿胀，并可使骨折两断端紧密接触，而增加其稳定性。前臂之旋转应严加限制，待骨折牢固愈合后，方可练习前臂旋转活动。

【预后】

复位良好之骨折，一般可在4周内连接。伴尺骨茎突骨折者，固定时间可适当延长。但三角纤维软骨很难愈合，因而常遗留腕部疼痛，前臂之旋转活动受限，最后不得已将尺骨远端切除。

由于该骨折之不稳定性很易被忽略，认为只是一般的桡骨干骨折而未加注意，致使骨折错位愈合者并非罕见。

凡骨折错位愈合影响功能，或反复多次复位而甚不稳定者，应手术治疗。

第十二节　桡骨远端骨折

桡骨远端骨折，是指桡骨下端2～3厘米处的骨折，此部位为松质骨与坚质骨交界处。桡骨下端与尺骨下端由下桡尺关节相联结，桡骨下端是构成腕关节的重要部分。桡骨茎突比尺骨茎突长1厘米左右，尺骨下端不参与腕关节的构成。正常腕关节面向尺侧倾斜20°～25°，向掌侧倾斜10°～15°（图2.39）。桡骨远端之骨骺1岁左右出现，18～20岁与骨干融合。

桡骨远端骨折粗略分为伸直型和屈曲型，整复要求尽力恢复腕部的解剖学形态，以免留下后遗症。

伸直型骨折（克雷骨折）

【发病】

该骨折甚为常见，多发生于老年人，女性多于男性；少年往往为骨骺分离或骺离骨折。

骨折多为间接外力引起，摔跌时臂外展旋前，手掌触地而发生。暴力迫使桡骨远端向桡侧背侧移位，而致桡骨腕关节面倾斜度减小或成负角，桡骨茎突上移，尺骨小头前突。这些解剖学形态的改变，表现为"餐叉样畸形"和"枪刺样畸形"。有时发生下桡尺关节脱位或尺骨茎突骨折。桡骨下端有时为粉碎型，或桡骨远端背侧有劈裂的骨块，骨折线进入关节面。在少年则为骺离骨折，远侧断端包括桡骨远端骨骺和干骺端背侧一块三角形骨块；有的为青枝型，仅背侧骨皮质皱起（图2.40）。

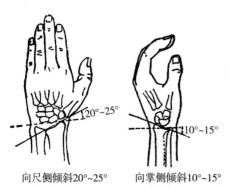

向尺侧倾斜20°～25°　　向掌侧倾斜10°～15°

图2.39　桡骨下端关节面的正常倾斜角

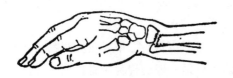

餐叉畸形

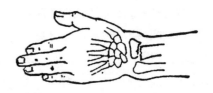

枪刺畸形

①克雷骨折之典型畸形

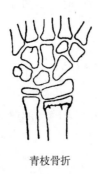

青枝骨折

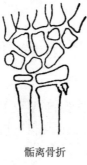

骺离骨折

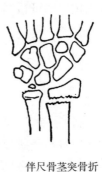

伴尺骨茎突骨折

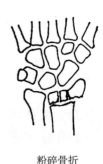

粉碎骨折

②克雷骨折之类型示意

图2.40　克雷骨折类型

【临床表现与诊断】

伤后腕上方肿胀、疼痛,桡骨远端局限性压痛,手指做握拳动作时痛重,腕关节活动及前臂旋转受限,移位骨折有典型的"餐叉畸形"或"枪刺畸形",即可确诊。在腕背侧往往可清楚地触及远侧折端。因多有嵌入,骨摩擦征并不明显。

应拍摄正侧位 X 线片,观察桡骨下端解剖关系的改变,是否有尺骨茎突骨折、下桡尺关节脱位,骨折线是否进入关节等。在少年应观察是否有骨骺分离。

全身症状一般较少,可有心神不宁、肠胃气滞症状。

【治疗】

一、闭合手法整复,小夹板固定

(一)整复方法　青枝折及裂纹折无须整复,仅用硬纸壳固定即可。有移位骨折必须整复,骨骺分离者,更要求良好对位。给予镇痛剂或局麻,患者坐位,患肢外展,肘屈 90°,前臂中立位或旋前位。一助手握上臂下端,术者立于患肢前外侧,一手握患侧手(一手牵引无力时,可由另一助手代替),与助手对抗牵引,另一手拇指按于桡骨远端背侧,其余四指扳于近端掌侧,施用推扳手法,纠正远端向背侧移位,用力时,同时使腕掌屈,则易复位。然后,用拇指按于远侧断端的桡侧,余指扳住尺骨下段,施用推扳手法,纠正骨折远端的桡侧移位。用力时,同时使手向尺侧屈,则易复位(图2.41～①)。以上为二人整复法,若拔伸牵引力量不足时,可用三人整复法,即由一人任下助手,整复时须与术者密切配合。当术者向掌侧推按骨折远端时,助手同时使患腕掌屈,当术者向尺侧推按骨折远端时,助手同时使患腕向尺侧屈,以便恢复桡骨远端的正常倾斜角(图2.41～②)。

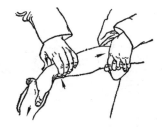

A.在纠正远侧断端向背侧移位的同时,使腕向掌侧屈

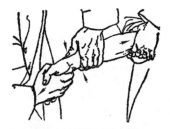

B.在纠正远侧断端向桡侧移位的同时,使腕向尺侧屈

①二人整复法

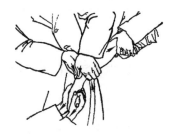

A.在术者向掌侧推按骨折远端的同时,下助手牵患腕掌屈

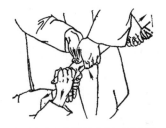

B.在术者向尺侧推按骨折远端的同时,下助手牵患腕向尺侧屈

②三人整复法

图2.41 克雷骨折整复方法

最后,施用摩捋手法,检查复位效果。若复位良好,术者一手握住骨折部,一手使患手在向尺侧屈、掌侧屈的状态下,做腕的屈伸与环转活动,以使骨折端紧密接触,并可使粉碎骨折的桡腕关节面得以塑形,预防创伤性关节炎的发生。

(二)小夹板固定 必要时,放置小压垫,前臂下段及腕部包以棉垫或纱布衬垫。4块小夹板,宽的放于掌背侧,窄的放于桡尺侧,桡侧与背侧板下端应超过腕关节1厘米许,掌侧与尺侧板下端与腕平齐,3道扎带扎缚(图2.42)。肘屈90°,前臂中立位,托板悬吊胸前。

固定后之注意事项见骨折概论。固定3周左右,即可解除夹板,改用硬纸壳固定。

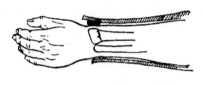
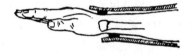

正位　　　　　　　　　　　　　　　　侧位

①小压垫与小夹板放置部位

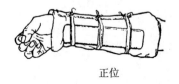
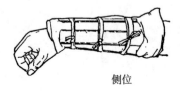

正位　　　　　　　　　　　　　　　　侧位

②小夹板固定之外形

图2.42　克雷骨折小夹板固定方法

二、练功活动

固定后即可锻炼用力握拳动作，腕关节可在掌屈尺偏的状态下轻微活动，时常活动肘、肩关节。不必整日将前臂悬吊。解除固定后，即可逐步练习腕关节活动及前臂旋转运动，并配合活血舒筋中药烫洗，以尽快恢复功能。

三、辨证用药

按骨折三期用药原则处理。

【预后】

复位良好之骨折，预后良好，一般4周左右即可牢固连接。

该骨折的整复，若由于复位不精确，正常解剖关系得不到完全恢复，则往往有某些功能障碍或并发症。常见的有屈指及屈腕功能障碍；前臂旋转受限；腕及下桡尺关节部经常疼痛，可逐渐发生下桡尺关节上下方向的脱位，使手向桡侧倾斜畸形。因此整复时应尽力纠正所有病理改变，恢复腕部的正常解剖学形态。严重影响功能者，应予以手术治疗。

屈曲型骨折（史密斯骨折）

【发病】

屈曲型桡骨远端骨折，临床较伸直型少见。发病机理与伸直型相反，跌倒时前臂旋后位，手背侧触地，或打击暴力来自腕背侧而致伤。骨折线自后下方斜向前上方，骨折远端向掌侧移位，并有重叠，同样可产生下桡尺关节脱位（图2.43～①）。有时骨折线通过桡腕关节面，劈裂的骨块向掌侧分离移位。

【临床表现与诊断】

与伸直型骨折不同，畸形呈"铲状"（图2.43～②），系远侧断端连同腕骨向掌侧移位所致，在掌侧可触及尖锐之远侧断端。拍摄X线片可明确诊断。

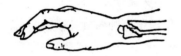
①史密斯骨折移位

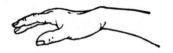
②史密斯骨折"铲状"畸形

图 2.43 史密斯骨折及畸形

【治疗】

史密斯骨折与克雷骨折在整复方法上有原则性区别。整复时,在牵引下,术者两拇指压远端向背侧,余四指扳近端向掌侧。同时下助手使患肢前臂旋后,腕关节背屈,即可复位(图 2.44～①)。该骨折不稳定,须将骨折远端掌侧及近端背侧加小平压垫,括棉垫或纱布衬垫,4 块夹板固定。掌侧板应超过腕关节 2 厘米许,背侧板应与腕关节平齐(图 2.44～②)。其他处理与伸直型骨折同。唯在练功活动早期,应限制腕掌屈运动,以防骨折移位。

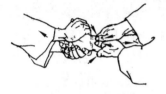
①史密斯骨折整复法

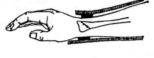
A.小夹板与小压垫的放置部位
②史密斯骨折的固定法

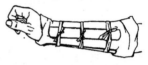
B.小夹板固定外形

图 2.44 史密斯骨折整复固定方法

桡骨远端骨折是最常见的创伤性骨折之一。按损伤发生的机制,可粗略地分为伸直型与屈曲型,这是"经典"的分法。实际上,骨折的移位、桡腕关节面的变化、下尺桡关节的脱位、尺骨茎突骨折、三角纤维软骨的损伤、周围软组织的损伤等等,非常复杂,这些病理改变任何一部分不能恢复正常,即有可能留有后遗症。故整复应非常严格、细致,尽力达到恢复腕部的正常解剖学形态。随着实践经验的积累,有了更细致的骨折分型分法,我们曾分析了桡骨远端骨折 409 例 1 300 多张 X 线片,按骨折线的形状分为 8 类,按损伤机制分为 9 型。根据这些类与型,施行针对性较强的整复手法,大大提高了疗效,减少了后遗症的发生。

第十三节 腕舟骨骨折

腕舟状骨位于近排腕骨的桡侧,其近侧关节面是构成腕关节的主要部分,故舟骨骨折属关节内骨折。舟骨血运较差,故舟骨骨折迟缓愈合或不愈合的可能性很大。

【发病】

多发于青壮年,老年人则少见。因舟骨之骨化中心7~8岁开始出现,故儿童不发生舟骨骨折。

骨折多为间接外力引起。跌倒时前臂垂直地面,手触地,腕处于极度背伸位,舟骨受桡骨下端背侧缘及头状骨的撞挤而发生断裂,骨折线多在舟骨腰部,骨折块虽无较大移位,但两折端间往往有间隙(图2.45)。有时骨折发生在结节部,骨块可向外侧移位,较少见。

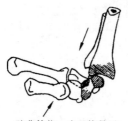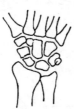

腕背伸位,由于桡骨远端背侧缘与头状骨的撞击而发生腕舟骨骨折

骨折断端间可有清晰的间隙

图2.45　腕舟骨骨折的发生及移位示意

【临床表现与诊断】

伤后腕部肿痛,以腕桡侧及后外侧为重,即应考虑有腕舟骨骨折的可能。检查鼻咽窝部及腕背侧压痛,沿2、3掌骨纵轴轻轻挤压则腕部疼痛,腕背伸及桡偏受限,即可拟诊为舟骨骨折。腕舟状骨正、侧、斜位X线片以确诊。若X线片上未见明显骨折,而临床征象高度怀疑有骨折时,可先按骨折处理。2周后再拍X线片检查,如有骨折,则骨折线可清晰显现。注意勿把先天性双或三舟骨误认为骨折。

【治疗】

一般移位不大,无须整复。若有移位时,则可在用手牵引下使患腕向尺侧屈,以拇指向内按压骨块,即可复位。腕部括以棉垫或纱布衬垫,用经过塑形的4块夹板,置于掌背侧尺桡侧固定。腕背伸25°~30°位,略尺侧倾。夹板下至掌骨颈部,上至前臂中段(图2.46)。固定后,前臂中立位,肘屈90°,悬吊胸前。6~8周,复查骨折是否愈合,若未愈合,则继续固定。固定松动则及时给予调整。固定期间应避免用力握拳及以手撑、扪等动作,肩、肘的活动不必限制。

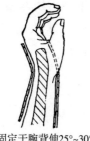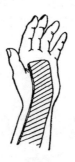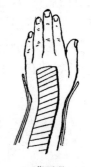

固定于腕背伸25°~30°

侧面观　　　　　　　　掌面观　　　　　　　　背面观

图2.46　腕舟骨骨折小夹板固定法

用药:按骨折三期用药原则处理。可外敷接骨膏。

【预后】

腕舟骨骨折一般都可在 3 个月内获得连接。骨折之愈合与骨折的类型、部位有明显关系。腕舟骨近端骨折愈合差,而腰部与结节部较好。如果骨端出现囊性疏松现象,则为迟延愈合征象;如分离明显,硬化带出现,则为不愈合征象。由于血运差,迟延愈合及不愈合者并非少见。若为迟缓愈合,可在良好固定下,用坎离砂熨法,每日 1 次,一般可在 3 个月内愈合。在治疗过程中,不得随意解除固定。也不应轻易失去治愈信心而放弃闭合治疗方法。少数骨折不愈合者,产生创伤性关节炎严重影响功能者,或骨块产生缺血性坏死者,可考虑手术治疗。

第十四节　掌指骨骨折

手的结构精细、复杂,使手的功能具有高度的灵活性。人的劳动依靠双手,因而手部损伤在临床甚为多见,其中掌指骨骨折在手外伤中占很大比例,直接、间接外力均可造成骨折。处理手部骨折应十分慎重,要求有正确的复位、合理而有效的固定。须掌握不同部位骨折处理特点,方不致造成手的功能障碍。掌指骨骨折的固定,除特殊情况外,一般均应固定在功能位,以便在骨折愈合后,使手的功能得到最大限度恢复。

手的功能位:前臂中立位,腕背伸 25°～30°,微尺侧倾斜(10°),拇指外展,对掌微屈,其余各手指半屈,其纵轴的延伸线交会于舟骨结节,各指的屈度自示指指向小指递增,其外观犹如握一小杯状(图 2.47)。

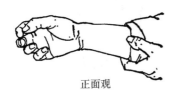 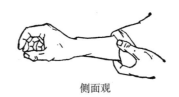

正面观　　　　　　　　侧面观

图 2.47　手的功能位

第一掌骨骨折

【发病】

多为跌倒时拇指触地或外力击于第一掌骨头部而发生,多发生在第一掌骨近端 0.5～1 厘米处。横形骨折之骨折线不通过第一腕掌关节,移位较小,可仅表现为裂纹。有的由于外力过大或肌肉牵拉,折端向后外侧成角,掌骨头部内收前倾。斜形骨折,骨折线通过第一掌骨底之腕掌关节面,骨折线自外下方斜向内上方,骨折多有移位,表现为近端之三角形骨块原位不动,远端向后外侧移位,而致第一掌腕关节脱位,第一掌骨头内收前倾(又称本奈特骨折)(图2.48～①)。儿童则可发生骺离骨折。

【临床表现与诊断】

主要征象是伤后第一掌骨近端疼痛,压痛明显,微肿,局部向后外侧突起;拇指功能丧失,特别是伸展功能明显受限,虎口不能张开。X线片可确定诊断。

【治疗】

新伤骨折若得整复要领,复位较易。整复时,术者一手握患腕,拇指向内前方按压第一掌骨底之突起部,一手牵拉患指,并将第一掌骨头扳向后外侧,使第一掌骨外展略背伸,即可纠正骨折移位及关节脱位(图2.48～②)

复位后,于第一掌骨基底部之后外侧,置一小压垫,胶布条贴住,覆一小棉垫,将一块塑形的小夹板,置于前臂下段桡侧及第一掌骨的后外侧,夹板之成角处正抵在腕关节部,压住小压垫,掌骨头之前内侧亦放一小压垫,用胶布缠绕,将小压垫及夹板固定。保持第一掌骨伸展位(约30°),拇指对掌位,外以绷带包缠(图2.48～③)。

固定后按时复查对位情况。复查时应注意检查固定是否滑移,小压垫是否有效,是否有皮肤压迫征,必要时应重新固定。一般固定4周即可愈合。解除固定后,配合中药烫洗,锻炼拇指功能,早期着重锻炼拇指的背伸与外展。用药原则见第一章。

对不稳定的斜形骨折或粉碎骨折并脱位者,应予以拇指持续外展牵引治疗;极少数畸形愈合者,可楔状切骨;极不稳定者,可考虑切开复位,双钢针内固定治疗。

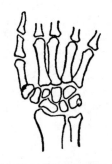

A.断端向后外侧成角,骨折线不超过第一腕掌关节

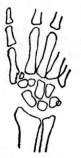

B.骨折远端向后外侧移位伴第一腕掌关节脱位,骨折线超过第一腕掌关节

①第一掌骨基底部骨折移位

图2.48 第一掌骨基底部骨折

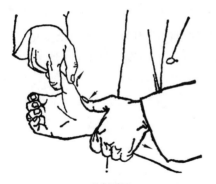
A.整复手法

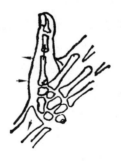
B.复位原理示意

②第一掌骨底骨折整复方法

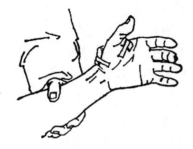
A.小压垫放置部位

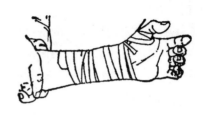
B.拇指伸展夹板固定法

③第一掌骨基底部骨折固定方法

图2.48(续)

第2~5掌骨骨折

【发病】

打击、挤压、扭转外力均可引起掌骨骨折。多发生在掌骨干或掌骨颈部位,掌骨基底部骨折较少见。骨折多为横形、斜形或粉碎型,可为单发或多发。由于肌肉的牵拉或暴力方向不同,不同部位骨折可能有不同的移位。掌骨干骨折断端多向背侧成角,并可有重叠或侧方移位;掌骨颈骨折,远端常向掌侧屈曲,两断端向背侧成角突起(图2.49)。

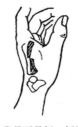
①掌骨干骨折,折端向背侧成角,远端向背侧移位

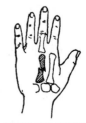
②掌骨干骨折断端侧方移位

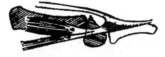
③掌骨颈骨折,掌骨头前倾,折端向背侧成角掌骨骨折移位

图2.49　第2~5掌骨骨折之移位示意

【临床表现与诊断】

伤后局部疼痛,手背肿胀。多发骨折时,肿胀严重,局限性压痛,顺掌骨纵轴轻轻按压则产生剧痛。手指功能丧失,掌骨头部向掌侧塌陷或向上缩进,局部往往很易触到骨折摩擦征。应拍摄正、斜位 X 线片以确诊。

阅片时注意勿把骨骺认为骨折。掌骨骨骺 3 岁左右出现,18 岁与骨干融合,2~5 掌骨骨骺在远端(第一掌骨骨骺在近端)。

【治疗】

一、无移位而稳定的掌骨干骨折

不需整复,可在该掌骨背侧两边加分骨垫,再复以衬垫,掌侧亦复衬垫,掌背侧再盖硬纸壳,用绷带包扎即可(图 2.50 ①~②)。

二、有移位而不稳定型掌骨干单发骨折

须予整复。一助手握前臂,术者一手牵引患指,一手施行手法,提按骨折端,纠正成角畸形,然后,在牵引下夹挤骨间隙,纠正侧方移位(图 2.50~③)。整复后,在掌侧附一塑形铝片或竹片,夹板之弧形使指保持功能位,夹板之弧形弯曲部紧靠于手指、掌及腕部,胶布条或绷带固定;然后将患指背面贴以胶布,将胶布之远端绕过夹板近端贴住;罹患掌骨之背侧两边置分骨垫,复以棉垫,纸壳,再以绷带包缠

(图 2.50 ~④)。及时复查,发现固定松动应调整固定。

三、有移位的掌骨干多发骨折

先将掌侧置一绷带卷(宽 4~5 厘米,粗直径 3~4 厘米),使患手如握杯状握住(手功能位),用胶布条将绷带卷固定,然后用手法依次整复骨折之移位。整复一处,即用胶布条贴在指背侧,向远端牵引粘贴,逐一进行,各指之纵轴线须指向舟骨结节(图 2.50~⑤)。再于背侧置分骨垫,复以棉垫、硬纸壳,绷带包扎。整复包扎完毕后,透视检查 1 次,若复位不佳,可再予纠正。第一周内复查 1~2 次,若骨折甚不稳定,应考虑做髓内针固定。

四、掌骨颈骨折

整复时,在牵引下患指掌指关节掌屈至直角,压近折端向掌侧,同时推近节指骨向背侧,即可使骨折复位(图 2.50~⑥)。整复后,用直角竹片或铝片置于骨折之背侧固定(图 2.50~⑦)。

有移位的掌骨骨折,经复位固定后,应避免患指活动,直至骨折连接,一般需 4~6 周。解除固定后,中药烫洗,逐步加强手指的功能锻炼活动。应主动活动,不得以被动扳拉法纠正暂时的关节活动受限。

五、辨证用药

按骨折三期用药原则处理。

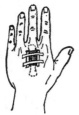

①分骨垫放置法

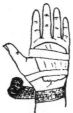

A.掌面　　　　　　　B.背面

②纸壳固定法，纸壳的放置与包扎

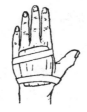

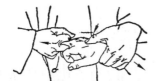

A.纠正折端之前后移位　　　　B.纠正骨折端之内外方移位

③掌骨干骨折整复方法

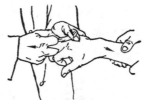

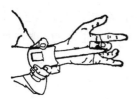

A.钩形夹板放置法　　　B.患指胶布粘贴牵引　　　C.包扎固定外形（侧位观）

④掌骨干骨折钩形夹板加胶布牵引固定法

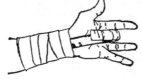

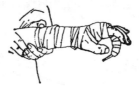

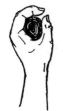

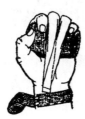

A.绷带卷握法　　　B.胶布牵引包扎法　　　　A.整复手法　　　　B.用力方向及作用示意

⑤握绷带卷胶布牵引固定法　　　　　⑥掌骨颈骨折整复方法

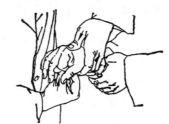

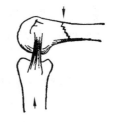

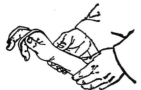

A.直角小夹板放置法　　　　　B.包扎固定外形

⑦

图2.50　掌骨骨折整复固定法

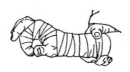

指骨骨折

【发病与诊断】

指骨骨折多由直接外力引起（如砸、挤等），故常见开放性骨折。粉碎骨折及横形骨折多见。

骨折后局部均有疼痛、肿胀、压痛与指的功能障碍。有明显移位时，可出现成角或侧突畸形。末节指骨底背侧撕脱骨折时可出现"锤状"畸形（图2.51）。

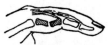

①近节指骨骨折断端向掌侧成角

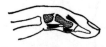

②中节指骨近段骨折断端向背侧成角

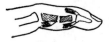

③中节指骨中段骨折断端向掌侧成角

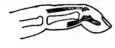

④末节指骨底背侧撕脱骨折、"锤状指"

图2.51 不同部位骨折之移位示意

【治疗】

一、近节及中节指骨骨折无移位者，可用窄绷带绕指松松缠绕数周，用两片瓦形硬纸壳扣于掌背侧或内外侧，胶布缠贴固定。固定范围不超过上下指间关节（图2.52～①）。固定3～5周即可愈合。

二、近节、中节骨折有移位者，先予整复。一手捏住指末节牵引，一手拇、示二指对捏，纠正骨折移位。然后如上法以瓦形硬纸壳不超关节固定。唯硬纸壳之放置法须据骨折移位倾向而定：掌背侧移位者，前后放置；尺桡侧移位者，内外放置。固定4～6周即可愈合。

三、末节指骨横形骨折，瓦形纸壳固定时，需固定远侧指间关节，并将纸壳以胶布牢牢贴住，不使向远侧滑动。然后，将一小方压垫置于指端，用1厘米宽的胶布条绕过指端，拉紧两端贴在纸壳上，以使游离的远端骨折片与近折端紧靠，方不致发生迟延愈合（图2.52～②）。固定松动后，则重新固定，直至骨折愈合。一般均需4～6周。

四、末节指骨基底背侧撕脱骨折，可将一直角小竹板或铝制片放于指的掌面，胶布贴住，使近侧指间关节屈90°，远侧指间关节过伸位，以使骨折对位。骨折处压一小方垫，再扣以瓦形纸壳，胶布固定（图2.52～③）。绷带包缠，直至骨折愈合。

五、开放性骨折，首先应正确处理软组织损伤。待伤口愈合后，再依法治疗骨折。

指骨骨折，尽量不做内固定，以免引起指间关节强直和感染。

处理掌指骨骨折时，为恢复手的最大功能，下列不妥做法应当避免：①将手指伸直固定在一长的小夹板上；②将全手平铺于一较宽的木板上固定；③将手指伸直位持续牵引；④固定时，指的纵轴线方向不是指向腕舟骨结节部位，而是与前臂纵轴平行，或指绕其纵轴旋转。指的旋转移位及轴线方向改变可严重影响手功能；⑤将患指与其余手指不加区别地一并固定在一起；⑥轻率地将指骨截除（特别是拇、示、中指）；⑦固定时间过长，未早期锻炼活动。

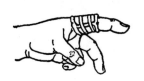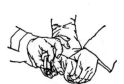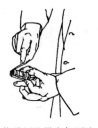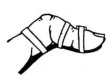

　　　　　　　　　　A.瓦形纸壳放置法　　B.指端压垫纵向加压法

①不超关节的局部硬纸壳固定法　　②超关节纸壳加纵向挤压固定法　　③末节指骨背侧撕脱骨折固定法

图2.52　指骨骨折固定法

第三章　躯干部骨折

第一节　肋骨骨折

肋骨为弯曲形扁骨,12对肋骨与胸椎、胸骨联合组成一环状结构,形成胸廓。进行呼吸运动与保护胸腔内脏器官为其主要功能。1~3肋较粗短且有肩胛骨与锁骨的保护,11、12肋前端游离,富有弹性,故不易骨折。5~9肋为骨折好发部位。骨折发生于老年者多见,其次为壮年。青少年及儿童,由于肋软骨成分多,胸廓弹性很大,对外力有相当的缓冲作用,故一般外力很少导致肋骨骨折。

【发病】

直接暴力(如拳击、碰撞等)作用于肋骨某部,该部肋骨被迫向胸廓内陷下而折断,造成折端向内塌陷(图3.1~①)。此类骨折易伤及胸膜或肺脏。若胸廓受到对挤外力(如前后挤压),则可在环状结构的边缘部位、屈曲度最大处,肋骨被迫向外弯突,发生断裂,折端向外突起(图3.1~②)。

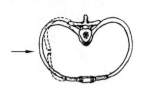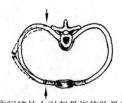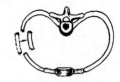

①直接外力引起骨折使肋骨塌陷　②间接外力引起骨折使肋骨外突　③肋骨多段骨折形成浮动胸壁

图3.1　肋骨骨折机理示意

肋骨骨折多为闭合性,断骨可为一根或数根。一根肋骨一处断裂为单骨折,两处以上断裂为双骨折或称多段骨折。无论一根或数根肋骨的多段骨折,均可造成肋骨断段的游离,形成浮动胸壁(图3.1~③),产生反常呼吸运动。即吸气时胸廓扩张,而浮动胸壁反而下陷;呼气时胸廓回缩,而浮动胸壁反而膨出,使肺的通气功能障碍,对呼吸和循环产生严重影响。骨折端刺破肺脏可产生严重的气胸血胸,刺破胸膜可出现皮下气肿。

肋骨骨折,最易伤肺气,产生肺气郁闭不宣、肃降失常的症状。气伤及血,可产生痰中带血或咯血。尚可伤及肝胆经脉,产生血瘀气滞症状。

【临床表现与诊断】

伤后局部剧痛,呼吸、咳嗽、喷嚏均使疼痛加重,上身不敢转侧。数根肋骨骨折,局部可有明显肿胀和大片瘀斑,局限性压痛(须逐一循摸肋骨),局部有凹陷或突起。移位之骨折端可很易触知,以手按伤处,令患者咳嗽,可察觉到骨摩擦征。用双手在远离伤处对挤胸廓(双合诊),则在伤处产生剧痛。

严重损伤,必须首先注意检查有无休克,有无呼吸困难与缺氧,是否有浮动胸壁的反常呼吸运动。一般肋骨骨折易伤肺气,肺气郁闭不宣、肃降失常,可出现胸闷烦乱、咳嗽不畅、痰多难咯等症。伤肺络可有少量咯血或痰中带血。有皮下气肿时,可触到捻发征;皮下气肿严重时,可蔓延到上背部及颈部。

X线检查甚为必要。除检查骨折的部位、根数外,更重要的是检查有无肺与胸膜的合并症及其程度。需注意,相对X线透视或拍片而言,有时临床体征检查对确定有无肋骨骨折更具决定性。

【治疗】

一、急症处理

遇有严重胸壁损伤患者,出现气胸、血胸、休克、胸壁反常呼吸运动等紧急情况,必须中西医结合,迅速抢救。闭合性气胸,应即刻于患侧第二肋间锁骨中线穿刺抽气。张力性气胸及血胸,应行闭式引流(图3.2)。对浮动胸壁,先用局部压垫包扎法临时处理,然后做肋骨持续牵引或手术内固定。

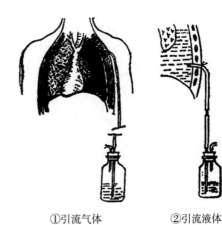

①引流气体　　②引流液体

图3.2 张力性气胸、血胸闭式引流示意

二、一般肋骨骨折的整复与固定

(一)整复方法　有移位之骨折,尽量争取复位。患者仰卧位(勿枕枕头)或坐位,一助手用双手平按于患者上腹部,令患者用力吸气,至最大限度,用力咳嗽;在咳的同时,助手用力按腹,术者下按突起之骨折端,即可对位。若为凹陷骨折,则在咳嗽的同时,术者双手对挤患部两侧,使陷下者复起(图3.3～①)。

(二)固定方法　复位后,外敷活血膏,然后覆以硬纸壳,胶布贴于胸壁,再用多头带或宽绷带包扎(图3.3～②)。敷药膏者可3～5日更换,然后固定。目前市售"肋骨带",有绞丝扣,应用较方便。一般固定后3周即可解除。

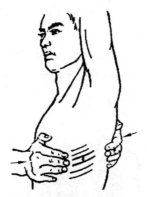

①肋骨凹陷骨折对挤整复法

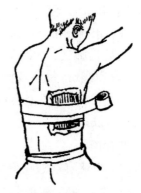

②肋骨骨折纸壳、绷带固定法

图 3.3　肋骨骨折整复固定法

三、辨证用药

初期,活血化瘀、行气止痛,内服理气活血汤加减。伤肺气者,可加桔梗、杏仁、贝母、瓜蒌、苏子;伤肺络咯血者,加三七、白芨、仙鹤草、藕节等。中期服接骨丹。内脏尚有不调者,对症处理。

四、练功活动

整复固定后,一般均应下地自由活动。重伤员需卧床者,可取头高足低斜卧位,并锻炼腹式呼吸运动,症状减轻即应下地自由活动。

【预后】

肋骨骨折,固定 4 周左右,均可获得连接,一般预后良好。肺部胸膜之损伤与早期并发症,若初期处理得当,亦很少有后遗症。

第二节　胸腰椎压缩性骨折

正常脊柱有颈、胸、腰、骶 4 个生理弯曲,以保持躯干的平衡运动,缓冲震荡和直立负重。脊柱的胸腰段,是胸、腰 2 个弯曲的转折点,又是活动较少的胸椎与活动较多的腰椎的交界区,活动范围较广,因而成为胸、腰椎压缩骨折的好发部位。脊髓下端与第一腰椎椎体下缘平,再向下则是马尾神经,胸、腰椎某些压缩骨折的严重性,即在于合并脊髓或马尾神经损伤。

【发病】

胸、腰椎的压缩性骨折,临床并不少见,是由于间接外力使脊柱胸、腰段过度前屈对椎体产生挤压而引起。如从高处坠下时,臀部或双足着地,上身过度屈曲;弯腰工作时,上背部突然遭受外力的重压或冲击,脊柱骤然过度前屈,均可发生。骨折部位多发生在 T10～L2 之间的椎体,尤以 T12～L1 为多见。受伤椎体可为 1 个或 2～3 个,这与受伤时的姿势和外力的性质有关。上下相邻椎体向后成角的夹挤力,使受累椎体前部被压扁成楔状,甚至被压碎。强大的外力可在压碎椎体的同时,导致合并棘上、棘间韧带断裂,或关节突骨折,或造成脊椎脱位(图3.4)。骨折、脱位是造成脊髓、神经压迫或损伤的主要原因。

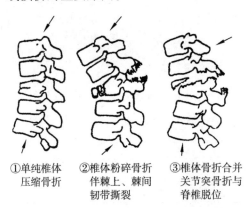

①单纯椎体 ②椎体粉碎骨折 ③椎体骨折合并
压缩骨折 伴棘上、棘间 关节突骨折与
 韧带撕裂 脊椎脱位

图3.4 胸腰椎压缩骨折的发病类型示意

胸腰椎压缩骨折,有时伴有其他骨折,如跟骨、骨盆骨折等。即使是单纯压缩骨折,亦是一严重损伤,可出现不同程度的全身症状,如晕厥、肠胃气滞和气血瘀阻等症。骨折脱位损伤脊髓神经则产生损伤节段以下的截瘫。

【临床表现与诊断】

有典型的外伤史,伤后腰背疼痛,不能坐立,即应考虑胸腰椎骨折的可能。然后做详细检查,检查时,最好不要搬动病人,如需搬动,应使其头、背、腰、臀、下肢在一条直线上滚动,或数人平抬搬动,不得使脊柱前屈或扭转。骨折后局部有后突畸形、压痛,可据此大体确定是哪一节脊椎受伤。局部可有肿胀,韧带撕裂时肿胀明显,棘突间隙可增宽。

仔细检查有无合并其他部位骨折(四肢、骨盆),并系统检查是否合并脊髓神经损伤。主要靠检查受伤脊髓节段以下的感觉、肌张力、肌力、生理反射、病理反射以及询问大小便的情况来判断,如有脊髓神经伤,则表现出不同程度、相应平面神经损害的体征。

胸腰椎压缩骨折,最易出现气滞血瘀症状,如纳呆、脘闷、腹胀、腹痛、恶心呕吐、二便不通、心烦、失眠、周身不适等。

拍摄胸腰椎正侧位 X 线片,确定骨折部位、压缩程度、有无后关节突骨折和椎体脱位等,对诊断与治疗都有重要意义。疑有脊髓神经损伤者,应做 CT 或 MRI 检查。

【治疗】

应强调指出,胸腰椎压缩性骨折或脱位的急救处理,甚为重要,因其直接影响疗效及预后。在现场急救中,对可疑胸腰椎压缩骨折或脱位者,应迅速了解有无休克、合并症的存在,及时应用止痛剂,并立即护送就近医院检查治疗。在搬运时,应使用硬质担架,保持脊柱轴线稳定,平抬平放,禁止任何弯腰动作。

一、单纯胸腰椎压缩骨折

(一)整复与固定 即使是较轻之椎体压缩,亦应予以整复。先给予镇痛剂,患者俯卧于硬板床上,两上助手将一宽布带

（可用床单）绕背部穿过两腋下向上牵拉，两下助手分别握两踝部向下牵拉，徐徐用力，牵引3~5分钟。术者立于床边，将一宽布带绕患者腰骶部，布带两端由腹股沟穿越，一手抓牢向上提起，一手按于受伤椎体后突之棘突部位，令两下助手在牵拉基础上将下肢上提，与术者配合，使患者脊柱胸腰段呈高度过伸位，同时按压后突之棘突，即可纠正畸形（图3.5~①）。压缩之椎体可由前纵韧带和纤维环的紧张而被拉开，恢复原形或基本恢复原形（图3.5~②）。

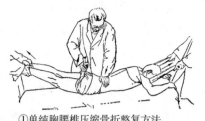
①单纯胸腰椎压缩骨折整复方法

用力方向

骨折已复位

②整复用力方向及其作用示意

图3.5　单纯胸腰椎压缩骨折的整复法

整复后，将患者保持脊柱过伸位翻转为仰卧，卧于带漏洞的硬板床上，肛门部正对漏洞，以便处理大小便；伤处垫以适宜软枕，头部放平或枕一低枕（图3.6~①）。

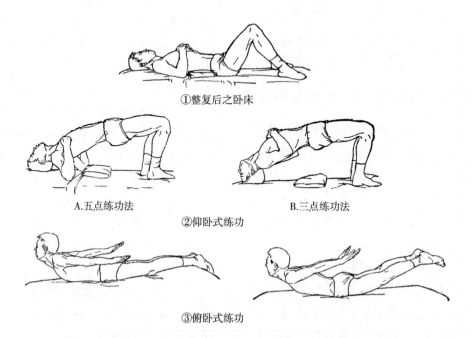
①整复后之卧床

A.五点练功法　　　B.三点练功法

②仰卧式练功

③俯卧式练功

图3.6　胸腰椎压缩骨折整复后之卧床与练功方法

（二）复位后处理与练功活动 复位后1~2周内，应严格卧床，不得乱动。为预防褥疮的发生，可每隔2~4小时被动翻身1次，翻动时，须保持脊柱过伸并防止扭转，只可侧卧，不得俯卧。骨突易受压迫部位，先给予按摩，半小时后再转为仰卧。2周后即可做仰卧拱桥式练功活动，1日数次。4周后，即可在"腰围"保护下下地活动。应避免向前弯腰动作，腰背锻炼改为俯卧式（图3.6②~③）。6~8周后，可逐步进行脊柱活动的全面锻炼。

老年性骨质疏松症的患者，很小的外力即可发生腰椎压缩性骨折，如平地摔跌臀部着地，弯腰搬提重物，甚至弯腰将小孩抱起，剧烈咳嗽等都可发生。骨折多在T11~L1,2，椎体压缩呈楔状，一般无脊髓神经损伤症状。此类伤者，不宜手法整复，可用"仰卧垫枕疗法"治疗，即仰卧硬板床，伤椎后突处垫软枕，厚度可据病人耐受程度逐渐增加。卧床4~6周后，佩戴腰围下地活动。

（三）辨证用药 早期用药，主要在调理内伤。肠胃气滞者，内服顺气活血汤加减；气滞血瘀腑气不通者，用大成汤加减；便结难下者，可用芒硝9克、蜂蜜30克冲服，或服蓖麻油30毫升，必要时灌肠。中期服接骨丹。末期可服舒筋活络药物，如伸筋胶囊之类。体虚者服壮骨强筋汤。

二、骨折脱位但无脊髓神经损伤者

此种类型的处理，与单纯压缩骨折大致相同，唯整复时，先在水平位大力牵引，并将脊椎后突畸形按压纠正，用力徐缓，切忌使用暴力。然后再使脊柱过伸，仰卧休养，如此可使骨折部位稳定，避免伤及脊髓神经。翻身时更应特别注意，勿使脊柱扭转。练功活动的时间宜稍晚，下地活动的时间宜推迟1~2周。下地时，最好能佩戴简易的腰背支具（如工字板）（图3.7），以加强伤处的稳定，卧床练功时卸下，至骨折愈合腰部肌肉相当有力时，即可不用。亦可订制钢架背心，保护脊柱。

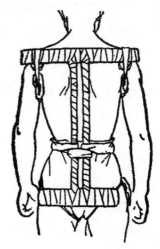

腰背"工"形板配戴法

图3.7 腰背"工"形板固定

骨折脱位较重，手法整复困难者，可用骨盆带牵引。骨盆带用厚帆布或人造革做成，内衬以棉花、软布或海绵，两端钉有数条布带或链扣。牵引时如穿短围裙一样，将骨盆带围于臀部，前方扣牢，两侧钉有袢带，以系重量。市售有"骨盆牵引带"，可选用。牵引重量应视伤员体质肌肉发育情况而定，一般每侧可用10~15千克。将床尾垫高以作反牵引（图3.8）。

最好每1~2天X线拍片1次,观察复位情况,已复位,则减轻牵引重量,每侧可用5~7千克,维持4~6周,去牵引逐步锻炼腰背肌。其他处理与上同。

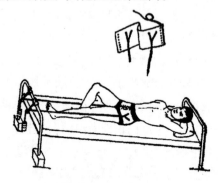

图3.8 骨盆带牵引法

用药方面,晚期肌肉软弱、筋骨不健者,可服壮骨强筋汤。

三、截瘫之中西医疗法

为战胜脊柱损伤合并截瘫,使患者伤而不残或残而不废,应采取中西医结合治疗,可分别采用复位、手术、练功、中药、针灸、理疗、按摩、精心护理及功能重建等综合疗法,积极治疗骨折、截瘫,预防并治疗其并发症。

(一)手术治疗 有下列情况之一,应手术治疗:①开放性脊髓损伤;②关节突交锁经手法复位不成功;③椎管内或椎间孔有碎骨片;④伤后不全截瘫有进行性加重;⑤马尾神经损伤;⑥X线片上无明显脱位存在,经过治疗观察短时间不见好转,脑脊液动力学试验有梗阻;⑦陈旧性脊柱骨折脱位并低位截瘫,经CT或MRI检查仍有脊髓受压。

(二)中药治疗 祖国医学认为损伤性截瘫是伤及督脉,督脉为诸阳经之会,督伤络阻,气血逆乱,因而四肢不能活动。临床上,应分期辨证用药。

1.早期(3个月以内者) 多属督脉损伤,血瘀气滞,经络阻滞。宜活血化瘀,通经活络,疏通督脉。用化瘀丸、复元活血汤加减,或服七厘散、三七伤药片等。

2.中期 弛缓性瘫痪者,多属脾肾阳虚,督伤络阻,阳气不能煦达,温补脾肾,用强脊汤加减;痉挛性瘫痪者,多属肝肾阴虚,血虚风动,滋补肝肾,养血舒筋,用三虫散或通痹丸。

3.晚期 元气耗伤者,多属久病不愈,耗伤气血。宜补肾益元,用大补元煎为主,辨证选方。

(三)针灸治疗 首选督脉穴,疏通督脉。一般用夹脊穴、督脉选穴和足太阳膀胱经腧穴,还可在受伤平面上下1~2个椎体附近的穴位取穴。

华佗夹脊穴:选用损伤平面上下1~2个椎体旁的穴位。

督脉选穴:腰俞、命门、阳关。

足太阳膀胱经选穴:肾俞、大肠俞、次髎、环跳、殷门、委中、承山、昆仑、涌泉。

(四)褥疮的防治 截瘫发生后,在其截瘫平面以下神经麻痹,感觉、运动、二便括约肌功能丧失。其所属皮肤的神经营养障碍,血循环障碍,局部组织受压可形成褥疮。褥疮最易发生在截瘫后1周内,最常见的部位是骶部、大粗隆、足跟部、踝部等,绝大多数是由于护理欠妥所引起。褥疮给截瘫病人带来极大危害,甚至可因衰竭或败血症而死亡,应重视该并发症的预防。

1. 临床分度

1度——皮肤红肿或出现水疱,未破溃,去除压迫不能恢复。

2度——表皮下水疱或糜烂。

3度——皮肤、皮下组织坏死,形成干痂或溃疡。

4度——溃疡深达肌肉层、深筋膜、骨,韧带组织发生坏死,合并骨与关节感染。

2. 预防

提高护理质量,做到定人、定时、定方法,保持皮肤清洁干燥,按时用温水擦澡,用50%酒精涂擦;便后要用温水洗肛及会阴。床铺被褥要柔软、干燥、平坦,适当加用气圈、棉垫。要做到勤翻身。

3. 治疗

(1)全身治疗 祖国医学认为褥疮的发生是由于局部受压,气血瘀滞,生热酿毒;血瘀肉腐,日久破溃;经久不愈,热毒伤阴伤阳,气血双亏。宜补益气血,好转时宜用生肌收口法,可服托里消毒散、八珍汤等。

为了纠正低蛋白、贫血,应加强高蛋白营养,给予维生素药物,必要时输血、血浆或水解蛋白等。

(2)局部治疗 首先去除发生褥疮的原因,按褥疮病变的程度分别予以治疗。

1度——局部热敷、按摩。红外线治疗仪照射,每日2次,每次10分钟,灯头距伤口30~60厘米。艾条灸疗伤口周围,每日2次,每次10分钟,灸条距伤口6~10厘米。

2度——红外线治疗仪照射,每日2次,每次20~30分钟。也可用地榆粉蜜调外敷,或用大黄粉、血竭粉各等分,蜜调外敷。

3度——可酌情采用以下方法。

①干性坏死之焦痂及坏死组织。应及早彻底清除,控制感染,使肉芽组织早日生长,尤其对深部坏死者,每日换药2次,双氧水洗涤,解毒洗方煎水湿敷。拔毒消炎,去腐生肌,用解毒膏外敷。

②坏死组织剪除或用药脱落后。改用消炎、生肌药物,外敷生肌膏。

③肉芽生长期。创面干净,有颗粒状肉芽增生明显者,可择期选用植皮手术。

4度——应手术清除坏死组织,解毒膏、生肌膏外敷。

(五)泌尿系感染的防治 胸腰椎压缩性骨折脱位病人,合并膀胱功能丧失较多见,必须处理好。

一般主张处于脊髓休克期,需10~15天短期留置导尿管,以后每隔4小时间歇性排尿1次,以训练排尿。每周更换尿管1次,拔除尿管前将尿排净,拔除尿管后休息4~5小时,再于严格无菌下插入尿管。如不用导尿管,可在针刺配合下,以轻手法按摩抵压膀胱区,并令患者屏气和收缩腹壁肌肉,训练排尿。此法虽然应用时较困难,但可以避免继发感染。

发生继发感染时,可中西医结合治疗。

中药治疗:感染初期,多属下焦湿热,

宜清热利湿,方用扁蓄、瞿麦各9克,木通6克,车前子12克,盐柏、山栀子各6克,双花12克,甘草梢、竹叶各6克,水煎服。慢性期,多属脾肾阳虚,气化无权,宜温补脾肾,方用黄芪12克,党参9克,淮山药18克,枸杞12克,菟丝子30克,云苓15克,巴戟天12克,益智仁15克,水煎服。

(六)功能重建　对于经中西医结合治疗后,截瘫仍不能完全恢复者,应在骨折愈合后,开始功能重建。以上带下,以好带废,可以增进食欲,减少残尿,增强心肺功能,预防各种并发症,扩大生活自理范围。

锻炼的方法,可以循序渐进,先由床上进行,保持各关节活动及肌肉按摩。骨折稳定后,行背肌锻炼,练臂力,训练穿鞋、穿袜、穿裤等;使用简而易用的支架、尿袋、护膝板、长廊式双杠、立式4轮车及双拐、行走支架等。在医护人员的鼓励和帮助下,提倡刻苦锻炼,但要注意避免意外损伤。

【预后】

无脊髓神经损伤的胸腰椎压缩骨折,经治疗一般预后良好。少数损伤重者,可遗留慢性腰背痛,但只要坚持用药与锻炼,对一般劳动无多大影响。

有脊髓损伤者的疗效,随损伤程度而定,完全性截瘫,目前仍无有效治疗方法。

第三节　腰椎椎弓骨折

【发病】

腰椎椎弓骨折,较常见的是椎弓峡部断裂,为腰椎伸直性损伤。多发生于青壮年,可见于建筑工人、运动员、杂技演员等。大都发生在第5腰椎,其次是第4腰椎。从高处坠跌,臀部着地,上身后仰,腰过伸位;或仰跌,下腰部被硌于高突的硬物上,上一节腰椎的下关节突猛烈撞挤下一节腰椎的椎弓峡部而发生断裂。椎弓峡部多为双侧断裂,椎体可向前方脱位,脱位不超过3～5毫米。如合并有前纵韧带裂伤或关节突骨折,则椎体前移较大,可产生马尾神经损伤。

【临床表现与诊断】

有明确的外伤史。伤后下腰部疼痛较重,不能坐立及行走,不能转身。相应棘突有叩压痛,深腹诊可触及前移之椎体并有明显压痛。有神经损伤者可有马鞍区麻木症状。一般都有胃肠气滞,膀胱功能紊乱,大便不通,小便涩滞等症。拍腰椎正、侧、斜位X线片,峡部断裂可见骨折线,骨折线多为横形或小斜形。注意观察椎体是否前移及移位程度。骨折线须与腰椎滑脱之峡部不连相鉴别:前者断端边缘不整齐,骨密度一致;后者断线整齐,密度增高,呈所谓"狗颈戴项圈"征,或断线密度减低,裂隙较大,椎体前移亦较大。

【治疗】

无腰椎移位者,无须整复。有移位者可给予手法整复。

手法整复:嘱患者排空二便,仰卧硬板床,屈髋屈膝各90°。一助手一臂挎伤者两腘窝部,另一手握双踝上方。术者立于床边,用双手2、3、4指深按伤者少腹部,触至前移之椎体,施用按压手法,同时示意助手用力上提患者臀部。双方配合协同动作,提按2~3次结束。患者仰卧,用一棉垫将臀部垫高,使腰呈屈曲位。

对体型肥胖、少腹部触不到伤椎者,复位效果较差者,以及单纯峡部裂而无椎体脱位者,可用骨盆牵引带牵引。卧床6~8周,可去牵引,佩戴腰围下地活动。逐步锻炼腰部功能,注意勿过早做腰过伸运动。

药物治疗与腰椎压缩骨折同。

【预后】

无椎体脱位或骨折复位良好者,6~8周可获得骨折愈合。有马尾神经损伤者,可在2~3月内恢复。若复位不良,常可留下慢性腰痛症。对椎体前移较大(超过3~5毫米),整复不成功或合并有关节突骨折或神经损伤较重者,应尽早手术治疗。

第四节　骨盆骨折

正常人的骨盆,是由骶尾骨、髂骨、坐骨、耻骨连结成的如漏斗状环形结构。骨盆环的后面有骶髂关节连结两侧髂骨与骶骨,前面有耻骨联合连结两耻骨。骨盆担负上身的重量并传达到下肢。盆腔内有膀胱、尿道、直肠、女性生殖器及大血管神经等重要组织器官。严重的骨盆骨折,除影响其负重功能外,常可伤及内部脏器或血管神经,这是骨盆骨折的主要危险。

【发病与分类】

骨盆骨折较四肢骨折少见,大都由强大的外力引起,如从高坠落、车辆碾轧、碰撞、重物倒塌砸压、机械顶挤等。个别也可因筋肉的强力牵拉而发生。

骨盆骨折的严重程度,取决于骨盆环的破坏程度及是否伴有盆腔内脏、血管、神经的损伤。在临床上可将骨盆骨折分为三大类。

一、骨盆边缘骨折

这类骨折不影响骨盆环的完整,病情较轻。常见的有髂前上棘、髂前下棘、坐骨结节骨折,尾骨骨折。

当缝匠肌强力收缩时,可将其附着处髂前上棘撕脱;股直肌猛力收缩可撕脱髂前下棘;腘绳肌(半腱、半膜、股二头肌)强力收缩可将坐骨结节撕裂。这类骨折多见于体育运动员,如踢足球用力过猛、短跑起跑、跳跃等运动,骨折块多有不同程度的分离移位。尾骨骨折则多由于摔跌发生,跌倒时,尾骶部着地,外力直接撞及尾骶部,轻者仅尾骨有裂纹,重者远端骨块向前移位,或为尾骶关节向前脱位(图3.9~①)。

二、骨盆环无移位骨折

这类骨折影响到骨盆环,但未完全失去连接,基本保持环状结构的完整,如一侧耻骨支或坐骨支单独骨折、髂骨翼骨折、骶骨骨折(图3.9～②)。这类骨折虽多由直接外力引起,但外力都较小,骨折仅表现为裂纹,断处即使有轻度移位,也甚稳定,预后良好。

三、骨盆环移位骨折

这类骨折都由强大的外力引起,多为挤压伤。由于骨折的移位或骨折伴关节错位,而致骨盆环的完整性破坏,不但导致严重的功能障碍,而且常常伤及盆腔内脏器或血管神经,产生严重后果。

常见的骨折有下列几种:①一侧耻骨与坐骨支骨折伴耻骨联合分离;②双侧耻骨与坐骨支骨折;③髂骨骨折伴耻骨联合分离;④耻骨与坐骨支骨折伴骶髂关节错位;⑤耻骨联合分离并骶髂关节错位。

上述骨折的共同点是折下的骨块为骨盆环的一段,处于游离状态,移位较大而不稳定(图3.9～③)。

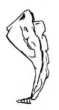 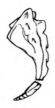 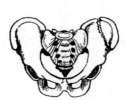 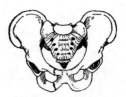

A.尾骨骨折　　B.尾骶部骨折　　A.髂骨翼骨折　　B.一侧坐骨与耻骨裂纹骨折

①骨盆边缘骨折　　　　　　②骨盆环无移位骨折

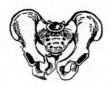 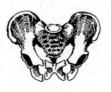 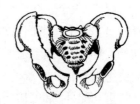

A.一侧耻骨与坐骨支骨折伴　　B.双侧耻骨与坐骨支骨折　　C.髂骨骨折伴耻骨联合分离
耻骨联合分离

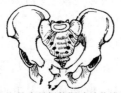 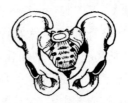

D.耻骨与坐骨支骨折伴骶髂关节错位　　　　E.耻骨联合分离并骶髂关节错位

③

图3.9　骨盆骨折的类型

【临床表现与诊断】

一、骨盆骨折都有明确的外伤史

除骨盆边缘骨折外，凡遇有骨盆部遭受严重外力的患者，都应做详细检查，以免漏诊。

二、注意全身情况和严重并发症

多数骨盆骨折，特别是有移位的骨盆骨折，系严重损伤，由于精神恐惧，剧烈疼痛，常可发生晕厥或虚脱。即使尾骨骨折也常见有虚脱，应检查是否有休克表现。严重并发症多见于有移位的骨盆骨折，这类病人常出现早期休克征象，必须详细检查，严密观察。骨折的大量失血或血管损伤大量失血，是休克继续发展的主要原因。膀胱、直肠、尿道的损伤除了出血之外，尿液外渗和肠内容物外溢都是加重休克的主要因素。测量血压并观察血压变化；检查下肢远端之动脉搏动，大动脉损伤时搏动消失；检查会阴部有无血肿、瘀斑，尿道外口有无渗血；检查少腹是否有压痛或反跳痛，腹肌是否紧张，是否有移动性浊音；肛诊是否带血；检查下肢运动与感觉，以判断有无神经损伤。询问腹痛、排尿、排便情况，以判断是否存在内脏血管损伤。尚须询问骨折后气滞血瘀、内脏功能紊乱的一般症状，以辨证施治。

三、骨折的检查

（一）触诊　仔细触摸，寻找确切的压痛点，按顺序分别触按髂骨嵴、髂前上下棘、耻骨联合、耻骨支、坐骨结节、尾骶部、骶髂关节，骨折或错位的部位压痛都很敏锐。髂前上下棘及坐骨结节的撕脱骨折，常可触到骨摩擦征及活动的骨块。

骨盆环的移位骨折，多可触到骨折线及凹凸的骨折端。耻骨联合分离者可触知其间隙增宽并有压痛，或上下前后方向的错位。尾骨骨折脱位可触到假活动，纵向挤压痛，肛诊可触知向前移位前尾骨，并可触知骨折线。

（二）骨盆分离、对挤试验　用两手掌按于髂前上棘部向两侧按压，则对骨盆环产生分离的力量，耻骨联合、骶髂关节如有疼痛，表明有分离或错位，骨盆环断裂处可有疼痛。用两手掌按于髂骨翼外侧，相对向内挤压髂骨翼，则对骨盆环产生挤压力，骨折或错位处即有疼痛（图3.10）。

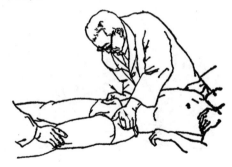

①骨盆对挤试验

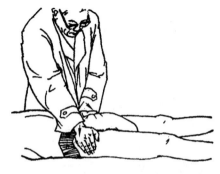

②骨盆分离试验

图3.10　骨盆对挤分离试验

（三）量诊 测量时，令患者仰卧躺正，两下肢平放于对称位。交叉量法：用软尺测量肩峰至对侧髂前上棘之间的距离，两侧对比，变短的一侧必为骶髂关节错位，或耻骨联合分离，或伴骨折远端向上移位。髂前上棘有骨折而向下移位，则患侧变长（图3.11）。

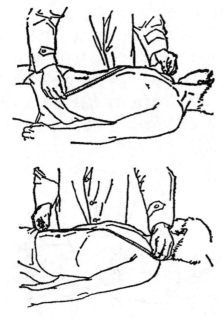

图3.11 骨盆骨折的量诊

（四）抬腿试验 令患者缓缓将下肢平抬，首先看下肢肌肉的主动收缩活动，判断有无神经损伤。如肌力良好，而下肢不能平抬并且局部痛重，则提示骨盆环有两处断裂或骶髂关节、耻骨联合错位。若仅局部疼痛而下肢尚能抬起，则证明骨盆环尚完整，或仅有一处裂缝骨折，而未影响骨盆的稳定性。

（五）X线检查 拍摄全骨盆的正位片，包括两侧髋关节。先观察骨盆环的曲线是否异常，再逐一观察构成骨盆的各部分有无骨折及骨折移位情况，观察耻骨联合及骶髂关节有无错位。疑有尾骨骨折时应拍摄尾骶部侧位片，以观察骨折脱位程度。

【治疗】

一、急症处理

对骨盆损伤患者，特别是重伤员，应首先处理全身情况，抓紧时机组织抢救，以保证生命安全。对休克病人，要判明主要原因，属内脏破裂者，应尽速手术。如有大血管损伤亦应早期手术。但临床所见不少休克病人并非由于以上两种原因，而是因骨折严重，折端大量出血所致。这类病人应以尽速大量输血为主；有条件可口服独参汤、参附汤或冲服三七粉，其他止血药也可应用；也可用参附注射剂。

二、辨证用药

较重之骨盆骨折除上述急症外，一般都有不同程度的全身症状。常见者有肠胃气滞、腹胀纳呆，甚则腹胀腹痛、呕吐、二便不通，可选用顺气活血汤或大成汤加减。祛瘀破气之药如大黄、土元、虻虫、五灵脂、穿山甲、枳实、厚朴、槟榔、降香、芒硝等，不应惧其猛峻而不敢应用，只要辨证准确，用之甚效。再如瘀血发热，周身酸楚不适等气滞血瘀症状，骨盆骨折亦常见，均应辨证立法，处方选药。早期伤气血的症状消除后，再按一般骨折分期用药原则处理。

三、骨折处理

（一）骨盆边缘骨折

髂前上下棘骨折，骨块有移位时应予

以整复。患者仰卧,患侧膝下垫高,使髋、膝关节半屈位,或将伤肢放置屈膝直脚架上,术者用捏挤按压法将骨块推向原位,局部加以棉垫,用多头带(或绷带)包扎固定(图3.12~①)。3~4周去固定,开始锻炼功能活动,4~5周即可痊愈。

坐骨结节骨折,使患者侧卧,保持髋伸直膝屈曲位休养,以使腘绳肌放松,骨折移位大时可按压复位,一般不需特殊处理。3~4周即可痊愈。

尾骨骨折脱位,整复时患者侧卧,屈髋屈膝,术者右手戴手套,示指伸入肛内,扳住向前移位之尾骨下端,拇指在外按住骶骨下端,两指同时用力扳按,即可复位。复位后可外敷接骨膏,无特殊固定法。侧卧位休养,坐位时臀下垫气圈,一般3~4周即可连接,预后良好。少数患者即使骨折牢固愈合而伤处仍有较重疼痛,成尾痛症,可内服三元丹,外敷活血膏,如用药物治疗不能解除其顽固疼痛时,可切除尾骨。

(二)骨盆环无移位骨折

这类骨折骨块都无明显移位,骨盆环虽有裂缝,但尚保持其完整而较稳定。如髂骨翼骨折、耻骨支或坐骨支单独骨折、骶骨裂纹骨折,一般无须整复。可在局部外敷活血膏,用多头带或弹力绷带包扎固定,卧床休养。3~4周即可逐步锻炼活动,一般6周即可基本恢复,预后良好。

(三)骨盆环移位骨折

1.双侧耻骨与坐骨支骨折 此骨折致骨盆环的前方中间段游离,由于腹肌的牵拉往往向上向后移位。整复时患者仰卧,屈髋使腹肌放松,术者用双手手指扣住耻骨联合部,将骨块向前下方扳提,触摸耻骨联合之两边骨折端平整时,即已复位。整复后,术者用两手对挤髂骨部,助手用多头带包扎固定或用骨盆兜带将骨盆兜住,吊于牵引床的纵杆上(图3.12~②)。4~6周去固定,开始逐步锻炼活动,直至恢复。

2.一侧耻骨与坐骨支骨折伴耻骨联合分离 整复方法与上同。触摸耻骨联合处整齐无间隙即已复位,固定法同上。

3.髂骨骨折伴耻骨联合分离 伤处骨块连同伤侧下肢多向外上方移位,并有轻度外旋。整复时,患者仰卧,上助手把住腋窝向上牵引,下助手握患肢踝部向下牵引,牵引过程中调正下肢力线。术者立于患侧,一手扳住健侧髂骨翼部,一手按住向上移位之骨块往前下方推压,触摸耻骨联合部平正无间隙,即已复位。整复后用多头带包扎固定。为防骨折再移位,可配合伤侧下肢皮牵引,将床尾垫高(图3.12~③)。2~3周去固定,3周后去牵引,逐步锻炼活动,预后较好。

4.耻骨与坐骨支骨折伴同侧骶髂关节错位 伤侧骨块连同下肢常向上移位并有外旋,因骶髂关节错位而不稳定。整复方法:患者仰卧,上下助手按上述"髂骨骨折伴耻骨联合分离"之整复法牵引调线。术者立于患侧,向下推按髂骨翼,测量两侧髂骨嵴最高点在同一水平时,再以对挤手法,挤压两髂骨翼及两髋部,触摸骨折处无凹凸畸形,即已复位。用多头带包扎固定,并用伤侧下肢皮牵引,垫高床尾。4～6周去牵引,逐步锻炼活动。该骨折脱位如复位不良,可遗留骶髂关节疼痛。疼痛严重影响功能时,应考虑骶髂关节融合术。

5.耻骨联合分离并一侧骶髂关节错位 整复方法同3。该损伤甚不稳定,须用骨盆兜带悬吊于牵引床纵杆上,并将两侧牵引绳左右连在一起,以加大向中心对挤的力量(图3.12～④)。5～6周去固定,逐步锻炼活动。如整复后不能维持稳定,可在患侧做股骨髁上骨牵引,同时健侧做伸直位固定,并使足抵住床尾,以与患侧起反牵引作用,2～3周内使骶髂关节复位。

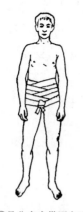

①骨盆多头带固定法

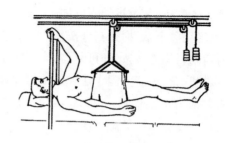

②骨盆兜带悬吊固定法

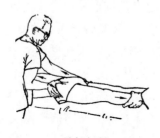

A.整复方法

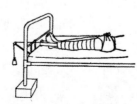

B.多头带固定加患肢皮牵引

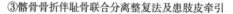

③髂骨骨折伴耻骨联合分离整复法及患肢皮牵引

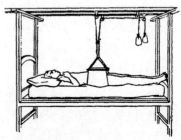

④耻骨联合分离伴骶髂关节错位, 骨盆兜带悬吊固定法

图3.12 骨盆骨折的整复固定法

第四章　下肢骨折

第一节　股骨颈骨折

股骨上端股骨头与转子间的一段为股骨颈,股骨颈与股骨干的夹角,正常成人为125°～130°,大于130°为髋外翻,小于125°为髋内翻。股骨颈向前有10°左右的前倾角(图4.1～①)。股骨颈大部分在髋关节的关节囊内,故血液供应甚差,是骨折愈合困难的内在因素之一。股骨颈较细,负重量大,加之老年人骨质疏松,故该骨折是老年人的多发病。

【发病】

股骨颈骨折,多见于50～70岁的老年女性,偶发于壮年与青少年。骨折为间接外力引起。滑跌时兼有扭转伤力最易发生;坐位突然直立行走,或站立劳动时骨盆突然扭转也可发生。伤时往往自己感到有断裂响声,继而跌倒不能站立。跌倒时臀部或大粗隆部着地,也是该骨折常见原因。壮年与青少年之骨折,多由强大暴力引起,如从高处坠跌等。

股骨颈骨折的两断端,可为螺旋形、斜形、横形或互相嵌插。骨折的部位可在头下部、中央部、基底部(基底部在囊外,颈中、头下部在囊内)(图4.1～②)。根据骨折发生机理的不同,可分外展、内收两型。股外展受伤者为外展型,骨折多在基底部或中央部,干颈角变大,断端移位较小或有嵌插。股内收受伤者为内收型,骨折多在中央部和头下部,干颈角变小,断端移位均较大(图4.1～③)。骨折线的倾斜角(股骨干纵轴的垂线与骨折线的夹角)与断端的稳定性有密切关系,倾斜角越大,则断端所受剪力越大,断端的稳定性就越差。一般认为该角小于30°者较稳定,若大于30°～50°则不稳定,70°者则骨折更不稳定(图4.1～④)。

股骨颈骨折患者,由于年迈体弱,或兼沉疴宿疾,损伤后常常引起周身气血循行紊乱和脏腑功能失调,或因外邪乘虚而入,产生并发症。

【临床表现与诊断】

老年人摔跌或扭转性外伤后,胯部疼痛,不敢站立及走路,即应考虑股骨颈骨折之可能。有移位的骨折可有如下典型表现:胯部深在性疼痛,髋关节活动则疼痛加重,有时放射至大腿内侧及膝部,按压大粗隆胯内疼痛,腹股沟中点部位压痛,伤肢远端震痛明显,局部无明显肿胀,伤肢不能平抬,不能站立。膝关节处于微屈状态,股略内收,下肢外旋畸形(外旋40°~50°),较健侧短2~3厘米(量髂前上棘与内踝间距离),股骨大粗隆上移,骨传导音改变(听筒置于耻骨联合,叩击内踝)(图4.1~⑤)。

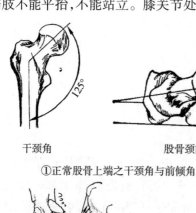

干颈角　　　　　　　股骨颈前倾角

①正常股骨上端之干颈角与前倾角

②股骨颈骨折常发部位 (头下部 中央部 基底部)

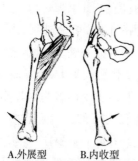

A.外展型　B.内收型
③外展、内收型骨折
及其移位示意

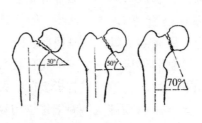

④骨折线的倾斜角与骨折稳定性的关系
倾斜角越大则骨折断端越不稳定

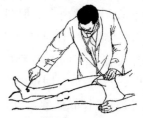

⑤股骨颈骨折、骨传
导音检查法

图4.1　股骨颈骨折的常发部位及分型诊断

　　无移位的外展嵌入骨折症状则不典型,局部疼痛轻,有时还能勉强行走。下肢可轻度外展位而使患侧变长约1厘米,拍摄正侧位X线片可确诊。注意观察骨折类型和移位程度。

　　骨折后全身症状,常见者有如下几种:肠胃气机郁滞,出现纳呆、脘腹胀满、痞痛、大便不通、苔厚腻等;肺气不宣,痰浊内阻,症见咳嗽、喘、胸满、痰声漉漉、苔腻,多见于素有痰饮患者;营卫阻遏,可见瘀血发热、周身酸痛不适、转侧难卧、胸中烦乱等症。其他还可见少腹胀痛,小便不利,心烦失眠等。素有宿疾者,往往症状加重。

【治疗】

　　一、裂纹骨折及无移位外展嵌入骨折均较稳定,无须复位。可用长夹板(上至腋下7~8肋间,下至足底水平)附在伤肢外侧,使伤肢外展20°位,绷带包扎固定。4~6周解除,在床上练习关节活动。6~8周下地,逐步锻炼负重。

二、有移位的内收型骨折

(一)闭合整复外固定 该型骨折,均不稳定,可先采用闭合复位外固定法(年龄过大,身体虚弱,及有严重宿疾患者,不宜用此法)。其操作方法如下:

先给予镇痛剂。患者仰卧床上,上助手两手插在患者两腋下把住,下助手握健侧下肢,上下助手稍加用力,使患者身体维持牵伸位,中助手固定骨盆,术者立于患侧,一手握伤肢踝部,另一臂伸于腘下,肘窝对腘窝,伤髋半屈位,膝屈90°位,术者用力上挎,并可稍稍晃动,在用力向上挎、提的基础上,将伤肢内旋拉直,并外展20°~30°,即可复位(图4.2~①)。若已复位,则两下肢等长或略长于健侧(最好X线拍片),由另一助手将伤肢把持住,保持复位后状态,术者即施用叩击手法,即以掌根(或足跟)在伤肢大粗隆部位,顺股骨颈纵轴线方向用力撞击5~10下(撞击时,骨盆对侧应有人抵住),折端即可嵌插(此时亦应X线拍片观察,嵌插不理想时,可再撞击几下)(图4.2~②)。术毕,用石膏夹板超关节固定法固定,患肢外展30°内旋位。石膏夹板固定范围,外侧板上至腋下6、7肋间,下端绕足底再到内踝上方约10厘米处,前侧夹板上至肋缘,下至小腿中段。固定时,将外侧夹板绑扎好后,再附前侧板,以绷带包缠。骨突起部位,均须加棉垫或棉花(图4.2~③)。

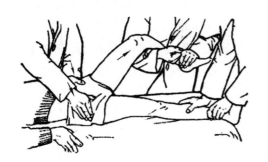 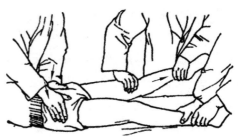

A.髋半屈位拔伸　　　　　　　　　B.内旋、拉直、外展

①股骨颈内收型骨折闭合整复法

图4.2 股骨颈内收型骨折整复固定法

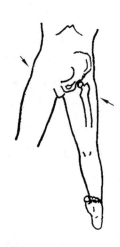

②整复股骨颈骨折叩击手法、用力方向及作用示意

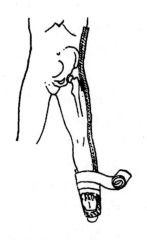

③超关节石膏夹板固定法示意

图4.2(续)

固定8～10周X线拍片复查,若骨已愈合,即解除固定,若未完全愈合,再继续固定3～5周。固定期间,伤肢用护架保护,不使转动。最好卧于带漏洞的木板床上,以便大小便时不必移动病人,臀部垫气圈以防骶尾部受压,需要翻身时,应由数人帮助,以防伤肢内收和外旋活动。

对移位小、较稳定的骨折,可采用经皮穿针内固定法治疗,即用三根克氏针经皮钻入。此法创伤小,拔针方便,痛苦少,但须在透视下进行,穿针要准确。

有移位的股骨颈骨折闭合整复失败者,陈旧性骨折移位或有股骨头缺血坏死者,均应手术治疗。手术方法可据具体情况选择,如三翼钉固定、股骨头假体置换或全髋关节置换等。

(二)练功活动　复位固定后,两上肢及健侧下肢即可在可能的范围内自由活动,不可随便翻身,更不能盘腿坐起。

应鼓励多做深呼吸运动,特别是腹式呼吸运动。患侧趾、踝可做轻度活动,逐步做股四头肌收缩活动。解除固定后,配合中药烫洗,在床上进行伤肢肌肉、关节不负重锻炼,主要为髋、膝关节的屈伸,避免髋内收和外旋。待骨折愈合牢固后方可下地逐步负重活动。如果发现股骨头有变形、塌陷,密度增高等缺血性坏死征象时,要延迟下地负重的时间,应考虑手术治疗。

卧床期间要加强护理,预防肺炎、褥疮、泌尿系感染、局部压疮等并发症。

(三)辨证用药　一般按骨折三期用药原则处理。但该骨折内伤症状往往均较明显,而且常有并发症,因而用药是一项重要的治疗措施,应慎重对待。肠胃气机郁滞者,内服顺气活血汤与大成汤加减。肺气不宣,痰浊内阻者,可用苏子降气汤加减。营卫阻遏者可服复元活血汤,酌加通经活络药。少腹胀、小便不利者，可用蝼蛄2只，捣烂，黄酒冲服。宿疾发作者，应辨证施治。

【预后】

外展嵌入型骨折，预后良好，一般均在2个月内痊愈。内收移位型骨折，闭合或手术治疗恰当者，多数亦能在3~6个月内愈合，基本恢复功能，但由于股骨颈血运差，再加年龄、体质、骨折类型、并发症等因素，少数病人预后欠佳。常见的后遗症有骨不连接，股骨头无菌性坏死，创伤性关节炎，关节粘连僵直，活动受限等。严重的并发症可威胁生命，如中毒性肺炎、泌尿系感染、大面积褥疮感染、败血症、脂肪栓塞等。

第二节　股骨粗隆间骨折

【发病】

股骨粗隆间骨折，系指股骨大小粗隆之间部位的骨折，多见于65~70岁及以上的老年人。老年人该部位骨质较为疏松，易折断。跌倒时大粗隆部着地，或足下滑擦躯干突然扭转均可发生。骨折线通常在粗隆间线部或经过大小粗隆，为大斜形或螺旋形，有的为粉碎骨折。骨折远端向上移位并外旋，骨折近端外展，由此造成严重之髋内翻（图4.3~①）。

【临床表现与诊断】

该骨折与股骨颈骨折表现大致相同。主要鉴别点在于该骨折患者年龄较高，局部压痛表浅，可见肿胀及皮肤瘀斑，可触到骨摩擦征，下肢外旋角度可达90°，短缩可在3厘米以上。X线拍片易于区别。

内伤症状与股骨颈骨折大致相同。

【治疗】

该骨折均宜采用非手术疗法。

整复固定方法：患者仰卧，局部麻醉或给镇痛剂，上助手把住腋窝向上牵引，下助手握患肢踝部向下牵引，牵引过程中调正力线，纠正外旋畸形。术者立于患侧，用一布带绕过大腿上端，一手抓住向外牵拉，一手向下方推按股骨大粗隆上端，即可复位（图4.3~②）。测量两下肢等长（髂前上棘至内踝间距离），即已复位。复位后，大粗隆部置一厚棉垫，下肢外侧衬棉花，附一长夹板，上至7、8肋间，下与足平，髋部塑一角度以保持髋外展30°左右，外用绷带包缠（图4.3~③）。此方法有时不甚稳定，往往在病人活动时患肢即又短缩。故有条件时可在整复后用下肢皮牵引（肌肉发达者，可用胫骨结节骨牵引）治疗。牵引时使髋外展30°，牵引重量4~6千克，患肢两侧置沙袋，以防外旋畸形，垫高床尾以做反牵引（图4.3~④）。

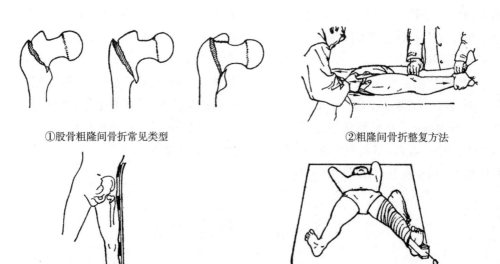

①股骨粗隆间骨折常见类型　　　　②粗隆间骨折整复方法

③外展长夹板固定示意　　　　④患肢外展皮肤牵引法示意

图 4.3　股骨粗隆间骨折

整复固定后 5～6 周骨折可基本连接。解除固定,床上练习关节活动,8 周后下地逐步锻炼负重。但应注意,过早负重有加剧髋内翻的可能,应及时检查。

该骨折之辨证用药与股骨颈骨折相同。

股骨粗隆部血运丰富,骨折愈合较快。虽然年迈,但尚未见骨折不愈合者,有时因固定或牵引治疗不当,可遗留髋内翻畸形和下肢短缩。该骨折预后欠佳者,往往不在骨折本身,而在于易产生的并发症(如肺炎、其他感染等),或宿疾的发作与加重。故在治疗骨折期间,应注意其全身状况,及时防治其他疾病。

第三节　股骨干骨折

股骨干是指股骨小粗隆以下至股骨髁上的一段长管状骨,骨质甚为坚韧,血运丰富。股骨干周围有丰厚的肌肉包绕,因而股骨骨折多由于强大暴力引起,出血较多,折端受肌肉强力牵拉而有较大移位。

【发病】

股骨干骨折甚为多见,多发于小儿与青壮年,老年人则很少发生。直接外力与间接外力都可造成骨折。碰撞、挤压、打击等直接外力所致者,多为横形、斜形、粉碎骨折或一骨双处骨折;跌跤、扭转等间接外力所致者,多为斜形、螺旋形骨折。小儿可为青枝骨折。中段骨折占多数,其次为上段,再次为下段。

骨折断端移位,与骨折部位、肌肉牵拉、外力方向、搬运方法等均有关系,而前两者是骨折典型移位的主要因素。骨折典型移位,即上段骨折时,由于髂腰肌、臀中肌、臀小肌和外旋肌的牵拉,近侧端向前向外移位并外旋,远侧端向内向后向上移位,造成折端重叠和向前外侧成角畸形。中段骨折时,由于内收肌牵拉,远端多向内向上移位,折端可向前外侧成角畸形。下段骨折时,远端往往由于后关节囊及腓肠肌牵拉,向后倾斜移位或向后侧成角,因而有可能压迫其后方的腘动、静脉和腘神经(图4.4)。

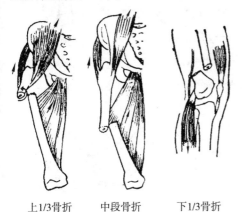

上1/3骨折　　中段骨折　　下1/3骨折

图4.4　股骨干不同部位骨折之典型移位

股骨干骨折有时可伴有同侧髋关节脱位。

股骨干骨折(闭合)往往出血甚多,有导致出血性休克的可能,必须引起注意。

【临床表现与诊断】

股骨干骨折诊断较易。均有明确的外伤史,伤后局部疼痛,明显肿胀,成角畸形(中、上段骨折时,向前、外侧成角;下段骨折有时可向后侧成角)。患肢功能完全丧失,骨摩擦征及假活动往往很易察觉,患肢可缩短。即便是青枝骨折,亦不易误诊。下段骨折时,需注意有无血管、神经的损伤症状。须分清伸直型、屈曲型两种类型:伸直型,骨折线由后下方斜向前上方;屈曲型,骨折线自前下方斜向后上方。X线拍片有助于诊断。上1/3骨折,拍片时最好包括髋关节,以免遗漏髋脱位。如拍片发现股骨上1/3骨折而近断端向后向内移位时,则是伴髋关节后脱位的特征,应拍摄髋关节X线片以确诊。

必须注意因骨折大量出血导致休克的可能性。若局部甚为肿胀,患者面色苍白、口渴、欲吐、冷汗、脉细数,即是休克的早期,不得疏忽,如继续发展,则可出现气随血脱的征象。一般骨折之气滞血瘀症状,亦属常见。

【治疗】

一、防治休克

成人股骨干骨折,特别是直接外力引起者,局部大量内出血可导致休克,应注意密切观察,基本防治措施应中西医结合进行抢救,可煎服独参汤或参附汤,或注射参附液。并可冲服三七粉,每次3克,每日2次。

二、整复与固定

(一)5岁以下的小儿　青枝骨折及

无移位的稳定骨折,无须整复。10°内的向前成角,不足为虑。局部括以棉垫或纱布衬垫,用2块瓦形硬纸壳或5~6块小夹板固定,股外侧再附一木制长夹板,上至肋缘,下与足齐,绷带包缠,以防小儿乱动。固定2~3周解除(图4.5~①)。

有移位的不稳定型骨折,用手法复位、两下肢悬吊皮肤牵引法治疗。方法:局麻,做好皮肤牵引准备后,患儿仰卧,一助手固定骨盆,术者一手握患肢膝及腘窝部,徐徐用力拔伸,另一手施用提按手法,纠正骨折之移位(不必强求解剖对位)(图4.5~②)。然后将胶布贴于下肢内外侧(双腿),胶布超越骨折部2~3厘米,绷带包缠。两下肢垂直悬吊,据患者

体重加牵引重量,以保持臀部离床面10厘米左右为原则(图4.5~③)。牵引期间,时常检查下肢血运。3周即可解除。

(二)6~15岁的儿童 移位骨折,手法复位、皮肤牵引加局部小夹板固定。复位方法与小儿雷同,唯牵引力需稍大。可由一助手使伤侧髋半屈位牵引,术者双手用推按扳提法整复(图4.5~④)。整复后局部括棉垫或纱布衬垫,用5~6块小夹板固定。固定范围须上至股根部,下至膝关节。然后将伤肢行皮牵引,水平位牵引或放于木制屈膝直脚架上或勃朗氏架上,足保持中立位(图4.5~⑤)。牵引重量3~5千克,3~5周去牵引。

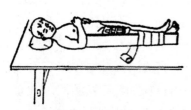

①小儿股骨干骨折单纯夹板固定法

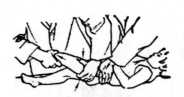

②小儿股骨干骨折整复法

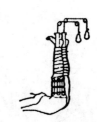

③患肢局部小夹板固定加双下肢悬吊皮牵引

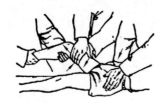

④儿童股骨干骨折整复方法

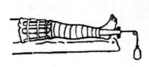

A.患肢水平位皮牵引

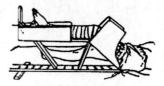

B.屈膝直脚架皮牵引

⑤儿童股骨干骨折局部小夹板固定加患肢皮牵引

图4.5 小儿及儿童股骨干骨折整复固定法

（三）成人 无移位的稳定骨折，可用局部小夹板固定，外附木制长夹板或石膏夹板，或采用小夹板固定加皮肤牵引。将伤肢伸直牵引或放在牵引架上，牵引重量4~6千克即可。

移位之骨折，须予以整复。整复前先做骨牵引，穿针部位应根据骨折部位而定。中、上段骨折，在股骨髁上穿针；下段骨折屈曲型者在股骨髁上穿针，伸直型者在胫骨结节穿针，这样可对骨折端产生挤压作用，以利于骨折复位（图4.6~①）。穿针完毕后整复骨折，整复前先给予有效麻醉。上段骨折，上助手固定骨盆，下助手一手握踝，一肘挎腘窝，屈膝90°，髋半

屈位向上提拉，并使股下段略外旋；股骨中段骨折，患肢伸直位拔伸；股骨下段骨折，患膝屈曲90°拔伸。术者根据不同部位骨折的移位方向，用推、按、扳、提手法，纠正骨折旋转、成角及侧方移位（图4.6~②）。尽量达到良好对位，若感困难，不必勉强，可于骨牵引过程中纠正。整复毕，根据情况放置小压垫，外括棉垫，小夹板6~7块排匀扎缚固定，将患肢放在牵引架上牵引（图4.6~③），牵引重量6~10千克，须防止牵引过重。牵引时间6~8周为宜。牵引过程中经常检查，保持足中立位防止外旋，调整牵引重量，并随时注意调整小夹板固定的效果。

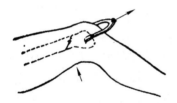
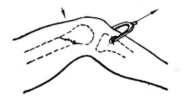

A.屈曲型骨折在股骨髁上穿针　　　　B.伸直型骨折在胫骨结节穿针

①股骨下段不同类型骨折应在不同部位施行骨牵引

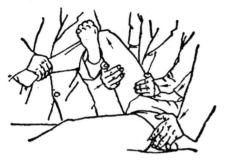
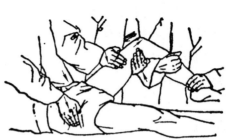

A.股骨上1/3骨折整复法　　　　B.股骨下1/3骨折整复法

②成人股骨干骨折闭合整复法

图4.6 成人股骨干骨折的整复固定

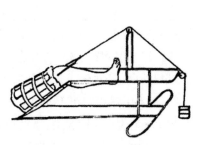
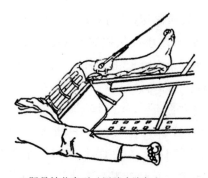

A.股骨髁上牵引（勃朗架）　　　B.胫骨结节牵引（屈膝直脚架）

③成人股骨干骨折局部小夹板固定加骨牵引

图4.6（续）

三、手术复位内固定

小儿很少有手术适应证。成人股骨干新伤骨折，遇下列情况，应考虑手术治疗：①一骨双处骨折，骨块明显移位；②骨折断端夹有软组织，或血管神经受损，或折端背对背移位，闭合整复失败；③多发性骨折，闭合治疗不便处理。

可采用接骨板或髓内针固定法。对不稳定的骨折，采用外固定支架固定，可较好地控制骨折之对位对线，而且可以早日下地活动，但操作比较复杂。术后应加强护理，防针孔感染，以及适时调整断端间隙的变化等。

术后处理：如单钢板内固定，需外加石膏长夹板3～4周，以防弯曲使折端成角。去除石膏后扶双拐下地活动至愈合。勿过早负重以防内固定物弯曲或折断。

四、练功活动

小儿及儿童股骨干骨折，引起关节强直者罕见，即使去除牵引或去固定后活动不灵活，一般都在下地活动后很快恢复。成人则应积极进行肌肉和关节锻炼，否则可由于长时间的牵引与固定，产生膝、踝关节僵硬和肌肉萎缩，影响功能。初期练功，主要练习足趾活动、踝的用力背伸与跖屈。骨折稳定后，牵引者可取半坐位，并以两臂支撑，使下半身连伤肢上下移动，带动牵引重锤一起滑动，这样可锻炼肌力与体力。膝、髋关节也可轻微活动，不会影响骨折的稳定性。逐步达到用健侧下肢支撑，手拉牵引床之横杆，上身呈半立位状态，但伤肢的平抬仍须慎重。晚期去掉牵引（或长夹板）后，即可在局部小夹板保护下，于床上自由活动下肢诸关节1～2周，然后下地活动，逐步练习伤肢持重，并配合烫洗，使膝、踝关节活动范围在短期内达到正常。对骨折有成角畸形趋势者，负重活动需待骨折牢固愈合后，以免因早期负重导致成角畸形出现或加重。

五、辨证用药

按骨折三期用药原则处理。但股骨干骨折，局部瘀血往往较重，因而在初期用药，应加强活血化瘀的力量，可用复元活血汤加三七、刘寄奴、川牛膝煎汤冲服七厘散，或加服化瘀丸。可外敷活血膏（以不妨碍固定为原则）。

【预后】

股骨干骨折，小儿3周，儿童3～5周，成人8～10周，一般都可连接牢固。小儿与儿童股骨干骨折的塑形能力甚强，向前10°以内的成角，2.5厘米以内的重叠，均可在短期内自行矫正。但旋转移位则很难通过塑形矫正，故在固定过程中，应尽量避免伤肢旋转。成人塑形能力较差，上1/3段骨折遗留成角畸形，或重叠2厘米的移位，则可影响功能。由于骨折的部位和肌肉的强力牵拉或治疗不当，成人股骨干骨折畸形愈合者，临床并非少见。固定时间过长，未积极练功，可造成膝或踝关节强直，应在治疗过程中注意防止。

第四节　股骨髁间骨折

【发病】

股骨髁间骨折，临床较为少见，多发于青壮年男性。股骨下端之内外髁膨大，其近侧部为松质骨与坚质骨之临界处。当从高处坠下，足着地或膝着地时，产生股骨下端之坚硬骨皮质向两髁间插入性损伤，发生两髁劈裂骨折；外力小时可仅为裂纹。但这类骨折大都有明显移位，骨折线呈"Y"形或"T"形，两髁分别向内外侧分离移位（图4.7～①）。因骨折线通过股骨髁间凹，故该骨折为关节内骨折，往往形成膝关节的巨大血肿。

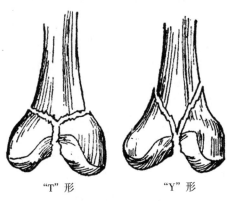

"T"形　　　　"Y"形

①股骨髁间骨折类型　　　②股骨髁间骨折整复方法

图4.7　股骨髁间骨折

【临床表现与诊断】

都有明确的外伤史。伤后膝关节腔内有大量积血,高度膨胀,即应想到有股骨髁间骨折之可能。双髁骨折,沿股骨下段两侧自上而下仔细触摸,常可清楚触及向内外分离移位的骨折块,以手轻轻对捏两髁时,很易查知骨折摩擦征。X线拍片甚为必要,主要观察骨折线的形状和骨块移位程度,注意是否有碎骨片进入关节腔。应注意检查足背动脉和胫后动脉的搏动,因过大的血肿压迫或骨折端的移位,可能伤及腘动脉。

【治疗】

一、整复与固定

(一)无明显移位的裂纹骨折,无须整复,将患肢略抬高,腘部垫以软枕以使膝保持在微屈位,外敷活血膏,局部用瓦形纸壳固定,内外相扣,扎带扎缚。

(二)有移位的骨折,手法整复,小夹板固定加持续牵引。有移位的骨折,必须予以良好复位,并维持良好的对位直至愈合,以减少创伤性关节炎的发生。整复前先在严格无菌下抽吸关节内积血,抽尽后注入普鲁卡因局麻。整复法:患者仰卧,上助手握住股上段,下助手握足及小腿下段,拔伸牵引;术者立于患侧,双手相扣,两手掌根部抱于两髁,相对扣挤,并纠正因腓肠肌之牵拉而产生的两骨块轻度后旋。在施行扣挤法的同时,下助手在用力牵引下,将膝关节于伸直的基础上做几次轻度屈曲动作,有利于骨折块准确对位并趋于稳定(图4.7~②)。整复手法完毕,维持拔伸状态,括以棉垫或纱布衬垫,用

6~7块小夹板固定,内外侧板下端屈成弧形,使之与内外髁之膨隆形状相符,扎带扎缚。然后在小腿贴胶布做皮肤牵引,使伤肢伸直位,腘部垫以薄棉垫,牵引重量3~4千克。若肌肉较发达,皮肤牵引力不足时,可用胫骨结节骨牵引。做完骨牵引术再予以整复,局部小夹板固定。牵引时间4~5周。

整复固定后,应及时行X线检查以了解骨折复位情况。如对位不良时应及时采取纠正措施,无效时即考虑手术治疗。

骨块移位大、经闭合手法整复对位不良,或固定不稳定易再移位者,应手术进行内固定。

二、辨证用药

一般按骨折三期用药原则处理。但该损伤瘀血较重,应加大活血化瘀消肿之药力。有瘀血发热者也属常见,可用清心药加减。局部瘀紫肿硬时,可外敷活血膏。晚期关节粘连重者,可用软坚散结洗方外洗。

三、练功活动

初期锻炼股四头肌的主动舒缩运动,并可活动踝关节。通过肌肉的主动舒缩以改善血运,加速肿胀消退并防止肌肉萎缩。7~10日后,骨折基本稳定时,可轻微屈伸膝关节。牵引的患肢可由别人用手托住腘窝,做托起放下的动作,每日活动数次,以使膝关节产生轻度屈伸运动,可防止关节粘连,并对关节面有"自身模造"作用。骨基本连接后,即可主动锻炼膝屈伸,直至功能恢复正常。内固定患者,可3~4周后去除外固定,中药烫洗,加强功能锻炼。进行负重活动须待骨折

牢固愈合后,一般不少于6~8周。

【预后】

股骨髁部血运丰富,双髁骨折一般6~8周即可愈合牢固。预后好坏决定于骨折的复位,复位越好,疗效越佳。骨折块如复位不良,虽然骨折线不通过负重的关节面,但由于两股骨髁负重关节面失去正常协调的关系,或由于两髁间前方髌股关节面不光滑,晚期可继发创伤性关节炎。骨块移位大,错位连接者,还可造成膝关节畸形(内翻或外翻)。所以,股骨髁间骨折,要求必须准确复位。

如闭合复位不理想时,应果断及时予以手术切开复位,并做内固定,以预防并发症。因关节内手术常导致严重粘连,故虽然骨折块对位满意,但疗效往往不佳,故应强调术后的功能锻炼。

第五节　髌骨骨折

髌骨是在股四头肌腱内的一块大籽骨,股四头肌腱包绕其前而延续为髌韧带,附着于胫骨粗隆。髌骨的背面为光滑的关节软骨面,与股骨下端前面构成髌股关节。膝关节屈伸运动时,髌骨上下滑动于股骨下端髌面上,有加强膝关节的稳定性和力量的作用。髌骨骨骺5岁左右出现,14岁即发育成熟。

【发病】

髌骨骨折多发生于中年人,间接外力引起者占多数,如猛力跳跃、踢球、膝屈曲跌倒等情况。膝半屈位时,股四头肌强力收缩,髌韧带被拉紧,髌骨被挤在股骨髁边缘上,受股骨髁顶挤而折断。这类骨折多为横形,骨折线可在髌骨中部或一端(多在下端)。骨片之移位为分离,上骨折块被股四头肌拉向上,分离大者,骨片之间可有1厘米以上的间隙。直接外力如打击、脚踢、碰撞、跪倒等,也可引起骨折,但少见。这类骨折多为粉碎型或星形,骨折块移位较小(图4.8)。该骨折为关节内骨折,可在膝关节内淤积大量血液,形成关节内大血肿。

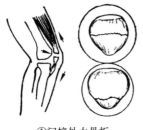

①间接外力骨折

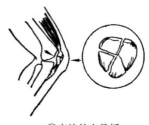

②直接外力骨折

图4.8　髌骨骨折的发生与移位

【临床表现与诊断】

诊断甚易。伤后膝前迅速肿胀,膝关节不能做伸直动作,则应考虑有髌骨骨折。骨折后局部疼痛、压痛、波动、瘀斑。移位的骨折,可很清楚地触知骨折线间隙,并可触知游离骨块。X线拍片可确定骨折类型和骨块移位情况。应常规拍摄正侧位片,必要时加拍髌骨轴位片。

【治疗】

一、整复固定

(一)无移位骨折　骨折仅表现为裂纹,不需整复。可用消毒针管抽吸积血,尽量抽净,用绷带包扎。然后在膝背侧垫厚棉垫,附一与膝等宽的长木板(上至股中段,下至踝上方),绷带包缠,或用石膏托固定。保持膝微屈曲位。

(二)有移位骨折　骨块分离间隙在1厘米之内者,可用手法复位,抱膝圈固定(抱膝圈系用软藤条或软铁丝做成,缠以绷带或布条)。方法:抽吸积血,局麻,膝背侧置长木板,腘窝部垫厚棉垫,以保持膝微屈位;术者一手固定远侧断端,另一手捏住上断端向下推,凑挤远断端;可将两骨块左右错动,以推开夹于折端之间的腱膜;待感觉有粗糙的骨摩擦征后,即将两骨块相对挤住不动;若髌前尚不平滑,可用指按平(图4.9～①)。覆以薄棉垫或纱布衬垫,再扣以较软的盘形纸壳,将抱膝圈放于纸壳表面,压住髌骨,将抱膝圈上的4条带捆于木板上,最后再以绷带包缠。固定后,X线检查复位情况。固定期间,时常检查固定松紧度(图4.9～②),注意抱膝圈的位置是否恰当。

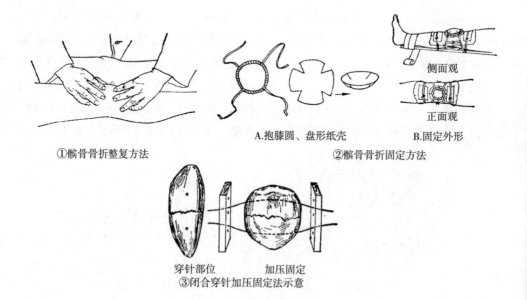

①髌骨骨折整复方法

A.抱膝圆、盘形纸壳　　B.固定外形

侧面观

正面观

②髌骨骨折固定方法

穿针部位　　加压固定

③闭合穿针加压固定法示意

图4.9　髌骨骨折整复固定法

（三）闭合穿针加压固定法

闭合穿针加压固定术适于横形骨折。其方法为皮肤消毒，局麻，在无菌条件下，用骨钻在两骨块上分别钻入2根克氏针，钢针须穿于骨块中央，进针方向须与髌面平行，2根针亦应平行而在同一平面。穿针后整复，骨块对正后，将两针之两端靠拢拉紧，以使两骨块紧密接触而稳定，然后穿入两木块固定之。消毒纱布保护针孔，以防感染，再用长夹板固定膝伸直位（图4.9～③）。此法必须将针穿于骨块之中央而两针在同一平面上，才能取得良好效果。

（四）骨块分离较大、折端嵌夹软组织、手法复位不成功或一端骨块甚小者，宜尽早行髌骨骨折切开复位内固定术，可用钢丝缝合或捆扎。另有"髌骨爪"固定，也可选用。

二、辨证用药

按三期用药原则处理。因该骨折部位表浅，局部瘀血较重，固定前肿胀严重者，可外敷活血膏，待肿胀消减后再整复固定。末期用舒筋通络洗方或软坚散结洗方烫洗。

三、练功活动

初期患肢垫高，练习趾、踝的活动。肿消后即可下地扶拐行走。解除固定后，逐步锻炼股四头肌和膝关节活动。必须循序渐进，在骨折未牢固愈合前，不得做猛烈屈膝动作，以防再次骨折。

【预后】

一般4～6周即可愈合。对位良好者，预后佳，功能良好。如对位不良，尤其是前后错位，关节软骨面不光滑，日后可能继发创伤性关节炎。

第六节　胫腓骨上端骨折

胫骨上端膨大，分内、外两髁，两髁的关节面与股骨下端的内、外髁关节面相对应构成膝关节。胫骨两髁的关节面比较平坦，称为平台。膝关节的稳定性由内外侧半月板及内外侧副韧带、交叉韧带、关节囊来维持。腓骨上端不参与膝关节构成，供韧带和肌肉附着。腓总神经由腓骨颈部绕过，骨折时易伤及。

【发病】

胫腓骨上端骨折多见于成年人，多由间接外力引起。当膝伸直位处于负重状态时，膝关节之韧带拉紧，若突然受到使膝强烈外翻或内翻的暴力（如负重站立时，重物砸于膝部），则由于股骨髁的强力挤压，可致胫骨平台塌陷或劈裂。膝外翻时产生胫骨外髁塌陷骨折，并常伴内侧副韧带撕裂；严重时外髁劈下，向外移位，将腓骨小头顶断，可伤及腓总神经，交叉韧带同时撕裂。膝内翻时则产生胫骨内髁骨折，轻则塌陷，重则完全劈下，并向内向下方移位。若暴力是沿股骨下端垂直压于胫骨两髁（如从高坠跌，站立位着地),则可产生胫骨双髁劈裂骨折或胫骨上端粉碎骨折。胫骨髁骨折的骨折线,往往波及关节面,少数患者骨折线在胫骨髁间(图4.10)。

该骨折为关节内骨折,而且必伴有韧带、关节囊撕裂,并可有半月板损伤,故而会有大量出血进入膝关节腔,发生巨大血肿,使膝关节高度肿胀。

【临床表现与诊断】

受伤史都很明确。伤后膝关节明显肿胀,按之波动,疼痛,功能丧失。往往有明显的畸形(膝内翻或外翻)。很易在胫骨髁部触知骨折线或轻度翘起之骨块边缘。轻轻做膝内外翻试验,可出现膝关节内外侧异常活动。如交叉韧带亦有撕裂,则膝关节很不稳定。拍摄正侧位X线片可确诊。

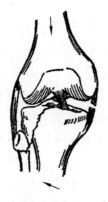

①胫骨外髁塌陷骨折,
腓骨颈骨折伴内侧韧
带撕裂

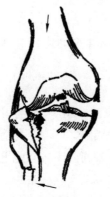

②胫骨外髁劈裂,腓骨
上端骨折伴内侧韧带
及交叉韧带断裂

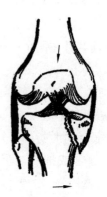

③胫骨内髁塌陷骨折

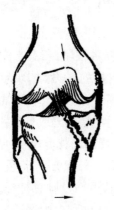

④胫骨内髁塌陷骨折,
骨块分离移位

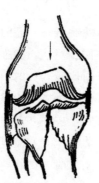
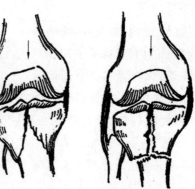

⑤胫骨上端双髁劈裂骨折

图4.10 胫腓骨上端骨折及移位示意

应检查足背动脉搏动情况,以及有无腓总神经损伤征象。损伤时则足下垂,踝不能背伸,趾不能伸,足不能外翻。

全身可出现伤气血的一般症状。

【治疗】

一、无明显移位的骨折

无须整复。可在无菌操作下抽吸关节腔内积血,外敷活血膏,绷带包扎。然后在下肢的外侧放置木制长夹板(上至股骨大粗隆,下至足底),夹板下应置厚棉压垫,以使膝关节保持与损伤机理相反的内翻或外翻位。如外髁骨折,棉压垫放在外踝上方;内髁骨折,棉压垫放在膝外侧。然后以绷带包缠,患肢抬高以利消肿。5～6周解除固定,开始不负重锻炼膝关节活动。

二、有明显移位的骨折

胫骨髁骨折有明显移位,必须予以整复,以最大限度恢复关节面的正常解剖位置,减少后遗症、并发症的产生。以内髁骨折为例说明整复的方法:患者仰卧、局麻,并抽吸积血。上助手握大腿,下助手握踝部,相对拔伸,调正力线。术者立于患侧,一手掌按于膝外侧,一手掌按住内髁骨块,令下助手轻轻将小腿向外摆动,以使膝轻度外翻,内侧关节间隙加大,术者即用力向外上方推按移位之骨块;触摸移位已纠正后,即以两手相扣于胫骨上端,稍用力对挤,并令下助手轻轻屈伸患膝数次,以使关节面塑形(图4.11～①)。然后在内髁部放一平方压垫,贴住,外括大棉垫,两块瓦形硬纸壳扣于内外侧,扎带3条扎缚。再于下肢外侧置长木制夹板固定。绷带包扎前应将一厚棉垫放于膝外侧,以保持膝外翻位,有利骨块稳定(图4.11～②)。外髁骨折整复固定方法与内髁骨折相反。

双髁骨折者,整复时,上下助手相对牵引,术者两手相扣,掌根部置于两髁,用力对挤(图4.11～③),触摸骨块折端平正,即已复位。两髁部置以平方压垫,外括大棉垫,两块瓦形硬纸壳相扣,扎带扎缚。将患肢放平,腘窝部垫小枕,以使膝关节保持微屈位。

有移位之骨折,整复固定后均应行X线观察骨折对位情况。如不理想,应予以重新矫正移位。固定期间应及时调整固定之松紧度,并保持患肢良好的力线。5～6周解除固定,逐步练功活动。

胫骨髁骨折的练功,早期应以锻炼小腿肌肉的舒缩活动为主。解除固定后,在床上做膝关节屈伸运动。如有关节僵硬,可配合中药烫洗。经检查骨折牢固愈合后,方可下地练习负重,若负重过早,仍有造成骨折再移位的可能。该骨折之辨证用药同一般骨折。

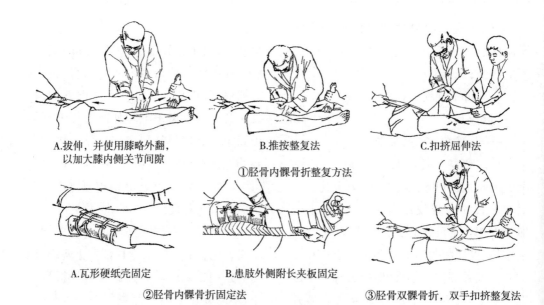

A.拔伸,并使用膝略外翻,
以加大膝内侧关节间隙

B.推按整复法

C.扣挤屈伸法

①胫骨内髁骨折整复方法

A.瓦形硬纸壳固定

B.患肢外侧附长夹板固定

②胫骨内髁骨折固定法

③胫骨双髁骨折,双手扣挤整复法

图4.11　胫腓骨上端骨折整复固定法

三、切开复位内固定

适应证:①单或双髁骨折的骨折片移位严重或有塌陷畸形,用手法治疗不能成功。②单髁骨折合并对侧韧带损伤或同侧半月板破裂。

可用螺丝钉或穿针固定,术后长石膏托板固定3~4周。去石膏后开始活动关节,6~8周后逐渐持重活动。

近来有人用闭合针拨法治疗胫骨平台骨折,即在无菌操作下,局麻,用骨圆针刺入皮下,在X线透视下将移位的骨块拨动,使之复位,然后加用外固定,或拧入一枚螺丝钉固定。此法之成功率难以肯定,如有条件,可以适当选择应用。注意对胫骨外髁骨折,插针时应避免伤及腓总神经。

【预后】

胫骨上端血运丰富,骨折愈合较快,6周左右即可牢固连接。

前已述及,胫骨髁骨折为关节内骨折。关节的负重量甚大,又因骨折往往伴侧副韧带、关节囊、交叉韧带或半月板损伤,而且骨折线往往波及关节面,因此即使骨折对位较好,也常在晚期继发创伤性关节炎。平台粉碎骨折几乎不可避免要产生此难愈之症。如病情严重时,应施以膝关节融合手术。

伴腓骨颈骨折时,可伤及腓总神经。虽多为挫裂伤,但该神经损伤之恢复能力甚差,故应多方耐心治疗。在治疗骨折过程中,外髁部加压垫时,亦应注意防止该神经压迫伤。

第七节　胫腓骨干骨折

胫骨是下肢的承重骨,上粗下细,下1/3较细弱,血运差,故易骨折而愈合慢。腓骨干细长,弹性好,供小腿肌肉附着,不参与负重。胫腓骨间有坚韧的骨间膜,并有胫前动脉通过,故上端骨折后,有时损伤血管。

【发病】

胫腓骨干骨折甚多见,直接与间接外力均可引起。间接外力引起者(如跌跤、扭转等),多为大斜形或螺旋形骨折,往往胫骨下段螺旋而腓骨中上段呈斜形骨折。儿童胫骨单骨折多见,而且多表现为骨膜下或青枝骨折。直接外力引起者(如压轧、挤撞、打击等),骨折多为横形或粉碎型,两骨骨折线在接近同一水平位,很易在胫骨前内侧形成开放性损伤。有时则为多段骨折(图4.12)。腓骨干单骨折几乎均由直接外力引起。

胫骨上段与腓骨中下段有时可见疲劳骨折,可见于长跑运动员、球类运动员或军人。

骨折的移位,决定于外力方向、肌肉牵拉或下肢重力的影响。单骨折时,移位往往较小,双骨折则多有移位。中、下段骨折远端多向外、向背侧移位,断处多向后外侧成角;上段骨折时,近端多向前内侧翘起。骨折之远端因足的重力影响,多向外旋转。疲劳骨折则无移位,表现为局部大量骨痂形成,而骨折线仍清晰可见。

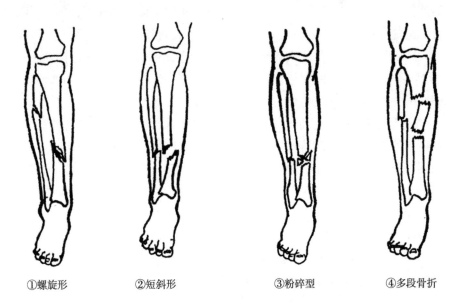

①螺旋形　　②短斜形　　　③粉碎型　　　④多段骨折

图4.12　胫腓骨干骨折常见类型

【临床表现与诊断】

诊断较易,即使是不全骨折,亦不易漏诊。伤后局部疼痛,迅速肿胀,小腿不敢负重,即可拟诊为小腿骨折。若见有成角畸形或骨摩擦征及假关节活动,则可肯定诊断。移位的骨折端就在皮下,往往一触即知。但腓骨单骨折时,除有时可触知骨摩擦征外,无特殊体征,患者尚能走路。疲劳骨折外伤史不明显,可仅有局部持续性疼痛与局限性压痛,或可触及高突之骨痂。X线拍片可明确诊断,注意观察骨折部位、类型与移位情况。拍片时最好包括胫腓之全长,以免漏诊。如发现胫骨下段螺旋骨折,则应检查腓骨上段是否骨折。

注意检查足背动脉搏动情况,判断是否有血管损伤。开放性骨折多在胫骨下段前内侧,皮肤伤口可很小,骨折尖端往往自行还纳导致感染,应予注意。

【治疗】

一、整复与固定

(一)小儿骨膜下骨折及成人无移位骨折 无须整复。局部括以棉垫或纱布衬垫,5块小竹夹板局部外固定即可。小夹板需仔细塑形,置于小腿的前内、外侧,后内、外侧及外侧。勿压迫跟腱,以防足下垂。将小腿抬高,置于木制屈膝直脚架上或勃朗架上,或垫软枕。3~5周解除固定。

(二)有移位的闭合骨折

1. 手法复位与小夹板固定 多数骨折可用此法处理。无论胫骨单骨折或胫腓双骨折,早期复位均无大困难。局麻,仰卧,膝微屈曲。上助手握股下段,下助手握足背及足跟,反向牵引,调正力线,纠正成角、重叠与旋转移位,术者施以推、按、扳、提手法纠正折端之侧方移位,一般均易复位(图4.13~①)。顺胫骨脊及内面循摸检查复位情况。若不能达到解剖对位,也不必勉强,只要纠正了胫骨的成角,旋转及重叠,骨折愈合后不影响功能。如有侧方移位或成角倾向时,可在折端用小压垫或分骨垫协助纠正。须注意胫骨内侧尽量不加压垫,以防压伤皮肤。整复毕,括棉垫或纱布衬垫,小夹板5块排好,扎缚。注意勿使扎带勒及胫骨脊与跟腱(图4.13~②)。若骨折不甚稳定,绑好小夹板后,可在小腿外侧附以10~15厘米宽的木板,上至股中段,下至足底,或将小腿置于屈膝直脚架上。

小腿下段粉碎骨折,可于整复后外敷接骨膏,再用小夹板外固定。固定后,注意检查夹板是否压迫腓总神经。

2. 手法复位,小夹板局部外固定加跟骨牵引 此法用于骨折甚不稳定者。先予以跟骨牵引,穿针后进行整复与小夹板固定,复位与小夹板固定法同上。将伤肢置于屈膝直脚架或勃朗架上(图4.13~③),牵引重量4~6千克,4~6周去除牵引。如骨折未愈合牢固,则继续用夹板外固定,直至骨折愈合,或外用接骨丹外敷,小夹板固定。

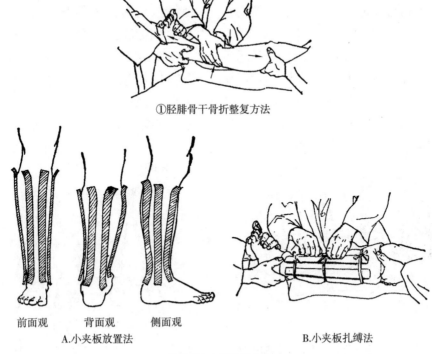

①胫腓骨干骨折整复方法

前面观　背面观　侧面观

A.小夹板放置法　　　　　　　　B.小夹板扎缚法

②局部小夹板外固定法

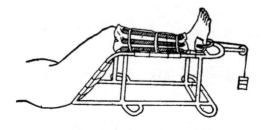

③小夹板局部固定加跟骨牵引

图4.13　胫腓骨干骨折的整复与固定法

（三）开放性骨折的处理　由于胫骨前内侧无丰厚软组织保护,故胫腓骨开放性骨折的发生率甚高。该骨折的创口必须尽速予以闭合,并积极预防感染。遇此骨折应及时彻底清创,术后用跟骨牵引,或在清创时纠正较大移位,以石膏托固定。待伤口愈合后,按闭合骨折处理。伤口已有感染者,首要任务在控制感染,应用抗生素,内服清热解毒的中药,伤口换药,使其尽快愈合。伤肢用石膏托固定,或跟骨牵引。有血管损伤者,应尽速手术治疗。对多段骨折不稳定者,可手术内固定,或用外固定支架固定。

（四）迟缓愈合骨折　迟缓愈合常见

于胫骨下段,多为横形。该处血运差起决定作用,但与固定不良、牵引过度等也有密切关系。遇此情况,应去除牵引,将小夹板仔细塑形,以保证局部获得有效的固定;加敷外用接骨丹,或用坎离砂外熨;配合胫骨纵轴捶击(图4.14),每日1～2次;积极用力锻炼踝的屈伸活动。如此处理,一般都在6～8周内连接。

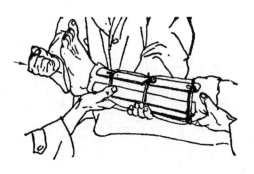

图4.14　胫腓骨干骨折迟愈合纵轴叩击法

(五)疲劳骨折　较少见,无须整复,亦不必要固定。充分休息配合服用接骨药物;用刘寄奴30克、当归30克、川芎30克、透骨草20克、土元20克煎洗,或外敷接骨膏,可很快愈合。

二、辨证用药

一般可按三期用药原则处理。开放性骨折感染者,内服五味消毒饮加赤芍、丹皮、紫草、当归;伤口用解毒膏或生肌膏油纱布换药,直至愈合。

三、练功活动

用小夹板固定与牵引的患肢,初期可练习趾、踝的屈伸活动,上身可坐起活动。

骨折稳定后,可练习股四头肌的舒缩活动,逐步练习膝关节屈伸。去除牵引后即可练习抬腿动作,并可在床上练习负重活动,即用足蹬床尾。体质好的也可带着固定物下地行走。根据情况早期负重,是促进胫腓骨折愈合的措施之一,不应待骨折牢固愈合后,才下地活动(图4.15)。

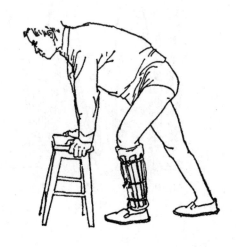

图4.15　胫腓骨干骨折早期负重锻炼示意

【预后】

除胫骨下段横形骨折常见迟延愈合者外,一般的胫腓骨折,均可在4～8周内愈合。只要纠正了胫骨的重叠移位,保持良好的力线不使成角或旋转,一般预后均良好。胫骨轻度侧方移位,腓骨错位愈合,均不影响功能。在固定过程中,需积极练功,防止足下垂。少数骨折,由于治疗不及时,或错误治疗而畸形愈合者,应按"骨折畸形愈合处理"的原则治疗。

第八节　踝部骨折

踝关节由胫腓骨下端与距骨构成。距骨被韧带牢固地稳定在内、外、后三踝所构成的踝穴内。踝关节的主要活动是跖屈与背伸,当屈伸活动时,距骨在踝穴内滑动。当踝背伸时,距骨体前段较宽部分进入踝穴,因而使内外踝的关节面与距骨关节面保持紧密接触,增加关节的稳定性,无内收外展活动;当踝跖屈时,距骨体后段较窄部分进入踝穴,踝关节稳定性较差,可有轻度内收外展活动。故踝关节跖屈时易产生内外翻损伤。

【发病】

踝部骨折,临床甚为常见,多发生于青壮年及老年,儿童则罕见。骨折的发生,大多由间接外力引起,乃内外踝附着的韧带将骨撕脱,或距骨撞挤踝部所致。

踝部骨折有许多类型。按部位分内、外单折,内、外双折,或三踝骨折。按受伤机理分类,实用意义较大,有内翻骨折、外翻骨折、外旋骨折、直压骨折、跖屈骨折、背伸骨折等,但以前三种最多见,余则少见。

内翻骨折:跳跃或从高坠地、奔跑等,足内侧先着地,或内侧踏在高突处,使足突然内翻,外踝可由于外侧韧带的牵掰而被撕脱,骨折块较小,骨折线为横形,向内移位。过大的外力将外踝撕脱后继续作用,距骨强力内翻,其内缘撞挤内踝,可将内踝撞断,骨折线从外下方斜向内上方,骨块向内移位,造成双踝骨折,甚则距骨向内侧半脱位。有时足强力内翻,外侧韧带撕裂,可造成内踝骨折,距骨向内侧半脱位,而外踝则无骨折(图4.16~①)。

外翻骨折:发生机理与内翻骨折相反。单踝骨折先发于内踝,骨折线为横形。双踝骨折时,外踝骨折线为由内下向外上斜形,骨块大,有时骨折线在腓骨下1/3段,骨块向外移位,距骨可向外侧半脱位(图4.16~②)。

外旋骨折:外力使足过度外旋,或足不动而小腿过度内旋,使足外旋加外翻,内踝被撕脱,外踝被距骨前外侧撞折,骨折线可为螺旋形或斜形。外旋加外翻力过大,可造成三踝骨折,距骨可向后半脱位(图4.16~③)。

踝部骨折,多是关节内骨折,而且多有不同程度的韧带撕裂。伤后,局部可有大量积血引起严重肿胀,甚则皮肤起水疱。

直接外力引起的骨折,多为开放性。

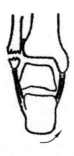 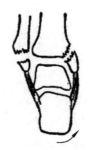 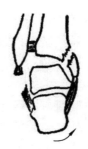

A.外踝单骨折　　　　B.双踝骨折并距骨向内半脱位　　C.内踝骨折，外侧韧带撕裂
　　　　　　　　　　　　　　　　　　　　　　　　　　　　　并距骨向内半脱位

①踝内翻骨折及其移位示意

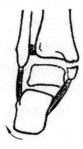 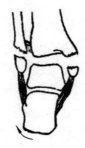 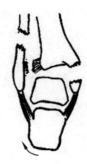

A.内踝骨折　　　　B.双踝骨折并距骨向外半脱位　　C.内踝及腓骨下1/3
　　　　　　　　　　　　　　　　　　　　　　　　　　骨折，胫腓联合
　　　　　　　　　　　　　　　　　　　　　　　　　　韧带撕裂，距骨向
　　　　　　　　　　　　　　　　　　　　　　　　　　外半脱位

②踝外翻骨折及其移位示意

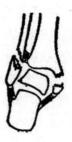 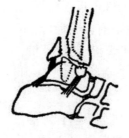

A.双踝骨折　　　　　　B.三踝骨折，距骨向后半脱位
③踝外旋骨折及其移位

图4.16　踝部骨折之类型

【临床表现与诊断】

伤后踝部迅速肿胀,严重时可起水疱,广泛瘀斑,剧痛,活动功能丧失,踝部可明确触知骨摩擦征。从体征可初步判断骨折类型:①内翻骨折,足内翻畸形,很易触到向内移位之内踝;②外翻骨折时,足外翻畸形,内踝部略凹陷,外踝骨折部位在踝尖上方;外旋骨折时,足外翻畸形并有外旋。X线拍片,应包括小腿下1/3段,主要确定骨折类型和移位程度。全身可见气血不足体征。

【治疗】

一、闭合手法整复与固定

踝部骨折,复位要求甚高,应尽量达到解剖对位。不同的类型需用不同的复位方法。

(一)内翻骨折整复法　局麻、侧卧,患肢在上。上助手握小腿上段并固定,术者立于患肢远端,两手分别扳住足背与足跟上缘,两拇指顶住外踝,两示、中指扣住内踝,先向远侧拔拉,在此基础上,将踝外翻,整复骨块之移位(图4.17～①)。然后使足取中立位,一手握足前部,一手握住两踝骨,将足被动背伸与跖屈数次,骨折复位即稳定,并使距骨恢复正常位置。同时,借屈伸活动使距骨对踝穴起模造作用,以恢复关节面原有形状。

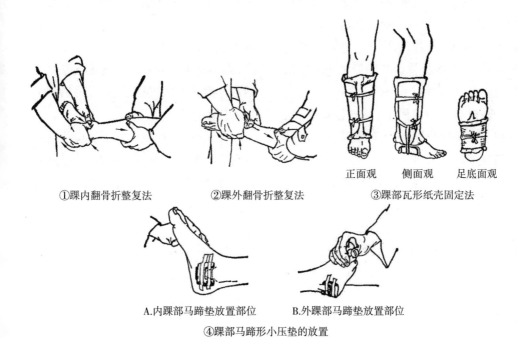

①踝内翻骨折整复法　　　②踝外翻骨折整复法

正面观　　侧面观　　足底面观
③踝部瓦形纸壳固定法

A.内踝部马蹄垫放置部位　　B.外踝部马蹄垫放置部位
④踝部马蹄形小压垫的放置

图4.17　踝部骨折整复固定法

（二）外翻骨折 患者侧卧,患肢在下。术者手的放置与内翻骨折相反,两拇指顶内踝,示、中指扣扳外踝,将足内翻,使骨折复位(图4.17～②)。其余方法与内翻骨折同。

（三）外旋骨折 复位法与外翻骨折大致相同,所不同者,将踝扳向内翻时,同时使足内旋,即可复位。

整复后,施以摩捋手法,并检查踝部外形和骨折对位的情况,然后固定。

固定:将踝部包以棉垫,采用瓦形硬纸壳超关节固定法,即将两块硬纸壳剪成上宽下窄,屈成瓦形,两块内外相扣,下端与足底平,上至小腿下1/3段,两条扎带扎缚。先扎上面一条,然后在足底部垫小棉垫,覆一小块纸壳,用一窄绷带压住纸壳,往上拉紧,再扎缚踝上方的第二道扎带,将绷带两端扎住。将绷带之两端反回抽紧,于足底打结(图4.17～③)。最后以绷带包缠。如此固定,两踝被压住,足在中立位,限制了足的内外翻移动。踝关节仍可做轻度屈伸活动,有利于骨折的对位。固定后X线复查,若不理想可及时调整。

若骨折块有向内外或前后移位倾向时,可在踝稍下方放置马蹄形小压垫,以助纠正(图4.17～④)。固定6～8周,可获连接。

固定期间,需及时调整固定松紧度。将患肢抬高,下面垫软枕。去固定后用舒筋通络洗方外洗,防止粘连。

二、手术切开复位内固定

踝部骨折绝大多数用闭合疗法可以治愈,且有良好效果。遇下列情况需手术切开复位内固定:①外旋型。内踝撕裂,骨折端间夹有软组织,整复不良;②内翻型。内踝骨块较大,超过胫骨下关节面1/2以上;③后踝骨折波及胫骨下关节面1/3以上,且有距骨后脱位;④双踝骨折合并下胫腓关节分离。

三、练功活动

固定后,即可锻炼趾的活动,并逐渐进行踝关节伸、屈活动。禁止做重复受伤机理的活动。膝的活动不受限制。骨折基本连接后(固定3～4周),即可解除固定,在不负重的情况下,积极锻炼踝关节活动。骨折牢固连接后,再锻炼负重。

【预后】

预后好坏,取决于骨折复位的精确程度及损伤程度。解剖对位者,一般预后良好。如骨折有移位,关节面破坏严重,则踝穴关节面不适于距骨的运动,最终导致创伤性关节炎。

内踝横形骨折,有时产生愈合迟延或不愈合现象,经手术治疗一般均能愈合。

第九节　足部骨折

足骨有跗骨 7 块,跖骨 5 块,趾骨 14 块,由韧带连结起来,形成坚强的拱桥状结构——足弓,以实现其负重、步行、缓冲震荡的功能。足弓有内、外两个纵弓和一个横弓,距骨为足弓之顶。跟骨结节,第

一、第五跖骨头为足弓的三个主要着力点(图 4.18)。这些部分的骨折最易影响足的功能,处理足部骨折的首要任务之一,就是维护足弓的完整性。

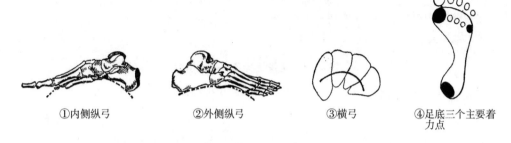

①内侧纵弓　　②外侧纵弓　　③横弓　　④足底三个主要着力点

图 4.18　正常足弓

距骨骨折

距骨是足的主要承重骨之一,分头、颈、体三部分,与胫骨下端、内外踝、跟骨上面、舟骨互相构成关节,所以距骨表面大部分是关节软骨。由于从胫距关节和距跟骨间韧带所供的血运有限,所以血运较差。距骨体前宽后窄,位于踝穴内。当足跖屈时,距骨后端进入踝穴,距骨头向跖侧旋转,由于胫腓联合韧带的弹性而使踝穴变窄,踝关节稳定性差。当足背伸时,距骨体前部进入踝穴,距骨旋后,踝穴变宽(踝穴活动度为 1.5~2.6 毫米),踝关节较稳定。

【发病】

因强大的外力方能导致骨折,故距骨骨折临床较少见。骨折的好发部位在距骨颈,其次为距骨后缘。距骨颈部较细,当外力致踝过度背伸时,胫骨下端锐利之前缘像凿子一样,冲击于距骨颈部,挤于胫骨与跟骨之间,将其撞断,成为前后两段。如从高坠下,前足踩于高突处,而致足过度背伸可发生此骨折。骨折前段一般移位较小,而后段则多向后移位。外力强大时,两骨块分离可非常严重,产生距下关节脱位,前段骨块连同跟、舟骨向前移位,后段骨块向后移位并向前旋转,以至脱出踝穴,多见移到踝穴内后方。这种

骨折必伴有周围韧带撕裂,引起踝部及足的严重肿胀和瘀斑。距骨后缘骨折由足跖屈受伤引起,足过度跖屈时,跟骨向后上方挤压而将距骨后缘突出部撞断,该骨折损伤较轻,骨块多无移位(图4.19)。

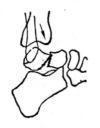 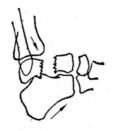 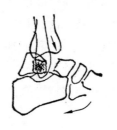 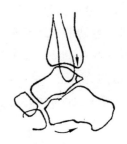

①足过伸,胫骨下端前缘将距骨撞断　②距骨颈骨折,距骨头连同跟骨及前足部一起向前脱位　③距骨颈骨折,距骨体脱出踝穴并有旋转移位　④足跖屈距骨体后缘骨折

图4.19　距骨骨折及其移位示意

【临床表现与诊断】

(一)距骨后突骨折　伤后踝后方跟腱两侧微肿,压痛,踝跖屈时痛重。侧位X线片可见距骨后突部有一个三角形小骨块。注意此骨块应与距骨后三角副骨相鉴别:三角副骨与距骨体联系紧密,骨边缘较光滑,且为对称性,故必要时可拍摄对侧X线片做对照。

(二)距骨颈骨折　有强大外力损伤史,伤后踝部明显肿痛,即应想到距骨骨折之可能。踝屈伸活动明显受限。距骨头前移可使踝前方突出,触摸高突不平。距骨体后脱位时,可在踝后内侧有突出畸形,并可触到突出之骨块。严重时,皮肤被骨块撑胀得非常紧张,全足可向前移位。X线拍片确定诊断,应观察骨块分离程度和骨折面的方向,以判明骨块旋转方向以及关节脱位的程度。

【治疗】

(一)距骨后突骨折　移位不大,无须整复。向后上方移位较大时,可使足背伸位,用拇指按压跟腱两侧使之复位。用踝背侧石膏托固定,维持踝轻度背伸位即可。5~6周后去固定,中药外洗,逐步练功活动。

(二)距骨颈骨折及颈体间骨折　均须有良好的对位及有效固定。闭合整复方法:腰麻或坐骨神经阻滞麻醉,患者侧卧,伤肢在上,屈膝90°,上助手把住小腿上段,下助手握足前部与跟骨下端牵引。若骨折移位严重,肿胀甚者,此法下助手牵引力不足,可先在跟骨上打入一斯氏钢针,下助手把住钢针,两助手对抗牵引3~5分钟,将关节间隙充分拉开,使关节内产生较大负压,有利于复位。术者立于患侧,两拇指按于跟腱两侧,距骨体后方

（如有距骨体后脱位，则用拇指按住骨块），余指扳住胫骨下端前方，令助手在拔伸牵引的基础上，做背伸跖屈踝关节活动，术者同时施用按压、扳提手法，骨折脱位即可在踝关节屈伸运动中复位，并渐趋稳定（图4.20）。观察畸形消失，触摸骨突出部平正，即可括以棉垫或纱布衬垫，用瓦形硬纸壳固定踝关节于中立位，固定方法与踝部骨折同。斯氏钢针先勿拔除，可用消毒纱布将针包扎以保持无菌。

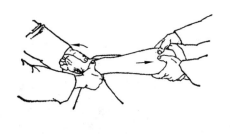
①足跖屈位拔伸

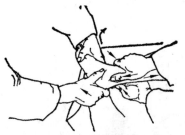
②推、按、扳、提手法配合踝关节屈伸活动整复距骨骨折

图4.20　距骨骨折整复法

整复固定后，立即X线透视或拍片观察复位情况，如仍不理想可再予以纠正1次。再整复时最好于X线透视下进行，观察踝关节在何位置骨折对位最好，即将踝关节固定在该位置。用短腿石膏管型固定较可靠。骨块对位理想时，如需维持一定牵引力，即可在打石膏时维持牵引，将斯氏针固定于石膏内，直至骨折愈合后拔除。纸壳固定的患者，应经常行X线检查，以观察骨折是否变位。

距骨骨折愈合较慢，应至少固定8周，X线拍片观察骨折确已连接，方可解除固定。去固定后逐步练习踝关节不负重活动，并配合中药烫洗，或用坎离砂熥法每日1次，一方面舒筋，加速恢复关节活动范围，同时还可促进局部血运，防止距骨体缺血坏死。骨折牢固愈合而无缺血坏死时，方可锻炼负重。

对于骨折移位严重，闭合手法整复失败者，应早期手术整复并内固定治疗。

跟骨骨折

跟骨是足的主要承重骨，上与距骨构成跟距关节；前端与骰骨相联，构成跟骰关节。跟骨结节是跟腱附着处，跟骨结节上缘连线与跟距关节面之夹角称结节关节角（贝累角），该角正常为40°左右（图4.21）。跟骨骨折时该角变小，将影响足的功能。

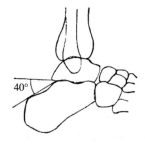
40°

图4.21　跟骨结节关节角

【发病】

跟骨骨折,临床很多见,多发于成年人。发病原因多由于从高坠下或跳跃时足部着地,跟骨受到垂直压挤所致。骨折多发生在跟骨体及结节部,大都为压缩型或粉碎型。远端骨块由于跟腱牵拉及暴力作用而向上移位,使跟骨结节关节角变小,并破坏了正常足弓,使足纵弓变平。骨折线可进入跟距或跟骰关节面,成为关节内骨折,可导致继发创伤性关节炎(图4.22)。

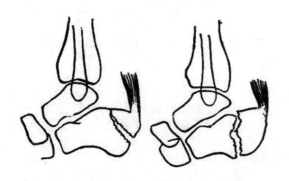 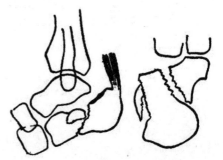

①跟骨骨折骨折线不波及关节,跟距角变小　　②跟骨粉碎骨折骨折线进入关节

图4.22　跟骨骨折之类型示意

【临床表现与诊断】

伤后足跟部疼痛,肿胀,瘀斑,不能负重,跟骨压痛,往往易查知骨摩擦征。足弓变低平,足底变长,足跟增宽。须拍摄侧位及轴心位X线片,观察骨折的确切部位、骨块是否有侧方移位、骨折线是否进入关节、跟骨结节关节角的变化。

【治疗】

有移位之骨折,须给予整复固定。局麻,患者仰卧,一助手握小腿下段。术者用双手相扣对挤法,先纠正侧方移位,并使粉碎之骨块紧密凑在一起;然后一手握足前部,一手握跟骨结节部,拔伸牵引,使足极度跖屈,以恢复正常跟距角及足弓,并纠正骨块向上移位(图4.23~①)。整复后,用木鞋底板固定(木鞋底板:用1厘米厚的木板,做成鞋底状,足弓部钉上木制足弓托,以恰好适应正常足弓的弧形)(图4.23~②)。将板上垫薄层棉花,足背覆以棉垫,再附以瓦形纸壳,扎带扎缚,绷带包缠(图4.23~③)。固定后,将患肢抬高,踝关节可做轻微活动,但初期不宜用力使踝背伸或跖屈,以防跟腱牵拉骨块移位。

一般跟骨骨折6~8周即可连接,但负重活动须待骨连接2~3周后进行。不波及关节面的骨折,预后良好。如复位不佳,或骨折线进入关节者(跟距、跟骰关节),常产生并发症和后遗症,常见的有平底足、创伤性关节炎、行走足跟痛、足距

屈无力、足跟外翻、足跟增宽畸形等,往往两种以上同时存在。功能障碍及痛苦较

严重时,应考虑距下关节融合术治疗。

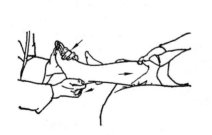
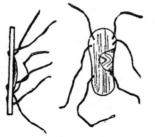
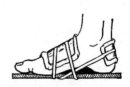

①跟骨骨折整复法　　②木制鞋底板（正、侧面）　　③木制鞋底板纸壳固定法

图4.23　跟骨骨折的整复固定方法

跖骨骨折

【发病】

跖骨骨折多由直接外力引起,如重物砸、压、挤伤等。往往数根跖骨同时骨折,骨折多为横形、小斜形或粉碎型。折端可向跖侧成角,远折端易向跖侧移位,或有轻度侧方移位。第五跖骨底可由于足强力内翻而发生撕脱骨折(腓骨短肌及第三腓骨肌)。第二、三跖骨颈部有时可见疲劳骨折。

【临床表现与诊断】

伤后足背肿胀明显,局限性压痛。移位之骨折,往往很易触知骨摩擦征。沿跖骨纵轴挤压时,伤处痛重。应拍摄前足正、斜位X线片,以确定诊断。

【治疗】

第一跖骨与第五跖骨头部均为足的着力点(还有一个是跟骨),故第一、五跖骨骨折,要求应良好复位。跖骨的排列,

形成前足的横弓,治疗时必须充分注意保持足的横弓。

无移位的裂纹骨折及第五跖骨底骨折,无须整复,予以局部硬纸壳固定即可。

有移位的骨折需予以整复。局麻,患者坐位或卧位,一助手固定小腿下段。术者用纱布将患趾包缠,一手顺势牵拉,一手纠正骨折移位,用拇指顶按跖侧,纠正成角移位,如有侧方移位,再用分骨法纠正(图4.24)。整复毕,于跖侧放置平压垫,背侧放置分骨垫,覆以棉垫或纱布衬垫、硬纸壳,用木制鞋底板固定。其方法同跟骨骨折之固定。整复固定后,患肢抬高。用药与一般骨折同。

疲劳骨折一般无须整复与固定。休息、避免负重,则可迅速愈合。

跖骨骨折,一般4～6周即可愈合,且多不留后遗症。常见愈合较慢的原因是过早的负重。虽然X线片显示折端周围骨痂不少,但骨折线往往长时间不消失,

走路疼痛,故下地负重的时间不宜过早。

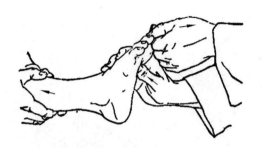
①按压法纠正成角移位

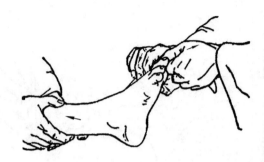
②抹挤分骨法纠正侧方移位

图 4.24　跖骨骨折整复法

趾骨骨折

趾骨骨折甚多见,均由直接外力所致。骨折每伴有局部软组织挫伤,或为开放性,需防感染。骨折诊断不难,移位均不大,有移位时,可予以捏挤复位,然后包以纱布,瓦形硬纸壳夹缚。也可将患趾与健趾夹缚在一起,以便固定。预后一般良好。骨折后,向跖侧突起(特别是末节),易产生走路着力时疼痛,应注意预防。

第五章 关节脱位

第一节 关节脱位概述

一、关节脱位发病与分类

关节脱位亦称脱臼,是构成关节的各骨端关节面,由于某种原因而移位,失去正常解剖生理关系的损伤。

造成关节脱位的原因是多方面的,但总是内外因综合作用的结果,即使是创伤性脱位,外因也只是一个条件,必须通过内因而起作用。

正常关节骨端之间,依赖其周围的关节囊、筋膜、韧带、肌腱、肌肉,以及关节面的形状维持其相对的稳定状态。若构成关节的这些因素,受到"力"的作用,或其本身有某种病变,均有失去其关节面间正常相对关系的可能。以创伤性脱位而言,由于暴力的作用,迫使构成关节的骨端发生分离,这种分离的力量,超过了关节周围组织对关节起稳定保护作用的生理限度,骨端突破其结构的薄弱点而移位,便发生关节脱位。脱位的发生,不仅是骨端移位的改变,必然伴随罹患关节周围组织

的损害,轻者发生软组织损伤,重者可发生骨折,甚至危及生命。同时,脱臼也不仅是局部的病变,对整个机体会产生广泛影响,出现不同程度的伤气血、伤经络、伤脏腑的临床病变。某些关节脱位,只是全身性疾病的局部表现。

关节脱位的分类方法有多种,各有其一定临床意义。按病因分为创伤性、病理性、先天性;按发病时间分为新伤性(2周以内)、陈旧性(2周以上)、习惯性(反复发作);按脱出程度分为全脱、半脱;按远侧端脱出的方向分为前、后、上、下、内、外脱;按骨端是否与外界相通分为闭合性、开放性等等。下面重点介绍创伤性脱位。

二、创伤性关节脱位临床表现与诊断

(一)全身检查

遇到脱位患者,应首先检查是否处于危急状态(如晕厥、休克),是否有重要脏

器损伤。

（二）详细收集病史

分析受伤机理，分清脱位类型，有无合并伤（如骨折、神经伤、血管伤等）。

（三）全身症状

脱位引起的全身病理改变较骨折轻，常见的有脏腑气机失调、瘀血发热等。

（四）局部一般症状

损伤关节局部筋肉出现肿胀、疼痛与压痛，但肿痛程度较骨折为轻，被动活动疼痛剧烈，有时可见瘀血斑，关节活动功能完全丧失或部分丧失。

（五）特有表现

1. 畸形　由于构成关节各骨端移位，破坏了正常的关系，可出现特有畸形，如肩关节前下脱位的"方肩"，肘关节后脱位的鹰嘴后突、肘三角正常关系改变等。

2. 弹性固定　脱位后，由于关节周围筋肉牵拉不平衡，当搬动受伤肢体时，感到患肢似有弹性，维持脱位后的畸形位置不易变更。如肩关节前下脱位时上臂外展而不能内收，髋关节后脱位时髋内收内旋而不能外展外旋，下颌关节脱位时口半开不能闭合等。此外，脱位后患肢的长短可有改变。

三、新伤性脱位治疗原则

（一）急症的抢救

大关节的创伤性脱位，或伴有其他损伤病情严重者，应迅速采取急救措施，包括抢救晕厥、休克、内脏损伤等，待危急状态缓解后再处理关节脱位。对于开放性关节脱位，应优先处理创口，进行彻底清创术，术中可顺便将关节复位，缝合关节囊。清创彻底者，可不引流。

（二）早期正确复位

新伤关节脱位，只要周身情况允许，应尽快予以整复。复位前，要做好充分准备，如了解病情、选好助手并做好分工、备妥复位与固定的用具、采取有效的止痛麻醉措施、摆好所需要的体位等。

根据病情，恰当地选择整复方法，原则上要求采取既有效又安全的整复法，助手与病人密切配合，以使复位成功，减少痛苦，避免增加新的损伤，切忌使用暴力进行整复。复位最好一次成功，不应反复整复。

中医正骨科传统整复脱位常用的手法有牵拉、推按、旋转、屈伸、摇晃、扳提、蹬、顶、挎、抬等法。手法的具体配合分别在有关章节中述及。在整复过程中，要集中精力，注意局部变化，观察病人的反应，掌握用力的大小和方向。对于闭合性脱位伴有骨折时，一般先整复脱位，然后再按新伤骨折治疗原则处理骨折。

（三）恰当的固定和练功

大关节脱位整复后，均应给予有效固定，将受伤关节置于恰当位置，以保证损伤的软组织尽快良好愈合，免留后遗症。固定方法与时间，视部位和病情而定，除个别关节外，一般均需2～3周，多采用绷带、布带包缠，有时应用夹板。

练功活动，可分为早、晚两期。早期

即复位固定期间的练功,复位后即可进行。练功原则,除罹患关节应避免重复受伤机理的活动外,其余活动均无须限制。晚期即解除固定后,可逐步锻炼受伤关节的活动,主要目的在于使关节不发生粘连,尽快恢复关节的最大活动范围。此期练功,应既不失时机,又循序渐进,一般应随受伤软组织的愈合及关节活动的恢复,逐渐加大锻炼强度。

(四)分期辨证用药

脱位之用药可分早、晚期两个阶段。

1.早期 局部肿、硬、青紫瘀斑,或发热胁痛、腹胀纳呆。基本用药原则是活血化瘀,消肿止痛,行气导滞。内服可选用复元活血汤,化瘀丸,三七伤药片,七厘散,大成汤等。肿胀严重者,可外敷活血膏。伴有全身症状及脏腑气机失调或合并其他伤者,可辨证施治。

2.晚期 肿消痛轻,关节活动部分受限。用药基本原则是舒筋活血,通利关节。内服可选用活血舒筋汤,伸筋胶囊等。外用以中药煎水烫洗效果较好,可用舒筋通络洗方或温经散寒洗方。此外,还可配合推拿按摩手法,以舒筋活血,运动关节,帮助关节活动,尽快恢复功能范围。但不要强力扳动关节,以免增加新伤和粘连。如有关节粘连僵硬,可用软坚散结洗方外洗。

第二节 上肢关节脱位

肩关节脱位

肩关节由肱骨头和肩胛骨关节盂构成,是人体活动范围最大的关节,盂小而浅,肱骨头相对较大,关节稳定性较差。关节的稳定由关节囊及周围韧带和肌肉的张力维持,关节囊较松,前下方更是薄弱点,这是肱骨头易从前下方脱出的内在因素。关节上方有肩峰、喙突及肩峰喙突间韧带,构成弧形窝,容纳肱骨头,故肱骨头不易向上方脱出。冈上肌、冈下肌、小圆肌附着于肱骨大结节上,肩脱位时,可由于肌肉的牵拉,伴发肱骨大结节撕脱骨折。

【发病】

肩关节脱位多发于青壮年,是关节脱位中较常见的一种,多由间接外力引起,下方及前下方脱位占多数,后上方脱位罕见。

当暴力迫使上臂急骤强烈外展时(如跌倒、臂外展位仆地、从高坠落时臂被挡住等),肩峰抵住肱骨大结节部位,产生杠杆作用,肱骨头顶破关节下方的关节囊薄弱处而脱于肩胛盂下方,形成下脱位;若暴力使臂外展并有背伸倾向时(如跌倒时臂外展,肩前倾),则发生前下方脱位(喙突下)。下脱位可由于肌肉的牵拉,而成为前下脱位或前脱位(锁骨下)(图5.1)。

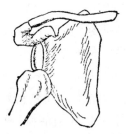
①肩关节下脱位（盂下脱位）

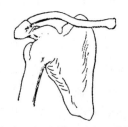
②肩关节前下脱位（喙突下脱位）

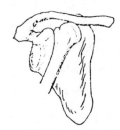
③肩关节前脱位（锁骨下脱位）

图5.1　肩关节脱位常见类型示意

肱骨头脱位，必然同时伴有关节囊、韧带、关节盂缘或肌肉裂伤，产生较广泛的出血。由于肌肉的强力收缩或肩峰的撞击，可伴有肱骨大结节骨折。肩脱位有时可伤及腋神经和腋下血管，但均少见。

【临床表现与诊断】

都有明确外伤史。肩部肿胀、疼痛、功能障碍，上臂外展 40°左右弹性固定，腋部或喙突下可摸到圆滑的肱骨头。肩峰突出而肩峰下方凹陷，使三角肌部失去丰隆之外形，出现"方肩"畸形。手摸健侧肩时，肘不能贴及胸壁，若勉强将肘贴及胸壁，则摸不到健侧肩，此称"杜加征"阳性（图5.2～①）。由于肩峰的突出，在上臂外侧放一直尺时，下端贴及肱骨外上髁，则尺之上端能触及肩峰，称为"直尺试验"阳性（正常时，因丰隆的三角肌支撑，尺上端应触不到肩峰）（图5.2～②）。若局部肿胀重，压痛尖锐，则可能伴有肱骨大结节骨折。需检查有无神经血管损伤。X 线拍片可确定肱骨头脱出的方位，并观察是否伴有骨折。

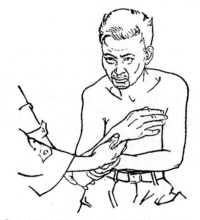
①肩关节脱位"方肩"畸形和杜加征阳性

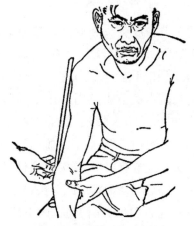
②肩关节脱位直尺试验阳性

图5.2　肩关节脱位体征

【治疗】

一、复位

肩关节脱位的复位方法甚多,最常用的有足蹬法、膝顶法、牵拉端托法、杠抬法等。

(一)足蹬法　给予镇痛剂。患者仰卧床上,术者对坐于患侧床沿,双手握住患肢腕部,将患肢伸直,外展 30°～40°,脱去鞋子,用足底蹬于其腋下(左侧脱位用左足,右侧脱位用右足),足蹬手拉,徐徐用力,拔伸牵引。然后,在拔伸的基础上,使患肢外旋,内收,同时足跟轻轻用力向外支撑肱骨头部,即可复位(图5.3～①)。可听到"咯噔"的复位音或复位感。此法宜用于下方脱位。

(二)膝顶法　患者坐于长凳上。以左侧脱位为例,术者与患者同一方向立于患侧,左足立地,右足踏于患者坐凳上,将患肢外展 80°～90°,并以拦腰状绕过术者身后,术者以左手握其腕,紧贴于左胯上,右手掌推住患者左肩峰,右膝屈曲小于 90°,膝部顶于患者腋窝,右膝顶,右手推,左手拉,同时向左转身,协调动作,徐徐用力,然后,右膝抵住肱骨头部向上用力一顶,即可复位,此方法亦较适用于下方脱位(图5.3～②)。

(三)牵拉端托复位法　患者坐位(或平卧),一助手立于健侧,双手插于患侧腋下,环抱扣紧,或以宽布带绕过患侧腋下,拉住布带两端,另一助手立于患侧,双手握患肢腕部,使患肢伸直并外展(60°以上),术者立于患侧,双手环握伤肩,两拇指顶肩峰,余指扳住肱骨头,示意两助手徐徐用力,拔伸牵引,术者施用推扳手法,即可复位。此法对下脱位、前下脱位均适用。若为前脱位,牵引时臂外展的角度可加大至 90°左右,则复位易成功(图5.3～③)。

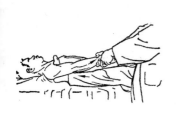

①肩关节下脱位足蹬复位法

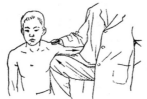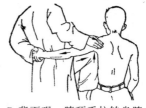

A.前面观,膝顶手拉拔伸　　B.背面观,膝顶手拉转身膝上顶

②肩关节下脱位膝顶复位法

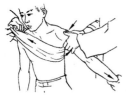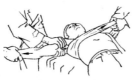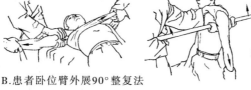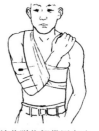

A.患者坐位整复法　　B.患者卧位臂外展90°整复法

③肩关节脱位牵拉端托复位法　　④肩关节脱位杠抬整复法　⑤肩关节脱位绷带固定法

图5.3　肩关节脱位的整复固定方法

（四）杠抬法　取一圆木杠（长1米许，粗直径5厘米左右），中部用棉花包卷，绷带缠牢。患者坐凳上，一助手立于患者背侧，将木杠伸入患侧腋下，杠中部之棉卷对于腋窝，另一助手握患肢腕部，使患肢外展40°位牵引，术者立于患者前面，握住木杠，徐徐上抬，即与牵臂之助手起到对抗牵引的作用，拉开肌肉之痉挛。由于木杠在腋窝的支撑，听到复位音，肱骨头即复位（图5.3～④）。此法宜用于下脱位。

二、固定

术毕，检查确已复位（杜加征阴性），将上臂内收内旋，肘屈小于90°，贴于胸壁，用绷带包扎固定（图5.3～⑤）。若伴有肱骨大结节骨折者，复位后骨折块可自行对位，但固定时，仅使上臂下垂悬吊而上臂贴于胸壁固定即可，肩不必内收。

三、整复后处理

固定时间2～3周，过短则软组织愈合不良，过长则易发生粘连，2周后改为前臂悬吊位，开始练习肘及肩的活动（肩不得外展），去除固定后逐渐练习肩的各方向活动，直至恢复正常。伴骨折者，固定时间应适当延长。

用药早期活血化瘀，消肿止痛；晚期舒筋通络或软坚散结。

四、陈旧性脱位处理

（一）闭合手法复位　肩关节脱位3周后未经复位，即为陈旧性脱位，局部发生粘连和疤痕组织形成，肌肉挛缩。时间愈久，复位愈困难，如时间尚短，关节部僵硬程度不严重，可试行手法复位，一般可复位，如不成功，应手术治疗。

复位前数日，可服活血祛瘀软坚药物，使粘连硬化之组织初步变软，可用活血舒筋汤加元胡、山甲水煎服，连服3～5剂。

局部用舒筋通络洗方或软坚散结洗方烫洗，或用酒糟、醋糟外熨。

复位方法，可用牵拉端托复位法（卧位），唯在复位前，应做好充分准备，给予有效麻醉，最好全麻。术者环握肩部，下助手使患肢做各方向的活动，以至环转活动，活动范围逐渐加大，将粘连拉开之后，再施牵拉端托复位手法。依法整复，臂内收手能触及健侧肩，肩畸形消失，即是复位成功，不一定听到明显的复位声，必要时可X线检查证实。复位成功后，按新伤脱位处理。因其比新伤更易粘连，故后期应加强功能锻炼，以防疤痕粘连。

（二）手术切开复位

适应证：陈旧性肩关节脱位经闭合手法整复不成功者，应手术复位。

五、习惯性脱位的处理

新伤性肩脱位，若固定时间太短，加之过早的外展活动，关节囊不能良好愈合而松弛，肱骨头后外方塌陷和肩胛盂前缘被磨损等，可形成习惯性肩脱位。臂稍有外展动作即能造成脱位，如泼洗脸水、刷牙、伸手高处取物等，甚至穿衣伸袖均可造成脱位。但也很易复位，患者往往自己用健手扳患侧上臂内收，即可复位。

遇习惯性脱位，可将上臂固定于内收位（同新伤固定位），固定2～3个月，然后逐步锻炼肩活动，避免上臂急剧外展动作。内服补肝肾强筋骨药物,可用壮骨强筋汤等。对仍不能避免脱位的青壮年,当严重影响工作与生活时,可根据肩脱位的病理变化,选择临床上常用的关节囊紧缩术、骨块阻障术或喙突延长术等治疗。

【预后】

新伤性肩脱位,依上法处理,一般预后良好,极少见创伤性关节炎。常见后遗症是因功能锻炼不好而形成肩的部分粘连,外展与外旋活动部分受限。有神经牵拉伤者,一般多可在 3 个月左右逐渐恢复。

肘关节脱位

肘关节由肱骨下端与尺桡骨上端构成,包括肱桡关节、肱尺关节与尺桡近侧关节,关节的稳定依靠肱尺关节和关节周围关节囊以及韧带维护。

【发病】

肘关节脱位甚多见,好发于青壮年,男性多于女性。大多数为后脱位,多为间接外力引起。跌倒时,臂外展背伸肘伸直位,手着地,外力迫使肘过度伸直,形成以鹰嘴为支点前臂绕额状轴向后的回转运动,由于尺骨喙突短小,很易滑过肱骨滑车,造成尺桡骨上端一并脱向肱骨下端后方,而成肘关节后脱位。脱位过程中,必伴有肘前关节囊撕裂,当侧方韧带撕裂较重时,则可同时伴有肘内、外侧脱位(图5.4)。尺骨喙突可因与肱骨滑车撞击而发生骨折,肱骨内、外上髁也可由于韧带牵拉而发生骨折和移位。由于软组织撕裂或伴有骨折,局部可形成较大血肿。

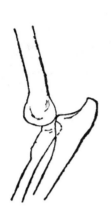
A.肘关节后脱位

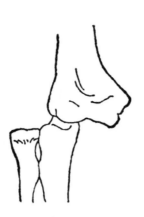
B.肘关节侧脱位

①肘关节脱位示意

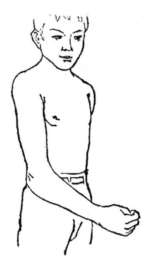
②肘关节后脱位畸形

图5.4　肘关节脱位示意

【临床表现与诊断】

可有典型外伤史。伤后肘部疼痛、压痛,肿胀可为轻度,但伴有骨折时则明显肿胀或见瘀斑。肘不能屈伸活动而弹性固定于半屈位(约130°),鹰嘴尖明显后突畸形(图5.4~②)。肘前窝饱满,可摸到圆滑的肱骨下端,肘三角正常关系消失。若有侧方脱位时,可明显察知鹰嘴尖偏向一侧。肘脱位须与肱骨髁上骨折相鉴别,后者多见于儿童,肘三角关系正常,可察知骨折摩擦征,无弹性固定感。X线检查主要在于观察有无合并骨折。

【治疗】

一、复位

临床最常用的复位方法有以下几种。

(一)牵拉推扳法 患者坐位(或卧位),一助手握上臂下段,术者立于伤侧,一手握其腕上部,与助手对抗牵引(保持患肘半屈位)调节力线,另一手拇指按住向前移位的肱骨下端,示、中、无名三指扣住尺骨鹰嘴,在牵引的基础上,向前扳鹰嘴突,向后推肱骨下端,并同时使肘屈曲,即可复位。如肌肉丰满上法整复力量不足难以复位时,可由上下两助手牵引,如有侧方脱位,先以双手扣挤法纠正,变为单纯后脱位,然后术者双手拇指抵住肱骨下端,余指扳住尺骨鹰嘴,用推拉手法,同时下助手使肘屈曲,三人配合用力,即可复位(图5.5~①)。复位成功,一般均有复位音或复位感。

(二)膝顶法 患者坐位,术者立于患侧,一手握患肢上臂,一手握腕部,一腿屈膝,足踏在患者坐的凳子上,将膝放于患肘前,胫骨粗隆部抵住肘窝,患肘屈90°位。膝用力下顶,握腕之手顺患肢前臂方向用力一拉,即可复位(图5.5~②)。

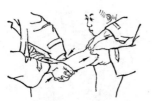
A.双手扣挤纠正侧方脱位

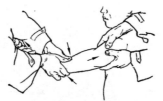
B.牵拉推扳法整复后脱位

①肘关节脱位牵拉推扳法整复

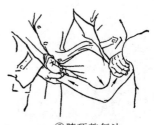
②膝顶整复法

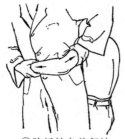
③胯抵转身整复法

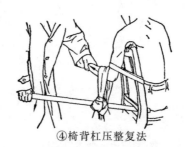
④椅背杠压整复法

图5.5 肘关节脱位整复方法

（三）胯抵转身法 患者坐位，术者立于患者伤侧前面，面向外，一手握患肢上臂，一手握腕部，将患肢外展（约90°），肘半屈位，肘窝置于术者胯部（相当于髂前上棘部，左肘伤用左胯，右肘伤用右胯），术者两手同时用力，反向牵引，胯部紧贴住肘窝，向前用力一旋转听到"咯噔"复位音即可复位（图5.5～③）。

伴有骨折者，脱位复位后，骨片亦可自行复位。

（四）椅背杠压法 患者坐于靠背椅上，面向侧方，患肢下垂，腋窝抵于放置棉垫的靠背上，术者用一布带将患肢上臂下端系于椅背上，另一布带绕前臂上段（紧靠肘窝）结一环，再取一木杠穿入该环内，杠的一端插入椅背下方空格内，一手握杠另一端用力下压，另一只手握患侧腕向前拉，徐徐用力，听到"咯噔"复位音，即已复位（图5.5～④）。

此法之整复力量较大，对某些肌肉发达的患者，或无助手的情况下可以采用。

二、固定

复位成功后，肘屈小于90°，用肘"∞"形绷带包扎，前臂悬吊于胸前（图5.6）。如伴有喙突骨折，一般不需特别固定，如内外髁骨折片较大并有轻度分离时，可用肱骨髁部骨折瓦形纸壳固定法固定。

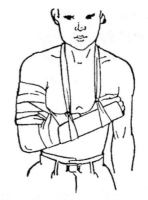

肘关节脱位，肘"∞"形绷带固定

图5.6 肘关节脱位固定法

三、术后处理

固定2～3周。固定期间，除限制肘的屈伸活动外，其他活动不必限制。去除固定后，逐步练习肘的屈伸活动。配合外用药物及内服药物，直至恢复正常。伴有骨折者，固定时间适当延长。早晚期用药见本章第一节。

四、陈旧性肘关节脱位的处理

肘脱位2周以上未获复位即为陈旧性。因血肿积于鹰嘴凹与喙突凹，粘连较重，有时机化形成骨质，造成复位困难。时间尚短粘连较轻者，可试行手法复位。复位前准备及用药同肩关节陈旧性脱位。整复时，不宜强力牵拉及屈肘，以免发生新的损伤。如不易复位，即应手术治疗。

单纯切开复位者，术后以石膏托板固定2周，去除固定后锻炼活动，并用中药烫洗。

【预后】

新伤肘后方脱位经复位，一般预后均好。去除固定后，须抓紧时机积极锻炼肘的活动,以防粘连。陈旧性脱位,治疗效果较差,即使手术也往往遗有肘关节不同程度的活动障碍,或形成创伤性关节炎,个别病例还形成骨化性肌炎。

小儿桡骨头半脱位

【发病】

小儿桡骨头半脱位非常多见,以 2 ~ 5 岁为多发年龄。原因多由牵拉前臂引起,故亦称牵拉肘。由于小儿肘前关节囊及环状韧带较松弛,突然牵拉前臂,肱桡关节间隙加大,关节内负压骤增,肘前关节囊或环状韧带被吸入肱桡关节腔面发生嵌顿,发为本病。

【临床表现与诊断】

伤后小儿诉肘部疼痛,手不敢拿东西,拒绝穿衣伸袖。臂下垂,前臂内旋(图5.7 ~ ①),若被动将前臂旋向外侧,则产生疼痛。桡骨头部压痛,被动屈肘亦疼痛,肿胀一般不明显,X 线检查无异常发现。

【复位】

复位方法简单,一助手握上臂,术者一手握患侧腕部,一手握肘,拇指于外侧按住桡骨头,与助手对抗牵引下,使前臂外旋,外旋至极度时,屈肘,同时拇指向内后方按压桡骨头,即可复位(图 5.7 ~ ②)。一般均可有"咯噔"复位音或复位感。复位成功,则症状顿然消失,活动如常;若复位不成功,可重复一次牵拉、旋后按压、屈肘等连贯动作,并将肘屈至极度,一般均能复位。

复位后,不需固定或用药。不少小儿有同侧反复发生该病的特点,故应避免用力牵拉前臂,以防再脱。

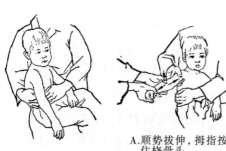
①桡骨头半脱位的姿态

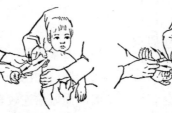
A.顺势拔伸,拇指按住桡骨头

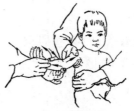
B.拔伸前臂旋后,拇指按压
②桡骨头半脱位整复法

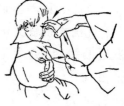
C.拇指按压,屈肘

图5.7 小儿桡骨头半脱位

掌指关节脱位

【发病】

掌指关节脱位临床较常见,尤以第一掌指关节脱位为多。多由于外力使掌指关节过伸引起,如跌倒时手触地,指伸直位而致掌指关节过伸,关节前面的关节囊撕裂,第一节指骨底即向背侧移位,掌骨头则从关节囊之破口脱向掌侧,造成掌指关节半脱或完全脱位。此为伸直性脱位。

外力使掌指关节屈曲,造成掌骨头脱向背侧的屈曲性脱位罕见。侧方脱位者亦较少见。

【临床表现与诊断】

受伤关节可有轻度肿胀,疼痛,活动障碍,指间关节屈曲,掌指关节过伸畸形并弹性固定,畸形程度随脱位程度而定。全脱位时,第一指骨可与掌骨成直角。在掌侧皮下可触到向前脱出的掌骨头(图5.8～①)。一般不需X线检查,疑有骨折时可拍X线片。

【整复】

整复一般不需麻醉,助手握伤侧腕上,术者一手握住伤指之指骨,顺势拔伸牵引,另一手拇指按住第一节指骨底向前推按,食指扳掌骨远端向背侧,拔伸牵引

与扳按手法同时进行,并徐徐将掌指关节屈曲,即可复位(图5.8～②)。有时因关节囊破口或屈指肌腱将掌骨头嵌住,造成复位困难。遇此情况,不应强力拔拉顶按,应分析具体原因,可用轻柔摇摆晃动法解脱其嵌夹,方可能复位。

复位后将伤指掌指关节用绷带包扎固定于屈曲位。2～3周去除固定,用中药烫洗,锻炼关节的主动屈伸活动,直至恢复正常,切勿用力被动扳拿而增加损伤,造成功能恢复困难。

掌指关节脱位偶见于第2、4掌指关节。外力大时可造成开放性脱位,开放性脱位应消毒,彻底冲洗关节腔,然后复位、缝合皮肤。对有软组织嵌夹关节之中,整复不能成功者,应早期手术切开复位。

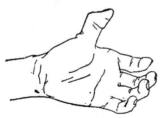 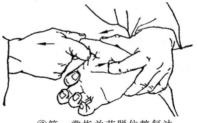

①第一掌指关节脱位之畸形　②第一掌指关节脱位整复法

图5.8 第一掌指关节脱位

第三节 躯干部关节脱位

颞颌关节脱位

下颌关节亦称颞颌关节,由颞骨的关节结节和关节凹与下颌骨髁状突以及凹与突之间的关节盘构成,周围有关节韧带和肌肉包围。该关节能做屈伸运动(下颌上下运动),又能前后、左右滑动,以适应饮食、语言、表情等活动的需要。

【发病】

该关节之脱位,多发生于老年女性,

青壮年则罕见,发病与身体衰弱,气血不足,筋肉松弛有关。当张口过大时,由于翼内肌的牵拉,下颌骨髁状突向前滑动过度,越过了颞骨的关节结节而移向前方,即成脱位(图5.9~①)。可发生在张口大笑、打呵欠、张大口咬东西、严重呕吐等情况时,可为单侧脱位,亦可为双侧脱位。

【临床表现与诊断】

外伤史一般都很典型,伤后下颌关节部疼痛,口不能闭合,流涎。

检查可见口半开而不能闭合(图5.9~②),下颏前突,语言不清晰,表情障碍。下关穴部位饱满,可触到髁状突,耳屏前方凹陷、空虚。局部肿胀一般不明显,轻度压痛。若为单侧脱位,则下颏向健侧倾斜,齿缝不能上下对应,下颌关节部外形不对称。一般不需 X 线检查。

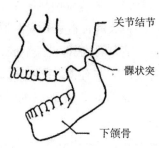

①下颌骨髁状突越过颞骨的关节结节而移向前方

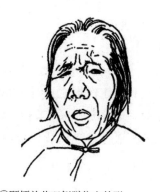

②颞颌关节双侧脱位之外形

图5.9　下颌关节脱位示意

【治疗】

一、手法整复

复位方法,临床多用口腔内复位法,一般不需麻醉。患者低坐,头倚墙壁(或由助手扶持),术者立于前面,两拇指用干净纱布或手帕包裹,并列伸入患者口内,指腹分别按于两侧的最后下臼齿,示指在外扣住下颌角,中指、无名指、小指扣住下颌体,示指起固定保护作用。先将拇指用力下按,在下按的基础上,三指扳提下颏向上,利用杠杆作用拉开咬肌、颞肌之痉挛,使髁状突下移,最后将手向后一送,即可复位(图5.10~①)。复位成功往往听到"咯噔"响声,症状、畸形随之消失。若为单侧脱位,整复时,健侧拇指可不必用力下按,只起维护作用。

复位后,将两拇指迅速向两侧分开(以防咬伤),然后抽出。

二、固定

用四头带固定较好。可用一段宽纱布绷带,两端剪成四个头,将宽部兜住下颏,把对应的两个头分别在顶上与后枕部打结,然后将两结连在一起,以防滑脱(图5.10②~③)。

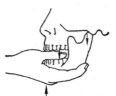

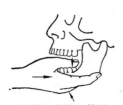

A.整复手法　　　　　B.拇指下按，余指扳提，　　　　C.下按、扳提、推送，
　　　　　　　　　　　使髁状突下移　　　　　　　　　使髁状突进入关节凹

①颞颌关节脱位整复法

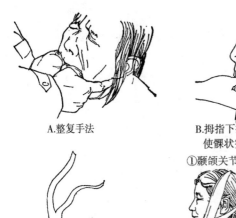

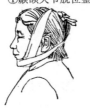

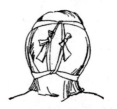

A.固定后之侧面观　　　　　B.固定后之背面观

②四头带（用宽绷带剪成）　　　③四头带固定法

图5.10　下颌关节脱位整复与固定

三、复位后处理

固定3～5天。固定期间宜流质饮食，勿张口过大。去固定后应逐步加大下颌的运动范围，一般不必服药。若去固定后，活动时关节部疼痛，可用舒筋活络洗方水煎热敷。

四、习惯性脱位的处理

年龄大、体质弱、筋肉松弛者，下颌脱位后，有时形成习惯性脱位，口稍一张大即脱位，复位亦甚易，有时患者自己用手托下颏一顶即可复位。此种脱位复位后，应固定2周左右，并服补益气血或培补肝肾、强筋壮骨的药物，以治其本。可选十全大补汤或壮骨强筋汤。日常生活中，注意预防脱位再发生。

【预后】

新伤下颌脱位，一般预后良好。唯固定时间过短，则有可能成为习惯性脱位。遗留下颌关节痛者少见。

肩锁关节脱位

肩锁关节由锁骨肩峰端与肩峰内端构成，主要由关节囊、肩锁韧带、喙锁韧带相连结，维持其稳定性。肩锁关节属微动关节，活动范围虽小，但对肩关节的活动起重要协同作用，影响着上肢功能。

【发病】

肩锁关节脱位较多见，多发于青壮年，男性多于女性。当直接暴力由外上方向内下方撞击肩峰部，或间接外力过度牵拉肩关节向下方运动时，则可造成肩锁关节脱位。轻者可仅有关节囊及肩锁韧带的损伤,关节脱位不严重,造成半脱位;损伤严重时,喙锁韧带撕裂,肩锁关节便失去其稳定性,造成肩锁关节完全脱位,锁骨肩峰端向上跷起,严重影响上肢的功能(图5.11)。

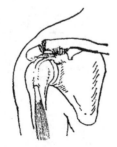
①肩锁韧带损伤,肩锁关节半脱位

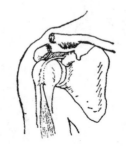
②肩锁、喙锁韧带撕裂,肩锁关节完全脱位

图5.11　肩锁关节脱位类型示意

【临床表现与诊断】

均有明显外伤史,伤后肩锁关节部疼痛、肿胀、压痛。半脱位时局部稍突,可有轻微假活动,肩关节的活动可有轻度障碍;完全脱位时,锁骨肩峰端向上跷起,肩下垂,局部按压有明显的弹跳征,肩关节活动明显受限。

X线拍片,可发现肩锁关节分离,半脱位分离较轻,完全脱位则肩峰与锁骨外端距离明显增大。须观察锁骨外端及肩峰有无骨折。

【治疗】

一、手法整复

局麻。患者坐位,术者立于患侧,以同侧之前臂伸于患侧腋下,手背伸,手之内缘别住肩胛骨外缘,前臂用力上捧,并使患肩略向后张,同时内收其肘,另一手拇指下按跷起之锁骨外端,至畸形消失,即已复位(图2.5～①)。

二、固定

整复后,局部置平方小压垫,胶布贴住,半脱位者可用宽胶布条绕肩、肘部固定。若为全脱位,用上法胶布固定力不足者,可用双环局部压垫固定法固定,或用锁骨带固定法(伤处加压垫)(图2.5～②)。

三、整复固定后处理

及时调整固定之松紧度,固定3～4周,解除固定后即可逐步锻炼肩关节的活动。用药早期活血化瘀、消肿止痛,可服三七伤药片或七厘散;晚期服伸筋胶囊。

四、肩锁关节脱位手术治疗

如属青壮年完全脱位,经闭合治疗不成功,且有疼痛或影响工作者,可行肩锁关节复位钢针固定与韧带重建术或螺丝钉固定术。如属老年完全脱位,超过1个月以上,伴有疼痛及影响日常生活者,可采用锁骨远端切除术。

胸锁关节脱位

胸锁关节由锁骨的胸骨端与胸骨柄的锁骨切迹构成,中间垫有软骨盘,其稳定性主要由胸锁前后韧带维持。胸锁关节的活动,主要是对肩肱关节活动起协同作用,胸锁关节活动受限,则必影响肩肱关节的活动功能。

【发病】

胸锁关节脱位,临床并不多见,较肩锁关节脱位者少,有前脱和后脱两种,临床所见多为前脱。前脱为锁骨近端脱向关节的前方,由间接外力引起,当跌跤时肩部着地,或站立时肩部被重物从前上方砸压,由于第一肋骨前端的支持作用,将锁骨近端顶出而脱向前内侧。后脱则系直接外力来自前方,撞击锁骨近端而发病,锁骨近端向后内侧移位,可使其后方的气管、食管、胸导管或纵隔内的大血管受到损伤。

【临床表现与诊断】

外伤史明确。伤后胸锁关节处疼痛、肿胀,前脱位则锁骨近端向前跷起而高突畸形,并由内移位,可明确地触到跷起之锁骨近端,压痛明显,肩关节功能障碍。后脱位时,锁骨内端向后塌陷,压迫其后的气管、食管,可出现呼吸和吞咽困难。量诊(肩峰至体中线之距离)前窄后宽于健侧,一般不需拍摄 X 线片即可确诊。

【治疗】

应及时给予整复固定。局麻,患者坐位,如整复锁骨骨折那样,助手拉双肩绷带环使肩后张,术者立于患者前方。如为前脱位,则用拇指或掌根部位按压前突之锁骨近端(图 5.12～①),如为后脱位,则用手指扣住锁骨近端向前扳提,触摸局部平整后即已复位,随即在此位置将双环在肩后方连结,以保持肩后伸位。然后在局部敷活血膏。前脱时,表面再置一平方垫和棉垫(或纸棉),盖一块硬纸壳,用绷带绕胸肩包扎固定,压住锁骨近端,以防再度脱位(图 5.12～②)。

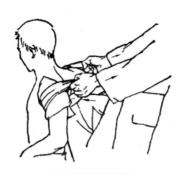

A.双环牵拉使肩后张

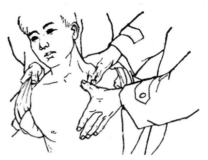

B.按压前脱位之锁骨近端,使之复位

①胸锁关节脱位整复法

图 5.12 胸锁关节脱位整复与固定法

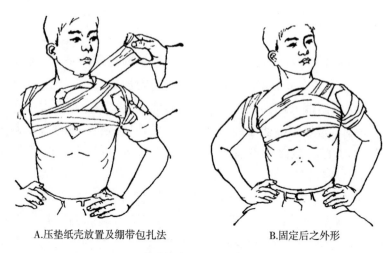

A.压垫纸壳放置及绷带包扎法　　　　B.固定后之外形

②胸锁关节脱位固定法

图5.12(续)

整复固定后注意上肢远端血运及感觉,如有障碍,则系固定过紧,应予以调整,其他注意事项与锁骨骨折同。4周后解除固定,逐步锻炼肩关节活动,用药与肩锁关节脱位同。

【预后】

胸锁关节向前脱位之治疗效果较好,即使有轻度脱位,锁骨近端向前微跷起,一般不影响功能,痛苦亦不明显。局部挫伤较重者,可留有局部活动痛的症状。完全脱位未获纠正则影响功能,必要时可做锁骨内端切除术,以减轻痛苦,改善功能。

颈椎脱位

【发病】

颈椎之后关节短小,后关节面几近水平位,当外来暴力使头部前倾、颈部极度屈曲时,后关节的关节囊易被撕裂,上一个颈椎的下关节突很易向前滑移,甚至越过下一颈椎的上关节突完全移到其前方,造成后关节完全脱位,亦称"后关节跳跃"。若伤力较轻,后关节面尚有部分接触,则为半脱位。如头部受到屈曲加扭转伤力,可产生一侧脱位,但较双侧关节脱位为少。常见的损伤原因,如低头工作,从高处坠落之物体砸于头的后枕部;体操运动、杂技表演、戏剧表演从高落下,颈屈曲位头顶触地;汽车上急刹车时头颈挥鞭式前倾等,都可发生脱位。

【临床表现与诊断】

伤后颈部疼痛,全脱位时疼痛严重,颈活动功能丧失,头颈前倾位。一侧脱位时,下颌歪向健侧,头自患侧向健侧旋转,伤椎棘突向伤侧偏歪,并向前凹陷,伤椎的下一个棘突微后突,局部有压痛。双侧脱位时,头向前倾,伤椎的棘突部明显凹陷,而伤椎的下一个棘突显著后突。

后关节半脱位,常有颈神经根刺激症

状,出现肩部或上肢放射痛,或麻木无力。

后关节完全脱位,压迫脊髓的可能性极大,压迫脊髓时则出现不同程度的高位截瘫,甚至危及生命。

疑有颈椎脱位的患者,必须拍摄正、侧位 X 线片以确诊。侧位片上伤椎的下关节突移至下一个颈椎上关节突的尖部,即为半脱位;移到下关节突的前方,则为完全脱位,即"关节突跳跃"。颈椎的正常生理前曲消失,伤椎椎体前移并略前倾。正位片有时可看到伤椎向一侧略变位,或棘突向一侧偏歪(图 5.13)。有条件者应做 MRI 检查。

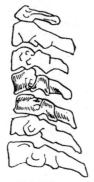

①C4~5间双侧半脱位,C4下关节突移至C5上关节突尖部,C4椎体略向前移并前倾

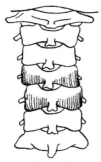

②C4~5间单侧半脱位,颈4棘突偏离中线,椎体向一侧略移位

图 5.13　颈椎半脱位示意

【治疗】

一、急症处理

遇颈椎损伤病人,除采取必要的一般急症处理措施外,应特别注意搬运与护理,以防颈椎再移动发生更严重的意外损伤。搬动病人时,必须由一人扶持头颈部,不使左右摆动或屈伸,使头颈与躯干一起移动。抬送病人时,应使用头部固定器,或枕头、沙袋挤靠头颈部以防震动,X线检查时,亦应有医生亲自护送,并参与X线拍片时搬抬患者的工作。在手法整复前,均应有专人护理。

二、半脱位整复法

(一)一侧半脱位整复法　患者俯卧床面,术者坐于床上,面向患者头部,两脚脱鞋蹬于患者两肩,两手对握头部,拇指扣扳后枕,中指、无名指、小指扣扳下颌,脚蹬手拉,顺势拔伸牵引,一示指按于伤椎偏歪之棘突,向健侧推按,另一示指按于伤椎的下一个棘突,向伤侧推按,在拔伸推按的同时,将患者头颈略背伸并向伤侧旋转,此时常可有"咯噔"之复位感,头颈之倾歪畸形纠正,触摸棘突回至中线,即已复位(图 5.14 ~ ①)。

(二)双侧半脱位整复法　患者俯卧,肩与床头齐,上助手一手扣扳于后枕部,一手托扳住下颌,下助手扳住两肩,顺势对抗牵引,持续 1 ~ 2 分钟。术者立于一侧,两手拇指按于伤椎的下一个后突棘突,余指扳住颈前部,示意上助手在牵引下将头颈背伸,术者同时两拇指用力下按,常可听到有"咯噔"复位音或指下有复位感,病人往往立刻感觉痛轻或消失,检查棘突已平复,畸形消失,即已复位(图5.14～②)。

无论是一侧半脱位或双侧半脱位,整复结果最好拍摄X线片证实。复位后均应卧床,仰卧,用颌枕牵引带进行滑动牵引(图5.14～③),重量1.5～2千克。颈后垫小枕,维持颈椎轻度背伸位。2～3周去除牵引,逐步锻炼颈部活动,但注意勿使颈过度前屈。

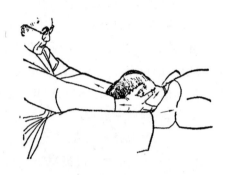

①颈椎一侧半脱位整复法

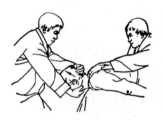

A.助手拔伸法

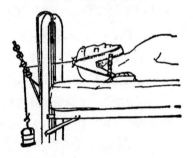

③颌枕带滑动牵引法

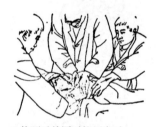

B.使颈后伸同时按压向后突之棘突,即可复位

②颈椎双侧半脱位整复法

图5.14 颈椎半脱位整复法

三、完全脱位整复法

后关节完全脱位整复法,可用双侧半脱位整复方法,唯助手牵引力需加大,持续2～3分钟,以充分拉开颈肌痉挛和后关节的交锁,然后施行整复手法。当下按后突之棘突时,上助手使患者头颈过伸以协助复位,复位后处理与半脱位同。

如用上述整复法不能复位时,可用颅骨牵引法复位。若颅骨牵引2周不能复位或已有脊髓损伤征,应及时手术治疗。颈椎脱位的用药应按早晚二期辨证施治。有脊神经根刺激症状者,可内服三元丹合三虫散或通痹丸,促进恢复(参见第五章第一节)。

【预后】

颈椎半脱位,经以上治疗,一般预后

均良好。颈椎完全脱位者,若在第 4 颈椎以上脱位,严重时可能立即危及生命。第 4 颈椎以下脱位严重时可压迫脊髓,产生高位截瘫,如处理及时,解除压迫而未伤脊髓,预后亦较好。

第四节 下肢关节脱位

髋关节脱位

髋关节由髋臼与股骨头构成,髋臼呈杯状容纳半球形的股骨头,股骨头约 2/3 在髋臼内,是典型的杵臼关节,其周围有关节囊与坚强的韧带以及丰厚的肌肉保护,股骨头有圆韧带与髋臼底相连,故髋关节甚为稳定。髋脱位都是由强大的外力引起,多发于壮年人。常见者为后脱,其次为前脱,中心型脱位则少见。脱位后,局部软组织损伤往往较重,可产生局部瘀血及全身反应(气血郁滞、脏腑气机紊乱等)。

【发病】

一、后脱位

当髋关节屈曲 90° 时,股骨受到内收、内旋并沿纵轴向后的外力,股骨颈前缘就被髋臼前内缘抵住,髋臼前内缘成为杠杆运动的支点,股骨头向后外方运动,将圆韧带及髋臼后方的关节囊撕裂,股骨头滑到髋臼的后上方,或者由股骨头将髋臼后上缘撞断而脱向后方,即成为后脱位。此种损伤外力可见于从高处坠下时髋屈曲内收膝部着地,或弯腰工作时,重物突然压于腰胯一侧等情况下(图 5.15 ~ ①)。

二、前脱位

当髋关节伸直而股骨突然受到外展暴力时,髋关节急剧强力外展,髋臼后上缘抵住股骨大粗隆部成为杠杆运动的支点,股骨头撞破关节囊前方而滑出髋臼,成为前脱位,股骨头脱至耻骨上支部或闭孔部。如从高处坠落,髋关节外展位着地,或劳动时突然被重物从侧方压于一侧髋部,产生髋关节过度外展,即可发生此种损伤(图 5.15 ~ ②)。

三、中心型脱位

跌倒时股骨大粗隆部着地,或重物由侧方挤压于股骨大粗隆部,顺股骨颈的传达暴力使股骨头撞击髋臼底,发生骨折。股骨头连同髋臼底的骨折片一并向内移位,严重时股骨头突入盆腔(图 5.15 ~ ③)。

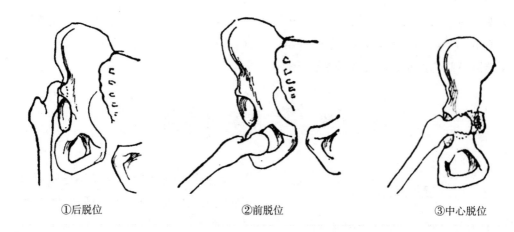

①后脱位　　　　　　　②前脱位　　　　　　　③中心脱位

图 5.15　髋关节脱位常见类型示意

【临床表现与诊断】

都有明确的暴力损伤史。伤后髋部疼痛，功能完全丧失，因部位较深，外表之肿胀可不明显。

不同类型的脱位，可有不同姿态的畸形：①后脱位。股内收、内旋，髋、膝半屈位弹性固定，膝贴及健侧股下段内侧，臀部高突，大粗隆上移，腿相对健侧长度缩短（图 5.16～①）。②前脱位。髋关节外展外旋畸形，髋、膝半屈位弹性固定，足跟触及健侧小腿下段，髋外侧平坦，腹股沟部或会阴部高突，可触到圆滑的股骨头，患肢相对健侧长度变长（图 5.16～②）。③中心型脱位。股骨大粗隆部凹陷变松软，患肢相对健侧可略有缩短。

X 线拍骨盆正位片，可确定脱出部位，并观察有无合并骨折。全身症状可能出现晕厥、脏腑气机紊乱及瘀血发热等。中心型脱位可出现气血瘀阻于内的症状，如腹胀、腹痛、呕吐、便秘等。

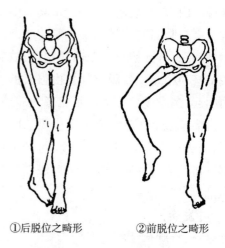

①后脱位之畸形　　　　②前脱位之畸形

图 5.16　髋关节脱位之畸形

【治疗】

一、闭合手法整复：先予以止痛剂或全麻

（一）后脱位　常用提拉法或旋转法。

1. 提拉法　患者仰卧于矮床上，一助手两手分别按住髂前上棘部位，以固定骨盆，术者立于患侧，一手握患肢踝部，在伤肢内收、内旋情况下屈髋、膝各 90°，另一肘屈曲拃于腘窝(左髋脱位用右臂拃),用力向上拃提,并稍加晃动,有"咯噔"复位音,复位即成功。如果肌肉发达牵不开时,可变换姿势,助手固定骨盆,使患肢髋、膝屈曲各90°,小腿夹于术者两大腿间,两手向上提拉腘窝,并稍加晃动,即可复位(图5.17~①)。

2.旋转法 提拉法未成功,即在向上提拉的基础上,将大腿内收,髋关节极度屈曲,使股部贴及腹壁,然后将伤髋外展、外旋、伸直,在此连续过程中,听到"咯噔"复位音,复位即成功。因此法髋关节屈曲、外展、外旋、伸直所经过的路径,恰似一问号,所以亦称划问号复位法(图5.17~②)。

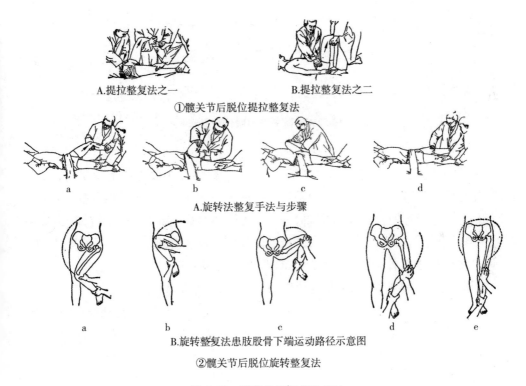

A.提拉整复法之一　　B.提拉整复法之二
①髋关节后脱位提拉整复法

a　　b　　c　　d
A.旋转法整复手法与步骤

a　　b　　c　　d　　e
B.旋转整复法患肢股骨下端运动路径示意图
②髋关节后脱位旋转整复法

图5.17　髋关节后脱位整复法

(二)前脱位 常用牵拉推扳法、旋转法及足蹬法。

1.牵拉推扳法 患者仰卧,一助手把住腋窝,一助手握患侧踝,二人对抗拔伸牵拉,术者于健侧,一手扳住髂骨部,一手推向前脱出之股骨头,有"咯噔"复位音,复位即成功(图5.18~①)。

2.旋转法 复位准备与后脱位旋转法同。术者一手握踝,一臂拃腘窝,顺势将患肢在外展外旋状态下,屈髋、膝各90°,用力上拃,然后屈髋至极度,再将股紧贴腹壁内收、内旋、伸直,听到"咯噔"

复位音,即复位成功。此法与后脱位旋转复位法方向相反。

3.脚蹬法 患者仰卧或坐位,术者两手握患肢踝部,用一足的外缘蹬于坐骨结节及腹股沟部(右髋脱位用右足,左髋脱位用左足),足底抵住股骨头,手拉足蹬,徐徐用力,拉得松动后,两手将患髋内收,同时足向外支顶股骨头,即可复位(图5.18~②)。

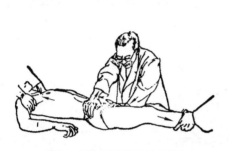

①髋关节前脱位牵拉推扳整复法

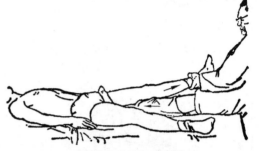

②髋关节前脱位足蹬整复法

图5.18 髋关节前脱位整复法

(三)中心型脱位整复法 患者仰卧,一助手把住腋窝,一助手握患肢踝部,调线,使足中立位,髋外展30°,两助手反向牵引,术者立于患侧,一手推髂骨部,一手抓住绕过患侧大腿根部之布带,向外拔拉,即可将内移之股骨头拉出,触摸大粗隆与健侧比较,两侧对称,即是整复成功(图5.19)。

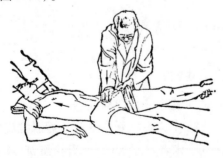

图5.19 髋关节中心型脱位整复法

二、固定

复位成功后,外侧长夹板固定髋膝伸直位或皮肤牵引2~3周。中心型脱位移位严重者,应用股骨髁上骨牵引,患肢外展30°,牵引重量10千克左右。同时,在大腿根部系一布带向外牵引,或于大粗隆部做一骨牵引,通过床边滑轮装置,向外侧牵引4~5周。

三、整复固定后处理

固定3~4周,固定期间可练习趾踝关节的活动及股四头肌的舒缩锻炼,解除固定后,在不使患肢负重的原则下练习髋、膝关节活动,一般3个月后方可下地持重锻炼。药物治疗,参阅第五章第一节。

四、手术治疗的指征

1.髋后侧脱位合并髋臼后缘或后上缘骨折,大块骨片分离移位,用牵引不能复位或复位后又有滑移。

2.髋后脱位合并股骨头骨折,或股骨

颈骨折,或同侧股骨干骨折,闭合复位失败。

3.髋后脱位合并坐骨神经损伤,符合神经探查或松解等指征。

4.陈旧性髋脱位,可根据不同情况做针对性手术治疗。

外伤性髌骨脱位

【发病】

外伤性髌骨脱位,临床较少见,有内脱、外脱、下脱之分,本节仅叙述临床较多见的外脱位。

髌骨外侧脱位,多由于直接外力引起。这种脱位的发生,往往与膝的结构不正常有密切关系,例如,股骨外髁关节面过平,髌腱止点偏于胫骨外侧等。当外力直接作用于髌骨内侧或前内侧,将髌骨向外推挤时,致股四头肌的内侧扩张部撕裂,使髌骨脱位于股骨外髁的外方,当用力踢东西膝突然猛力伸直时,由于股四头肌的强力收缩,也可将股四头肌内侧扩张部撕裂,发生髌骨外侧脱位。

【临床表现与诊断】

都有明确的外伤史。膝内侧疼痛明显,肿胀可不严重,损伤重时,可有关节血肿,皮肤瘀斑。膝关节处于微屈位,活动受限,膝前方凹陷,在股骨下端外侧可触到移位之髌骨,被股四头肌拉紧交锁。

X线检查可证实诊断。必要时可拍摄轴位X线片,须注意股骨外髁的发育是否正常,因股骨外髁发育不良,膝外翻易产生习惯性髌骨脱位。

【治疗】

闭合整复固定,一般不需麻醉。患者平卧,术者立于患侧,一手握患肢踝上方,一手拇指按于髌骨外下方,余指托于腘下,使伤膝在微屈状态轻轻做屈伸活动,在伸直动作的同时,拇指向内前方推按髌骨,则很易复位。复位后,使伤膝伸直,局部可贴活血膏,上盖棉垫,下肢后侧附长木板,用抱膝圈固定,参见髌骨骨折固定法。

固定后将患肢抬高垫平,可练习趾踝关节活动。3～4周解除固定,配合中药烫洗,逐步锻炼膝关节功能,注意勿过早用力伸膝或下蹲,以防发生再脱位。

【预后】

一般预后良好。若局部挫伤较重,伤及髌股关节软骨时,晚期可产生创伤性关节炎或外伤性滑膜炎。复位固定不良或延误治疗时机,股四头肌腱内侧腱膜的撕裂愈合不佳时,即产生膝部无力,甚则产生再发性髌骨脱位,每遇轻度外伤,则髌骨向外滑脱。遇此病例,则应予以手术治疗,松解髌外侧腱膜并行髌内侧腱膜紧缩术。如有骨发育畸形,应考虑其他手术方法。

膝关节脱位

【发病】

膝关节脱位相当少见。多因膝部遭受巨大暴力所引起。由于外来暴力方向的不同以及患者受伤姿势不同,膝关节脱位时可出现不同方向的移位。以胫骨上端和股骨下端之间的关系作为脱位的标准,可分为五型,即前侧、后侧、内侧、外侧和旋转型,亦可有其他型,如后外侧型、后内侧型等。

发生脱位后必然造成膝关节内韧带(前后交叉韧带)、内外侧副韧带及关节囊等软组织损伤,甚至可致腘血管、腓总神经损伤。

【临床表现与诊断】

诊断比较容易。早期患膝有明显畸形,胫骨上端可向不同方向突出或凹陷,例如可触知前突的胫骨上端或后突的股骨髁部,即为前脱位。膝部出现严重肿胀,皮下瘀血,腘动脉、足背动脉搏动可能减弱或消失,腓总神经也可出现麻痹体征。

X线拍片能确定脱位之类型,或合并骨折的情况。

【治疗】

大多数膝关节的急性脱位,可用闭合手法予以整复成功。一般用屈膝位牵引,根据不同的脱位类型施以提拉推按手法,听到关节"咯噔"复位的响声,即复位成功。对个别类型如外侧脱位型,可因半膜半腱肌嵌于股骨髁间而发生复位困难,则可极度屈膝,使上述肌腱滑离髁间而复位成功。整复后外敷活血膏,膝屈曲15°位(伸直0°计),后侧石膏托板固定2~3周,去固定后中药外洗,积极进行功能锻炼。如无法成功闭合复位,则应切开复位。

对陈旧性膝脱位,或急性脱位伴有腘血管破裂,或伴有腓总神经损伤断裂者,均应及时采用手术治疗。

【预后】

单纯膝脱位及时治疗,预后良好。一部分患者留有膝关节不稳,需要加强股四头肌和腘绳肌的锻炼,一般不需做韧带修复。如有膝关节严重不稳,功能明显障碍者,可根据具体情况,手术修复前、后交叉韧带或内外侧副韧带,以加强膝关节之稳定。

跗跖关节脱位

跗跖关节是数个足部关节的总称,包括第一跖骨底与第一楔骨,第二、三跖骨底与第二、三楔骨,第四、五跖骨底与骰骨所构成的关节。相邻两跖骨的跖骨底间构成跖骨间关节,也与跗跖关节脱位有密切关系。

【发病】

跗跖关节脱位并不少见。多由直接外力引起,如重物砸压、机械挤撞、车轮碾轧等,特别是前足受到扭、旋外力时,更易发生跗跖关节脱位。跖骨底脱位的方向取决于外力的方向,可向内、外、背、跖侧的任何一方脱位。脱位的跖骨可为一根或数根,最常见的是第一跖骨底向内侧脱,并常伴跖骨底外侧骨折;第2~5跖骨一同向外侧脱,第1~2跖骨间关节分离,或同时合并第一跖骨底也脱向内侧(图5.20)。

跗跖关节脱位,必伴有局部软组织严重挫裂伤,有时损伤足部动脉,导致前足部分坏死。

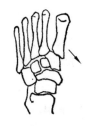
①第1跖骨底向内侧脱位

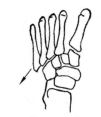
②第2~5跖骨底一同向外侧脱位

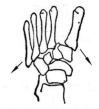
③第1跖骨底向内,第2~5跖骨底向外侧脱位

图5.20 跗跖关节脱位常见类型

【临床表现与诊断】

凡遇前足部损伤,特别是挤压伤,局部明显肿胀者,应想到跗跖关节脱位的可能,如有脱位,则足部可变宽,足弓变低平,功能完全丧失,并可见侧突畸形。应拍摄正侧位或斜位 X 线片,以观察脱位方向、程度和脱位跖骨的根数,以及是否伴有骨折。应注意检查前足血循环是否有障碍。

【治疗】

一、闭合整复固定

血肿内麻醉、神经阻滞麻醉或腰麻。上助手握小腿下段并固定,下助手握足趾向远侧牵引,术者用对掌挤按法,将脱位的跖骨推回至原位(图5.21～①)。复位一般并无困难,但整复后容易再移位,因而有效的固定是治疗的关键。整复后括以棉纸或纱布衬垫或薄棉垫,取 2 块瓦形纸壳内外相扣,扎带两道扎缚(图5.21～②)。如不稳定且有足弓塌陷者,纸壳固定后以绷带缠数层,再将伤足下置木制鞋底板(带足弓托),扎缚固定,同固定跖骨骨折。如此固定,一则防止跖骨底再度发生内外侧脱位,二则保持良好的足弓。整复固定后,密切观察前足的血运,调整固定之松紧,将患足抬高,以利消肿。内服活血化瘀消肿药物,4～5 周解除固定,中药烫洗,逐步练习不负重话动,8 周后方可逐步练习负重活动。

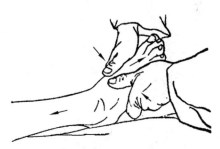
①跗跖关节脱位整复法

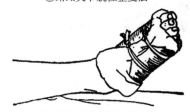
②跗跖关节脱位纸壳固定法

图5.21 跗跖关节脱位整复固定法

二、手术治疗

对于用以上方法仍不能控制的再脱位、未获及时治疗的陈旧性脱位,或损伤产生严重后遗症影响功能的病例,应给予手术治疗。手术切开整复内固定,或行跗跖关节融合术。

跖趾关节脱位

跖趾关节脱位与掌指关节脱位极为相似，为临床常见，多发生在第一跖趾关节。因第一跖骨较长、较粗，故用前足踢东西时首先着力，外力直接砸压易首先伤及。脱位机理多因外力迫使跖趾关节过伸而发生。近节趾骨底脱向跖骨头的背侧，严重时跖、趾骨相垂直，外观出现明显畸形，跖趾关节过伸，趾间关节屈曲（图5.22）。其他方向的脱位则罕见。应 X 线拍片确诊，并观察是否伴有骨折。

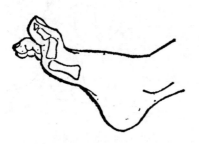

图5.22 第一跖趾关节脱位之畸形

治疗时，一般不需麻醉，助手握小腿下段并固定，术者用绷带将趾端套住（因趾短小，徒手牵引不牢），顺近节趾骨的纵轴方向牵拉，另一手拇指顶住趾骨底部，向足尖方向推按，示、中指扣住跖骨远端向背侧扳，牵引与推扳手法联合运用，逐渐使跖趾关节屈曲，即可复位（图5.23～①）。

整复后用绷带缠数层，再用1块瓦形硬纸壳扣于跖趾关节，外以绷带包扎（图5.23～②），3周解除固定，中药烫洗，锻炼功能。

一般不留后遗症，如治疗不当可产生创伤性关节炎。

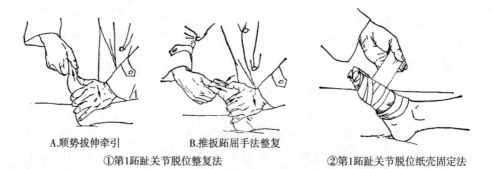

A.顺势拔伸牵引　　B.推扳跖屈手法整复
①第1跖趾关节脱位整复法　　②第1跖趾关节脱位纸壳固定法

图5.23 第一跖趾关节脱位整复固定法

第六章　筋　伤

第一节　　筋伤概述

一、筋伤的分类与发病

(一)筋伤的含义

中医所谓之筋伤,内容范围甚广,凡皮肤、肌肉、肌腱、韧带、关节囊、筋膜等软组织及一部分软骨、周围神经、血管,由于急性或慢性损伤导致的病证,都属筋伤范畴。筋伤是工农业生产、体育运动、军事训练、日常生活中的多发病,在伤科临床中最为多见,其表现亦多种多样,应根据病情分别对待。

(二)筋伤的分类

1. 按损伤时间分　①新伤。受伤2周以内,局部疼痛、肿胀,肢体有不同程度的功能障碍。②陈伤。受伤2周以上,仍有肿痛症状及功能障碍。

2. 按损伤原因分　①扭伤。筋肉等受到牵拉、扭转、跌仆、闪挫而致损伤。②挫伤。筋肉等受到暴力的直接挫损而致损伤。③劳损。无明显突然受伤史,而

逐渐发生筋伤病证。劳损又有急性与慢性之别。

3. 按损伤程度分　①撕裂伤。筋肉受到牵扯性外力而导致部分撕裂。②断裂伤。筋肉等受到牵扯性外力或切割伤,而失其连续性,部分或完全断裂。

各种分类方法,都有其一定的临床意义,为便于临床应用和归纳,可将筋伤分为新伤、陈伤和劳损。

(三)筋伤的发病

躯干、四肢等各个部位都可发生筋伤,但多发生在肢体关节部位,以及肢体活动度较大的部位。

1. 新伤　遭到突然发生的扭转、牵掀、跌仆、闪挫、撞击等暴力时,肢体某部的皮肤、筋肉、关节囊等,受到过度牵拉或钝挫而损伤。轻者可仅伤及局部脉络,出现血瘀气滞,肿胀疼痛征象;重者可发生筋肉部分撕裂或完全断裂伤,或合并骨折与关节脱位,造成肢体不同程度的功能障

碍,并可产生不同程度的全身症状。

2.陈伤　新鲜筋伤未经及时治疗,或治疗不当,损伤之组织愈合不良,或瘀血不散,凝结积聚,或组织间发生粘连,或产生筋肉挛缩痿废,成为缠绵难愈的慢性筋伤病证,影响肢体功能,甚则成为病废。

3.劳损　肢体某部筋肉等受到一次持久的或反复多次连续的牵扯、摩擦、扭转等,负担超过生理限度,损伤气血,使其正常功能失调或组织发生变性,出现筋伤病证,成为劳损。急骤发病者为急性劳损;逐渐发病,迁延日久,时轻时重者,为慢性劳损。慢性劳损,每易受风、寒、湿邪气的侵袭,使病证变得复杂,经久难愈。体质衰弱,筋肉不健是容易产生劳损病证的内在因素之一。

二、筋伤的临床表现与诊断

各种筋伤的共有症状是罹患部位不同程度的疼痛和肢体功能障碍,但每种筋伤,各有其特点。

(一)新伤

1.均有明确的新近外伤史。如无明确的外伤史而出现筋伤之表现者,应考虑其他疾病的可能。

2.伤后局部疼痛,伤重则痛剧,肢体活动时疼痛更为明显。局部可有不同程度的肿胀或瘀斑。如有软组织撕裂,可出现较大血肿,按之波动。钝挫伤则肿胀较广泛,局部压痛明显,但不似骨折那样尖锐。肢体功能活动均有不同程度的障碍甚至丧失。筋肉断裂时,关节部可出现异

常活动,或关节不稳定现象。使筋肉牵张的动作(主动或被动),均可引起剧痛。严重筋伤,肢体可有畸形。

具有以上临床征象而无骨折、关节脱位的特有表现,即可拟诊为"筋伤"。

3.X线检查　主要在于鉴别观察有无骨折或关节脱位,有时也用以诊断筋伤的程度。必要时可运用CT或MRI检查。

(二)陈伤

受伤日久,局部钝性疼痛,或做某一动作时方引起疼痛,压痛轻,无肿或微肿,或暮肿且消,或筋肉萎缩挛硬,拘急不舒,关节活动不利,或关节松弛无力。严重者,肢体功能均有不同程度的障碍。日久外邪乘虚而入,可出现"痹症"的表现。

对于外伤轻微但伤后症状转为慢性,病情逐渐加重,影响功能日趋明显者,应考虑其他疾病的可能。

(三)劳损

1.急性劳损　有急性劳累病史。罹患部位软组织肿胀,钝性疼痛或胀痛或酸软,筋肉拘急挛硬,压痛广泛,活动痛重,肢体功能活动可有轻度障碍,或有摩擦征。

2.慢性劳损　疼痛范围不定,多为酸痛或拘急不适,有时难以指出疼痛的确切位置,稍做运动可使症状减轻,但活动过多则症状加重,或朝轻暮重。局部软组织可有肿胀、僵硬或呈条索样变,或萎缩无力,或聚为硬结。不少慢性劳损往往有"痹证"表现,如喜温恶冷,阴雨天症状加重,甚至对天气变化有预感等。总之,慢

性劳损的表现可多种多样。

有明显外伤史的筋伤,包括新伤和陈伤,通过一般临床检查确定诊断,一般并无太大困难。只要排除骨折或关节脱位,一般不易误诊。但对于劳损筋伤,特别是慢性劳损,要明确诊断,则必须与多种疾病相鉴别,诊断时需注意如下事项。

(1)详细询问病史。包括年龄、职业(工作条件、工龄、工作方式)、其他疾病史(系统询问)、初发病时的状况、治疗经过、病情的演变等。

(2)仔细检查。除了仔细进行局部检查外,还应做详细的周身检查(系统检查),包括系统体征检查,必要的 X 线检查,实验室检查等,以明确诊断并排除劳损筋伤之外的其他疾病。

(3)在治疗过程中明确诊断。对于慢性劳损筋伤病证,一时难与其他疾病相鉴别时,可通过治疗,密切观察病情变化。若按劳损治疗一直无效,或反而继续加重时,则应广开思路考虑可能为其他疾病。

(4)无论新伤、陈伤或急慢性劳损,均可能"肢体伤于外,则气血伤于内,营卫有所不贯,脏腑由之不和",出现不同程度的全身症状,应仔细诊查,以辨证施治。

三、筋伤的治疗法则

【新伤】

新发筋伤的治疗过程,可分为早期与晚期两个阶段。两期治疗法则各有不同。

(一)早期

即受伤后 1~2 周,治疗原则应是活血化瘀,消肿止痛,保护伤处,以利愈合。可根据具体病情,选用如下治疗措施。

1.患处充分休息或固定 新伤必须使局部得到充分休息。将伤肢置于最有利于筋肉愈合的体位或姿势。若筋肉部分断裂或完全断裂,或有肌腱脱位者,则必须给予有效固定,以利损伤愈合。休息或固定时间,应据病情而定。筋肉的撕裂固定时间一般不应少于 2 周。

2.药物治疗 以活血化瘀、消肿止痛为主。

(1)内服。复元活血汤、化瘀丸、七厘散等。

(2)外敷。活血膏。

(3)煎药熏洗。用化瘀消肿洗方或用刘寄奴、仙鹤草、川椒各 30 克,白芷 9 克,明矾 6 克,煎水熏洗。注意伤后 24 小时内勿熏洗。

若瘀血化热,应敷黄龙膏或用清热解毒洗方外洗。

3.手法治疗 伤后筋肉挛急,肿胀疼痛,可用按揉推摩或扳、抖、搓等理筋手法,以活血散瘀,顺筋解痉。手法宜轻柔。"筋走"脱离正常位置者,应予以手法复位。凡局部肿胀严重或"筋断"者,不宜在局部使用手法,以免影响组织修复。

4.针刺、拔火罐 筋伤挛急疼痛者,可按经取穴或以痛为俞针刺。用泻法或针后拔罐,多用于背、腰、臀等肌肉丰厚部位。

5.药物局部注射疗法　可酌情选用。

6.手术治疗的适应证　筋肉撕裂较重或断裂(如韧带撕裂、肌腱断裂),或软骨损伤预计用非手术疗法效果不佳者,应早期手术治疗。

(二)晚期

新伤经早期治疗,肿痛轻微,软组织之撕裂伤已基本愈合,治疗应以活血舒筋、恢复功能为主。

1.药物治疗　内服活血舒筋汤或伸筋胶囊等,外用舒筋通络洗方熏洗,有脏腑症状者,可辨证选药。

2.手法治疗　可用按揉、推摩、转摇、屈伸、牵拉、搓抖等法,以舒筋活血通络,促进关节功能的恢复。

3.锻炼功能　逐步练习罹患部位的筋肉舒缩活动和关节活动,循序渐进,既防止损伤组织的粘连,又不影响其牢固愈合。练功时应注意保护,以免重复受伤。

4.其他　针灸、理疗、电疗等均可配合应用。

【陈伤】

陈旧性筋伤,以舒筋活血、软坚散结、温经通络、锻炼功能为主要治疗原则。

(一)药物治疗

筋肉拘急不舒,关节活动不利明显者,内服活血舒筋汤加减。局部软组织挛硬者,可加软坚药,如山甲、白花蛇、透骨草、土元等。有痹证表现的可用通痹丸、伸筋胶囊,外用舒筋活络洗方或温经散寒洗方烫洗,不便烫洗者可用坎离砂热熨。有软组织粘连、关节活动障碍者,可敷化

坚膏或用软坚散结洗方熏洗。

(二)手法治疗

可用按揉、推摩、捏拿、转摇、屈伸、牵抖等法以舒筋活血,解除筋肉挛缩与粘连,恢复关节的正常活动范围。

(三)积极锻炼功能

积极锻炼筋肉及关节的活动,顺关节的生理活动方向,逐步加大运动量。即使有轻度疼痛,也应继续坚持,以防遗留活动障碍的后遗症。

(四)患处加以适当保护

使用围腰、护腕等,以免重复受伤。

(五)手术治疗的适应证

筋肉断裂愈合不良严重影响功能,或形成长期病痛而以非手术疗法不能解除者,应考虑手术治疗。

(六)其他

针刺、拔罐、局部药物注射疗法等,均可选择配合应用。

【劳损】

(一)急性劳损

以活血化瘀,通经止痛为主。

1.解除病因,适当休息与活动,但不得绝对休息,以防血凝筋聚。

2.手法治疗　用按揉、推摩、滚搓、牵抖、转摇、屈伸、扳拉等理筋手法。

3.针刺、拔火罐等可以选用。

4.药物治疗　内服可用和营止痛汤加减,或伸筋胶囊;四肢可用舒筋通络洗方烫洗。

5.药物局部注射可以选用。

（二）慢性劳损

病情复杂,治疗方法应据病情而施。

1.手法治疗　治疗慢性劳损的手法很多,如按揉、推摩、滚搓、牵抖、斜扳、转摇、屈伸等,可根据病情选择配合应用。

2.药物辨证施治　一般以养血通络为主,可配以温经散寒、搜风通络,或润燥或祛湿,或补养气血,或强筋壮骨等法。可选服独活寄生汤、通痹丸、壮骨强筋汤等,外敷温经膏、化坚膏等。

3.针刺、理疗、电疗、药物局部注射疗法、挑治疗法、小针刀疗法、离子透入疗法等,均可选择应用。

4.既要休息又要加强锻炼　休息是使局部筋肉不再疲劳过度,以排除病因;锻炼是加强筋肉关节活动的调节,恢复正常生理功能,增加力量,如慢性腰背肌劳损、肩筋劳损等。

5.慢性劳损病证,不少是与职业、工作条件、环境、技术水平、工作制度、生活习惯等有密切关系。在治疗期间,应尽可能的对这些方面给予调整,以利于疾病的早日治愈。

6.个别病例需手术治疗。

四、筋伤常用的几种外治法

（一）外固定法

外固定法在治疗筋伤过程中,虽不如治疗骨折那样广泛应用,但某些筋伤(包括新伤、劳损等)必须应用适当的外固定,才能获得满意疗效。

1.筋伤外固定的作用　筋伤用外固定是为了限制受伤肢体关节的活动,以减轻疼痛,预防重复受伤,不使损伤组织再受牵掣或挤压磨损,保证罹患部位充分休息,以利于损伤修复。

2.筋伤外固定的原则　至少固定一个关节,固定时间一般不超过3周(特殊情况例外)。一般对受伤局部不施加压力,将患病肢体固定在舒适的体位。

常用固定器材有木制长夹板,木制或竹制小夹板,瓦形硬纸壳,特制器具(如腰围、腰背支架等)。外固定的具体方式方法,将在有关章节中述及。

（二）药物局部注射疗法

1.药物局部注射的作用　止痛,消除无菌性炎症,活血化瘀,舒筋通络,软坚散结。

2.常用药物　0.25%～2%普鲁卡因加可的松类药物;中药注射剂,如红花注射液、当归注射液、地龙注射液、灵仙注射液等。

3.注射方法　仔细检查,确定要注射的部位和穿刺点(一般是压痛最著部位或特定部位,如腱鞘内、囊肿内、滑囊内等),局部用碘酒、酒精消毒,选择合适的注射针管与针头(视病情需要选择),按需要抽吸适量药液,排尽针管内空气。如注射普鲁卡因,可先做皮丘,然后直刺至欲注射部位。注射其他药液,应将针迅速刺入,直达欲注射部位,抽吸针芯,确系针头不在血管内,即可缓缓注入药液。如面积较大,可分点注射,当针头变换方向时,必须抽动针芯,证实无回血,方可注药。

注药完毕,用灭菌棉棒压住针孔,将针头迅速拔出,外用敷料覆盖。

4.注意事项

①必须严格无菌操作。②注射前必须核对所用药物是否有误,药物是否变质。③了解病情,确定无用药禁忌证后,方可注药。④注射过程中,密切观察患者,如出现面黄、冷汗、欲呕、脉弱等征象,应立即停药,迅速妥善处理。⑤用药量应按规定,不得过量,一般 0.5% ~1% 普鲁卡因每次不超过 20 毫升,可的松类不超过 50 毫克。⑥注射次数,一般 3~5 日注射 1 次,3 次为 1 疗程。⑦注射普鲁卡因,应先做过敏试验,如呈阳性反应,不得注射,应改变治疗方法。

(三)中药外洗疗法

中药外洗疗法,亦称中药烫洗或熏洗疗法,是将中药饮片加水煎煮后用药液烫洗病变部位的一种治疗方法。这种方法可使药物的成分透过皮肤"直达病所",起到对疾病的治疗作用;可避免内服药的一些不良反应对人体的损害。本法在临床各科广泛应用,骨伤科用之尤多,如新旧软组织损伤、劳损、骨折、脱臼、骨关节病等,都可应用,用之得当,疗效显著。

1.中药外洗的用药法则

中药外洗用药应"辨证施治",据不同的"证"立法选药组方。辨证与内治法之辨证不同,主要是局部辨证。如新伤局部瘀血肿胀疼痛,即用活血化瘀、消肿止痛法选药组方;如陈旧性伤局部肌筋板硬,关节粘连,活动受限,应用活血舒筋通络法;如肢节局部疼痛,喜温恶寒,遇冷痛重,则以温经散寒法;若疮口热毒久恋,脓水淋漓,久不收口,可用清热解毒、祛腐敛疮法组方煎水外洗,等等。本书已有系列中药洗方,可据病情选用(将在各病中介绍)。

2.中药外洗方法

中药外洗,有局部外洗和全身洗浴两种,以前者使用最多。外洗方法有药熏、溻渍、浸泡、淋洗等。一般局部外洗,除个别情况有特殊要求外,都先以药蒸气熏,再溻渍、浸泡。步骤如下:把饮片配方药物放入搪瓷盆或不锈钢盆内(如将药分成若干份用纱布包成小包最好),加入冷水浸泡(加水量为药物重量的 6~10 倍)0.5~1 小时许。将药盆放火炉上加热,先武火后文火,煮沸后再继续煮 15~20 分钟即可。在煎药期间,做好外洗的准备,如选择适宜的场所,准备好所用毛巾或纱布、座椅、矮凳或托架等。如本人活动不便,应由他人协助外洗。将药盆端下后,放在欲洗部位的下方,伤处盖以毛巾,先以药蒸气熏蒸伤处,待水温稍降不至于烫伤皮肤时(50°~60°),用另一毛巾蘸药液淋于伤处所盖毛巾之上,反复进行。药液变凉后,迅速将药盆放火炉上加热(不必煮沸)再行外洗,如此反复 3~4 遍(40~60 分钟)。然后擦干局部,避免风吹受凉。药盆放置一边,下次外洗时加热即可。每日外洗 2 次,每剂药可连续使用 3~4 次再更换新药。若药水经洗后减少,可加水至足量,但加水后须煮沸。煎药过程中,可据病情需要加少量白酒温经散寒,或少量食醋软坚散结,以助药力。

3.中药外洗注意事项

①周围环境应舒适,夏天避免在闷热处,应有良好的通风,但不宜在"风口",以免受风。冬季应在温暖环境,避免受凉。②体位应舒适,应据自身体力情况,借助小凳或托架,摆放好伤肢,以免外洗过程中疲累过度。③药水温度应适时调整,勿烫伤皮肤,水凉后即应加热。外洗疮口时,水温勿过高。④洗后即用干毛巾或纱布将局部擦干并避免吹风、受凉。如为疮口,应于洗后常规换药,避免疮口污染。⑤外洗过程中,个别患者出现不良反应,如干哕、头晕、胸闷等,多属异味反应(应警惕药物中毒),应暂停外洗,稍事休息后再洗。如反应较剧,则不宜再洗,改用他法治疗。⑥由于体质或药物的原因,有的患者外洗后,局部皮肤发红、起痒疹,应暂停外洗,可涂擦氟轻松软膏或皮炎平,2~3日可愈。若更换洗方后仍有类似反应,应改用其他疗法。⑦有下列情况者不宜用外洗疗法:局部皮肤有新鲜伤口;损伤瘀肿在24小时之内或肿重而起水疱;局部有神经损伤而感觉障碍;身体极度虚弱;有严重的高血压、心脏病等内科疾病;局部有不宜外洗的皮肤疾病;肢体挤压综合征未改善;骨折不稳定或断端有移位倾向;精神病;过敏体质。

(四)中药药膏外敷疗法

中药药膏外敷疗法,是将中药饮片加工成细粉,用辅料(蜂蜜、饴糖、酒、醋等)调成稠糊状摊布上,外敷患处治疗疾病的一种方法,是中医常用的外治法之一。骨伤科使用最多,无论新伤、陈伤、急慢性劳损、骨折、脱臼、骨关节病等,皆常应用,用之得当,有良好效果。

1.中药药膏外敷的用药法则

中药药膏外敷,用药应以"辨证施治"为原则。辨证以"局部辨证"为主,应据局部不同的"证",立法选药组方。如为新伤瘀肿,应予活血化瘀消肿;如为陈伤,肌筋不舒,可予舒筋通络;若瘀血日久不化,机化变硬,关节粘连活动受限,应予软坚散结;若局部染毒或瘀血化热,红肿热痛,可予清热凉血解毒;若津液不行,聚而成水,关节湿肿,可予化湿消肿,等等。本书有系列外敷膏方,可据病情选用(将在各病中介绍)。

2.药膏的制作、外敷方法

将配方的饮片分别依法炮制、烘干、粉碎为极细末(过100~120目筛),放容器内,充分混匀密闭储存备用。用时,据病变部位大小,取适量药粉,放杯或盆内,加入辅料(常用蜂蜜),调成稠糊状,摊在特制之"膏药布"或厚牛皮纸上,或关节止痛膏类的胶布上(药膏厚度一般为3~5毫米),敷于病变部位,以绷带包扎,3~5天更换。如果某药膏用量较大(如活血膏),可调成稠膏,放于带盖的盆内,用时可直接取膏摊贴,无须临时调配,比较方便。还可将常用的若干种饮片,分别加工成细粉,储于盖罐内,临用时按配方要求,量取各药粉置容器内,放入辅料搅拌调成稠糊摊贴,更为方便。

3.药膏外敷注意事项

①局部皮肤有新鲜伤口或皮肤起水泡者勿用。②过敏体质或皮肤易过敏者慎用。③局部有皮肤病(如银屑病、湿疹等)勿用。④敷药部位之皮肤应先用温水擦洗干净。⑤如需用中药外洗或每日行理筋手法者,勿敷药膏。⑥活血类、软坚散结类、舒筋通络类药膏,孕妇勿敷在腹部或腰骶部。⑦敷药膏后局部作痒或起皮疹者,是对某药过敏之象,应停用药膏,局部用温水擦洗干净,涂擦氟轻松软膏或皮炎平软膏,即可很快痊愈。局部敷药膏一般不会导致全身过敏反应。

(五)膏药敷贴疗法

1.膏药的作用 敷贴膏药是中医伤科的传统疗法之一,常用的有市售的镇江膏、宝珍膏、狗皮膏、太乙膏、万应膏、风寒膏等。这些膏药都是用中药(配方)、香油、樟丹熬炼而成,有活血散瘀、通经止痛、舒筋通络、祛风除湿、软坚散结等功效,可据不同病情选择应用。

2.敷贴方法 如为市售的已摊于布上或厚纸上的成贴膏药,则于酒精灯火焰上烘烤其背面(即无膏药的一面),或放在温热器物上烙(如烫壶、火盆等)。数分钟后,药膏即变软烊化,勿烤太过,以免药膏流出。将布张开,把药膏粘匀,趁热敷贴于患处。若为未经摊开的药膏硬块,则可用刀切取适量,放入温水内(50～60℃)数分钟即烫软,直至全无硬块时,取出,手指蘸冷水(防药膏粘手),把药膏捏成圆饼状,平铺于预先裁妥的厚布或皮纸上,再如上法稍加烘烤,趁热敷贴于患处。

有时为了加强膏药活血、通络、舒筋、散寒或消肿止痛的力量,可在贴膏药时掺入麝香、肉桂或冰片等。其方法是将药研极细末,将膏药烘烤完毕,取药粉适量(0.3～1克),均匀撒布于药膏表面,然后贴于皮肤。

3.敷贴时间 敷贴时间据病情而定,质量好的膏药,在皮肤上附着牢固,一般都可贴1个月左右。敷贴期间如需检视伤处,则可揭下。需再贴时,将膏药烘烤,造成新的烊化面贴患处,仍可粘牢。

4.注意事项

①贴膏药后,有时可产生局部皮肤作痒,甚至边缘起痒疹,为药物刺激所致。严重时应揭下,改用别法治疗。②敷贴数日,有时膏药自行脱落,皮肤及药膏上粘一层白膜或污垢。这是皮肤不洁,加之有汗的缘故,可将皮肤洗净擦干,再把膏药烘烤,造成新的烊化面,仍可贴牢。③质量不佳的膏药,应及时更换。膏药熬的火候过"嫩",则贴于皮肤易烊稀溢流;火候过"老",则干裂并自行脱落。④如需经常检查伤情者,或需行X线检查者,不宜贴膏药。⑤如需经常做理筋手法或烫洗疗法者,不宜贴膏药。⑥热季易汗,膏药易脱落,如汗多则不宜贴膏药。⑦局部皮肤有破伤或有皮肤病等,为贴膏药的禁忌证。⑧孕妇不宜将膏药贴在腰部或腹部。

药物熬制的膏药,应用中最大的缺点是污染皮肤及衣物,而且必须用有机溶剂擦拭方能祛除,现代人不易接受。我们既往亦有配方熬制膏药,有伸筋膏、化坚膏等,后有实验表明,经过高温炼油后药物有效成分大部消失,故目前已很少使用熬制的膏药。今作为传统治法加以介绍,有待进一步研究。

目前市售之膏贴,种类繁多,如麝香膏、伤湿止痛膏、关节止痛膏等,都可据病情选用,比较方便。

(六)中药外熨疗法

中药外熨疗法,也称药熨疗法,是将中药饮片装布袋内,加热后置于治疗部位(或以外热源直接加热药袋),使药力透过皮肤到达局部组织而起到治疗作用的一种疗法,是中医常用的外治法之一。临床各科均可应用,如内科的胃寒脘痛、寒泻腹痛,外科的阴疽、结核,妇科的痛经、经闭等,用之得当,效果都较好。在骨伤科,外熨法用之甚多,常用于病变范围较大的寒性病变,如颈椎病、肩周炎、强直性脊椎炎、腰背肌筋劳损、肌纤维炎、腰椎间盘突出症、增生性骨关节病、骶髂关节炎、股骨头缺血坏死等。

1. 中药外熨法的选药

简易的外熨法,民间常用,如用坎离砂外熨,甚为方便。其他如大盐粒炒热装布袋外熨、炒麸皮、炒灶心土、炒黑豆等,都是简便易行、经济实用的外熨法。骨伤科临床常用中药饮片外熨,药物多选用含挥发成分较多而具有活血通络、温经散寒、祛风胜湿的药物,如川芎、红花、乳香、没药、麻黄、桂枝、细辛、淫羊藿、川椒、艾叶、荆芥、防风、羌活、独活、灵仙、白芷、辛夷、藁本、苍术、丁香、松节、徐长卿等,可根据病情选择配方应用。每剂药用量,可据病变部位范围大小酌定。

2. 中药外熨方法

下面介绍我们常用的一种外熨法。将配方饮片放入盆内,加适量温水搅拌使药湿透(加水勿过多)。浸润约10分钟后,再拌入白酒30~50毫升。将药装入长宽30厘米×20厘米的布袋内,扎紧袋口,然后将药袋放锅内笼屉上加热蒸馏,以药袋热透为度,勿蒸过久。取出药袋,置病变部位,紧贴皮肤,注意勿烫伤。外盖毛巾或衣被以保温。药袋降温变凉后,速将药袋取出放锅内笼屉上复馏,热透后取出置患处复熨。每次熨约1小时,每日1~2次。第二次熨时,将药倒入盆内,拌入白酒30~50毫升,装袋扎口,蒸馏外熨如前法。每剂药可连续用3~4次再更换新药。

若有条件,可不用蒸馏法加热,而用外热源直接对药袋加热,如坎离砂、热效应治疗仪、神灯等,使药力透达病变部位发挥作用。

3. 注意事项

①体位应舒适,多取卧位,以防疲劳。②外熨过程中,要注意调节局部温度,避免烫伤皮肤,并勿使药袋滑落。③注意用药反应,如有严重不适,应暂停使用。④局部皮肤有伤口或皮肤病者,勿用此法。⑤过敏体质者慎用。⑥局部有"热证"者忌用。⑦孕妇勿用于腰髋部。

(七)中药酊剂涂擦疗法

中药酊剂涂擦疗法,是用中药酊剂

（或称药水）涂擦病变部位的一种疗法，可使药力透过皮肤直达内部而起到治疗作用。多用于陈旧性损伤、劳损、肌筋不舒以及风寒湿痹肢节疼痛等症。应用比较方便，如消痹酊、活络药水、舒筋活血酊等。

1. 中药酊剂的用药

一般选用活血通络、舒筋散结、温经散寒、祛风化湿的药物，须据病情，立法选药组方。常用药物有当归、川芎、红花、鸡血藤、羌活、独活、桂枝、川乌、草乌、五加皮、细辛、白花蛇、乌梢蛇、全蝎、白芷、樟脑等，一般不用贝壳、矿石类药物。溶剂多选用高度白酒或 60% ~70% 乙醇，亦可再加少量食醋，浸泡中药而成。

2. 酊剂的制作与用法

将配好的中药饮片，用清水淘洗一下（速溶于水者除外）以除去灰土杂质，然后沥干，放入玻璃器皿内或瓷罐内，加入 60% ~70% 乙醇或再加少量食醋，容器密封，药与溶剂的比例按重量 1 : 4 左右（浸出液药物浓度 25% 左右）。视情况浸泡 7~30 天，过滤去渣，药液装瓶，贴签备用。用时，以脱脂棉或纱布蘸药液适量，涂于病变部位，并以纱布或手掌轻轻搓擦，每日 3~4 次，每次 5~10 分钟。

3. 注意事项

①局部有伤口勿用。②局部有"热证"勿用。③局部有皮肤病勿用。④对酒精过敏者慎用。

（八）中药离子导入疗法

中药离子导入疗法，亦称药透疗法，是将中药饮片煎出液浓缩后，用直流电电疗机将药物离子等有效成分导入病变部位而起治疗作用的一种疗法。一般选用活血舒筋、通络散寒类饮片配方，加水煎煮三遍，过滤，使药液浓缩至一定浓度（一般在 70% ~80%）。将含药液的药垫置于电极板与皮肤间，按电疗机操作规程进行离子导入。每次 15~20 分钟，每日 1 次，12 次为一疗程。骨伤科多用于增生性骨关节病、肢节风寒湿痹、慢性劳损等。药透时，应严格执行电疗机的操作规程，掌握禁忌证（如体内有金属物、起搏器等），以免发生事故。局部皮肤破伤、皮肤病、心脏病、高血压、孕妇等勿用药透法。本书有药透 1 号、2 号方，可供选用。

（九）针刺疗法

针刺疗法也是治疗筋伤的常用方法，用以通经活血，解痉止痛。新伤、陈伤、劳损均可配合应用。体针取穴可分循经或邻经取穴、局部取穴（以痛为俞）两种，或两种配合应用；手法一般都用泻法。针刺疗法常常与拔火罐或理筋手法配合应用，往往取得良好效果。耳针也是针刺疗法的一种，对止痛效果较好，根据受伤部位，在耳针区选择相应的刺激点，用 5 分长毫针针刺，可作短时留针，一般不埋皮内针。

（十）拔火罐疗法

1. 作用及适应证 拔火罐是我国流传已久的外治法之一，尤多用于筋伤。火罐有竹制、陶瓷制、玻璃制的不同种类及大小型号。原理是借助罐内易燃物的燃烧，消耗罐内氧气，产生负压，将罐吸附在体表,起到活血散瘀、解痉止痛的作用。筋伤疾患除新伤出血或筋断者外,一般都可应用,特别是肩、背、腰、臀等筋肉丰厚部位,更为适宜,是一种安全、简便、经济、效著的治疗方法。

2.拔火罐方法

(1)嘱患者摆好体位(坐或卧),欲拔罐部位充分裸露,筋肉放松,精神勿紧张。

(2)根据欲拔部位选取适宜的罐。用同样的拔法,罐越大则力量越大,软组织薄弱处用小罐,筋肉丰厚处用大罐。应选罐口光滑整齐者。

(3)点火与扣罐。点火方法有数种,可任选一种。一是用易燃的纸片或酒精棉球,点燃后投入罐内,待火焰刚旺时,速将罐扣于皮肤上,稍用力按压,即可吸着牢固。此法多用于侧卧横拔情况下,以免燃烧物落在皮肤上造成烧伤。二是将罐靠近皮肤,用镊子夹一蘸有酒精的棉球,点着后伸入罐内,在罐壁上涂擦一周,迅速抽出,并速将罐扣于皮肤上。此法不易烧伤,但动作须迅速。三是将罐内壁上滴入酒精少许,划火柴燃后速扣于皮肤上。此法也较安全可靠。

(4)留罐。火罐吸着后,可留置5~15分钟,不宜过久。罐吸力大时如过久,局部皮肤易起疱或拔破。

(5)起罐。一手握罐,一手轻按罐边缘的皮肤,使罐内进入空气,即自行脱落。切勿将火罐向下硬扯。

3.注意事项

①扣罐的时机应准确,应在火焰刚旺之际,动作要迅速。这样吸着力强,且不易烧伤烫伤皮肤。②起罐后局部高突,皮肤红、紫或起小水疱,渗出水珠,这是正常现象。③局部皮肤如有轻度烫伤或起水疱,勿擦破,可涂龙胆紫溶液,2~3日可痊愈。④针刺后再拔火罐,常在针孔部拔出少量血液,是正常现象。有时特意拔出血(用皮肤针或三棱针刺),以达到散瘀止痛的目的。

目前市售有抽气型拔罐器,使用较方便,且无烧伤皮肤之虞。

(十一)物理疗法

物理疗法是利用声、光、电、磁等物理刺激作用于人体治疗疾病的方法,可以起到促进血液循环、消炎、镇痛、舒筋等作用。物理疗法须用一定的理疗仪器及配套设备,目前理疗仪器种类繁多,如各种电疗机、超声、短波、频谱、红外治疗机等,都各有其特定的适应证与禁忌证,临床上可据条件选择应用。骨伤科多用于治疗急慢性劳损、软组织损伤、骨关节病、肢节风寒湿痹、神经痛等。应熟悉仪器的使用说明或参阅相关资料后合理使用,此不赘述。

(十二)理筋手法

1.理筋手法的作用　理筋手法是治疗筋伤的重要手段,通过术者一定的手法操作,以活血散瘀、消肿止痛、舒筋通络、祛风散寒、调和气血、活动关节,从而达到消散瘀肿、解除肌筋挛急、加速损伤组织的修复、减轻患者病苦、使肢体功能迅速恢复之目的。

2.常用的几种理筋手法及其适应证

（1）按揉。按，是用拇指或示、中指的指腹或用手掌的大小鱼际，接触于体表的特定部位或穴位上，用力按压，用力的大小，应视病情需要和病人耐受程度而定。揉，是在按的基础上，不离原位或左或右地旋转揉动，揉时应用腕力。临床上按、揉手法往往同时合并施用。点穴按揉或小面积按揉常用指，大面积按揉常用掌（图6.1）。

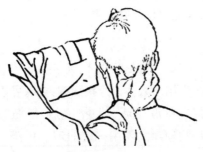

用指按揉两风池穴

图6.1　按揉手法示例

按、揉，能散瘀结、调气血、解痉止痛。新伤、陈伤、劳损都可应用，常作为理筋治疗方案中的第一步骤而广泛应用。

（2）推摩。推，是用指腹（常用拇指）或手掌的大小鱼际部，平稳地置于肢体体表，稍加按压，缓缓向上下或左右推动。摩，是在推的基础上摩动、滑擦，较推法用力略小，速度稍快。两手法往往配合施行，下推则上摩，上推则下摩，部位小用指推摩，面积大用掌推摩。推摩手法，要求有刚有柔，刚柔相济，体表感觉轻柔，内里力量刚劲，并非在表皮摩来擦去，徒伤皮毛（图6.2）。

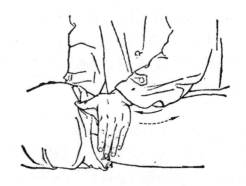

用手掌鱼际部推摩腰背筋

图6.2　推摩手法示例

推摩手法可舒筋活络，通经散结，散风祛寒，是治各种筋伤的常用手法，特别对陈伤和劳损应用更多。

（3）捏拿。捏拿是用拇指与示、中、无名指相对，捏住筋肉稍稍提起，然后放松的手法。捏时应稍加用力，指力要柔韧。提时只有上提之意，并非将筋肉提起（提起放松者谓之弹筋），放松时手指不要离开体表。捏拿时应顺筋肉的行走方向自上而下依次进行（图6.3）。

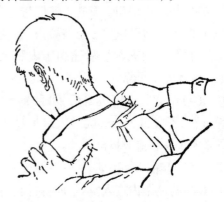

捏拿颈项筋

图6.3　捏拿手法示例

捏拿法能通经解痉，疏通气血，常用

于四肢及颈项部的陈伤和劳损。急性劳损捏拿手法应轻柔。

（4）拨筋。拨筋也称拨络。是用拇指或示、中、无名指，按于筋肉之一侧，顺筋肉走行的垂直方向用力弹拨筋肉，反复进行，并自筋肉的一端依次向另一端弹拨。用力大小应视病情与患者耐受程度而定（图6.4）。

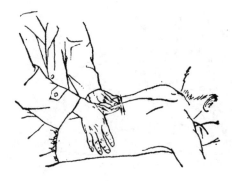

两拇指拨两背筋

图6.4 拨筋手法示例

拨筋法可起到顺筋、解痉、松解粘连的作用，多用于陈伤和慢性劳损等，颈、腰、背、臀、四肢筋肉及关节均可应用。

（5）转摇。转，即旋转或环转；摇，即摇摆晃动，是手握肢体使其在某一方向或几个方向上摆动、旋转，进而做环转运动的手法。用于肢体各关节部位，使关节在其生理活动限度内做某种运动，以恢复其正常的生理活动范围（图6.5）。转摇手法应轻柔，循序渐进，活动范围应由小到大，转摇的次数应由少到多，以不引起剧痛为原则。转摇时最好用一手握持关节部，以起保护、体察作用。

转摇手法，主要用于治疗肢体大关节部位的损伤，陈伤与劳损多用，能舒筋解

痉、松解粘连、滑利关节、恢复关节的生理活动范围。筋肉撕裂或断裂新伤者禁用。

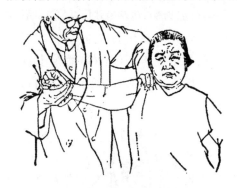

于肩关节施用转摇手法

图6.5 转摇手法示例

（6）屈伸。是使关节做被动屈伸活动的手法。操作时，一手握持关节部位，一手握肢体远端，稍加拔伸之力，顺其生理活动方向缓慢轻柔地做屈伸运动。屈伸活动度由小到大，到达一定活动度时，在病人能耐受的前提下，猛力做一次屈伸动作，以活动紊乱的关节或拉开粘连，恢复其最大生理活动范围（图6.6）。

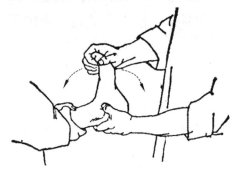

于踝关节施用屈伸手法

图6.6 屈伸手法示例

屈伸手法的作用与转摇手法大致相同，但能做旋转运动的关节才可做转摇手法，屈伸手法则适用于以屈伸活动为主的

关节,如肘、膝、踝等。

(7)斜扳。为颈、腰部的理筋手法之一。以腰部为例,患者侧卧(左),一腿在下伸直(左),一腿在上屈曲(右),术者立于背侧,一手推于上侧(右)髂前上棘后方,一手扳肩(右)前方,两手反向用力推扳活动数次,活动范围逐次加大。嘱患者全身放松,至最大活动度时,做一次稳妥可控的最大活动范围的推扳动作,此时往往听到清脆的响声,必要时可改换对侧卧位,术者换手再斜扳对侧(图6.7)。

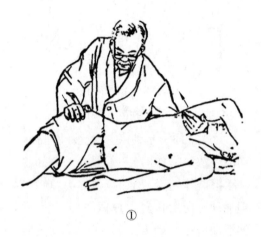
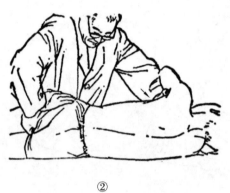

①　　　　　　　　②

腰部斜扳手法

图6.7　斜扳手法示例

斜扳手法,用于颈部筋伤、落枕、腰部扭伤、腰部后关节机能紊乱、滑膜嵌顿、腰部劳损等症,可以松解痉挛、活动关节、使关节恢复正常功能。此法必须与其他手法配合应用。

(8)叩击。手腕适度放松,用手掌或小鱼际或用拳叩击所伤部位体表,自上而下或自左而右反复叩击。稍微用力,太轻不起作用,过重可产生疼痛或震动不适,叩击时要"蓄力收提",击于体表的时间短暂,患者甚感舒适(图6.8)。

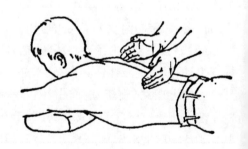

用双手小鱼际部叩击腰背筋

图6.8　叩击手法示例

叩击手法,多用于陈伤与劳损,且筋肉丰厚的部位较为适宜,能舒筋解痉、疏通气血,常与其他理筋手法配合应用。新伤筋肉撕裂或断裂或挫伤等,不宜应用。

（9）滚法。用手的小鱼际尺侧缘及第3、4、5掌指关节的背侧，按于体表，利用腕力和前臂的前后旋转，反复滚动（掌指与指间关节半屈位），顺着筋肉的走行方向，自上而下或自左而右，按部位顺序操作（图6.9）。下按力的大小需据病情和部位及患者的耐受程度而定，筋肉薄弱处宜轻，筋肉丰厚处宜重，新伤宜轻，久病宜重，体弱者宜轻，体壮者宜重。

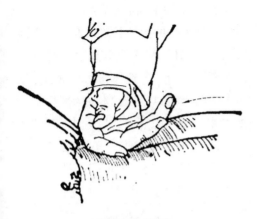

于腰背部施用滚法

图6.9 滚法示例

滚法是常用的理筋手法，特别是对陈伤和急慢性劳损。面积大的部位如肩、背、腰、臀、股部更适宜，用其舒筋活血、疏通经络、祛风散寒、解痉止痛。

（10）搓法。两手掌相对，掌指关节半屈位，按于肢体两侧，如环抱状，来回搓动，顺筋肉之走行方向，自上而下反复数遍。两手对挤的力量视部位与病情而定，一般不宜过大，动作应轻快、柔和、协调。嘱患者尽量将筋肉放松（图6.10）。

搓法多用于四肢及腰部的筋伤病证，对于缓解肌筋痉挛与紧张有良好作用，多

作为其他理筋手法后的调理。

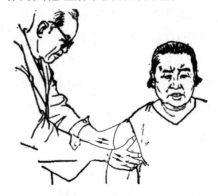

①臂部用搓法

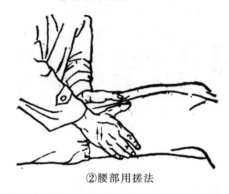

②腰部用搓法

图6.10 搓法示例

（11）牵法。牵，即牵拉之意。用手握住肢体远端向远侧牵拉（常由助手配合反向牵拉），同时嘱患者尽量将筋肉放松。牵引力量持续，徐徐增加，牵力之大小和持续的时间，应视病情需要和部位而定。筋肉丰厚部位，牵力应大，时间亦应较长（图6.11）。

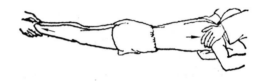

上下两端反向牵拉，牵力主要作用于腰部

图6.11 牵法示例

牵法主要用于四肢和腰部的陈伤和劳损。牵法的作用是舒筋解痉或拉开粘连,并辅助其他手法发挥其作用。许多手法需在持续牵的状态下才能更有效,如推摩、转摇、滚法等;有的手法则必须在牵的基础上进行,如抖法。新鲜筋伤病证如筋肉捩伤或撕裂,不得用牵法,以免加重伤势。

(12)抖法。是用手握住肢体远端(常由助手协助),在向远端牵拉的基础上,将肢体做快速上下或左右抖动,反复数次,抖动幅度由小到大。用力大小由部位决定,大关节和筋肉丰厚部位抖力应大(图6.12)。抖法主要用于四肢和腰部。其作用、适应证与牵法相似,能加大牵法的有效力,相辅相成,增加关节的活动。

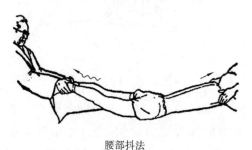

腰部抖法

图6.12 抖法示例

其他理筋手法还很多,如捻法、擦法、背法等,应用较少,不一一叙述。

3.注意事项

①施手法前必须充分了解病情,明确诊断,确定手法适应证。②拟定手法方案。针对所治病证,确定所施用的手法及先后次序、手法的力量、时间等,做到心中有数,有计划按步骤进行。③施手法前做好充分准备,包括病人合适的体位、助手配合等。必要时应准备抢救物品,以备急用。④将手法的操作与效果告诉患者,取得患者的信任,消除顾虑和紧张情绪,与医者密切配合。⑤施术过程中密切注意病人情况,询问其感觉,体察局部变化,以便掌握手法的调节。如发现患者有晕厥先兆,应立即停止操作。⑥年老、体弱者及妊娠期妇女,均应慎用手法。⑦局部患皮肤病,急性炎症,皮肤有挫裂伤,关节结核等,均为手法的禁忌证。

另外,医者应在平时积极锻炼练功,提高手法的操作技能,达到熟练、敏捷、稳健、协调。使手法"机触于外,巧生于内,手随心转,法从手出",才能取得良好的治疗效果。

第二节　常见的筋伤疾病

颞颌关节弹痛症

【发病】

颞颌关节弹痛症亦称颞颌关节功能紊乱症,其特点是颞颌关节活动时弹响并疼痛,临床较多见,好发于成年人。发病原因,直接外力损伤者并不多见,多数都是逐渐发病,或由于一次咀嚼硬物用力过猛,或讲话时间过长,疲劳过度引起。可能由于强有力的咀嚼肌群的收缩,对颞颌关节产生反复的多次挤压性损伤,使关节囊肿胀,关节内软骨盘的滑动不利,气血郁滞而发生功能紊乱与疼痛;活动时关节内软组织发生摩擦或错动,即发生弹响。

【临床表现与诊断】

一侧或两侧颞颌关节疼痛,活动时疼痛明显(如咀嚼、讲话、张口大笑等),口张大时往往有弹响,以手按在局部,可有弹动感。下颌关节处微肿,压痛轻,口不能张大,甚则咀嚼困难,齿不能咬合。一侧患病时,下颌可向健侧歪斜。病程日久,受外邪侵袭,可于受凉,气候变化时症状加重,X 线检查无异常。

【治疗】

中药治疗可内服独活寄生汤,去杜仲、牛膝、人参,加白芷、鸡血藤、豨莶草等;或服三元丹合三虫散。外用舒筋通络洗方煎水热敷,每日 2~3 次。

针刺下关、颊车、合谷,隔日 1 次;并用拇指按揉上述穴位,日 1 次。

注意局部休息,如避免咬硬东西和难咀嚼的食物等。预后良好。

颈项部筋伤

【发病】

颈项部筋伤,包括急性扭伤与劳损。当颈部猛然扭闪、搬重物或攀高等用力过猛,都可使颈项部筋肉受到过度牵拉,发生筋肉扭伤。如损伤严重,颈椎小关节可发生挫伤,致使颈椎活动障碍。若平素缺乏筋肉锻炼,身体衰弱,气血不足,或工作

性质使颈项部筋肉经常处于紧张状态而得不到调节,如驾驶、打字、刺绣等,天长日久可使筋肉疲劳过度,气血循行不畅,舒缩活动失调,出现慢性颈项筋伤症状,形成"颈筋劳损综合征"。如夜间睡眠枕头过高或过低,颈项肌肉和颈椎小关节着力不平衡,复感风寒,即可急性发作,成为"落枕"。

【临床表现与诊断】

急性扭伤者都有明确的扭伤史,劳损则外伤史不明显,颈部有长期劳累史。颈项部疼痛,不敢活动,尤以旋转侧屈受限明显,颈僵硬状,微前倾,头向患侧歪斜,下颌歪向健侧,颈项部一侧筋肉微肿,压痛广泛,可触到痉挛的筋肉呈条索状,疼痛可牵扯到肩背部,并可有头痛、头胀等症状。

本症应与颈椎脱位、颈椎间盘突出症、颈椎病相鉴别。本症损伤力较小,无颈神经根刺激症状,X 线拍片有助于诊断,X 线无异常改变,或仅有生理前曲变直。

【治疗】

一、中药治疗

一般可内服通痹丸。急性扭伤者服三元丹,落枕者加服伸筋胶囊或煎服阳经痹通汤。外用舒筋活络洗方,煎水热敷。

二、针刺

风池、肩井、风门、外关、后溪等穴。

三、手法治疗

患者正坐,术者立于背侧,先后施行以下手法:①一手扶患者头顶部,一手将虎口分开,用拇指和示、中指的指腹,轻轻

用力按、揉风池、风府、天柱、肩井等穴3~5分钟（图6.13~①）。②以掌根部用力，推摩颈项两侧筋肉及肩胛部肌肉，以伤侧为主，推摩3~5分钟，以舒筋解痉（图6.13~②）。③以拇指与示指、中指相对，轻轻捏拿颈项筋肉2~3分钟。④一手扶枕部，一手托下颏，使颈略前倾，下颏内收，稍用力上提，并左右摇转晃动，以活动小关节，最后用力将下颏向一侧做一稳妥斜扳，即可听到清脆响声，立感舒适（图6.13~③）。⑤再以掌根部位轻轻推摩颈项及肩胛筋肉，作为最后调理，以使筋肉舒展，经络通畅，气血调达。

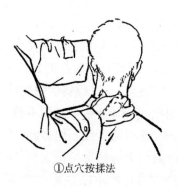 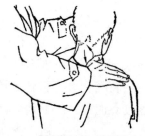 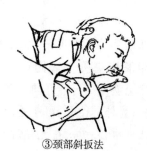

①点穴按揉法　　②推摩颈项、肩胛筋肉　　③颈部斜扳法

图6.13　颈项筋伤之理筋手法

以上手法应轻揉，过重将加重疼痛。手法后嘱患者做颈项各方向活动，不可停滞不动。

经以上治疗3~5日，症状即可消失，预后良好。颈筋劳损综合征者，应经常进行颈部锻炼，尽量避免姿势性劳损。

肩筋扭伤

【发病】

肩关节活动范围甚广，其稳定性全靠周围筋肉维护，故在生产劳动、体育运动和日常生活中损伤机会较多。工农业劳动、举重、攀高、体操、投掷等活动用力过猛，或被动牵拉扭旋，均可造成肩部筋肉急性损伤。外力直接钝挫或撞挤损伤肩部筋肉的机会较少。

【临床表现与诊断】

肩筋扭伤，临床多见，均有明确外伤史，但伤力不一定剧烈，往往在做某一动作时突然发生疼痛，有时自己听到响声。肩活动受限，尤其外展外旋活动疼痛明显；局部肿胀较轻，很少出现瘀斑。直接外力挫伤者，可有皮肤损伤，痛肿可较重，各方活动受限。若冈上肌撕裂，则肩外展60°~120°范围活动痛；若肱二头肌长头肌腱撕裂，则肩外旋、外展、屈肘疼痛明显，完全断裂，则肘屈曲时肌腹隆起，肌无力。X线检查，可观察是否伴有骨折或肩锁关节错位，以免漏诊。

【治疗】

一、中药治疗

急性损伤内服三元丹。局部肿胀明

显、压痛重者,内服化瘀丸或三七伤药片,外敷活血膏或用化瘀消肿洗方煎水热敷。晚期以舒筋活血为主,可服伸筋胶囊。

二、主动锻炼活动

肩部软组织损伤,即使有轻度粘连,亦影响肩的活动,且肩部急性损伤后,往往畏疼而怕动,造成损伤粘连的机会。故肩部扭伤除证实有筋肉全部断裂外,均不应将肩关节固定,而应早期锻炼活动,逐步练习肩的各方向主动运动,范围可由小到大,不应等到肿消痛止后再活动。治疗期间避免受凉。

三、手法治疗

肩部扭挫伤急性期,不宜施用手法。肿胀消退疼痛减轻后,可配合主动锻炼,施用轻柔的推摩、转摇手法,以舒筋活络,协助恢复肩的活动范围。其手法操作参阅"肩关节周围炎"节。

四、物理疗法

多用于晚期,可据情况选择应用。

对于肌腱断裂者,应考虑手术治疗。本病治疗不当或治疗不彻底,可遗留肩关节粘连、疼痛及活动受限,治法参阅"肩关节周围炎"节。

肩关节周围炎

【发病】

本病临床甚多见,尤以妇女为多。多发于50岁左右的老年人,故又称"老年肩"或"五十肩"。其特点是肩部疼痛,活动受限,故又有"肩凝"和"冻结肩"之称。发病原因多为年老体弱,筋肉不健,加之操劳过度,使肩部筋肉长期过于疲劳,失于气血之濡养。可因一次突然扭闪或劳动过力而诱发疼痛,也可由于感受风寒湿邪气突然发作,称为"漏肩风"。但多数患者无明显诱因而逐渐发病。少数病例继发于肩筋扭伤。

【临床表现与诊断】

逐渐发生一侧肩部疼痛,隐痛、酸痛或跳痛感。突发病例疼痛较重,可牵连上臂及肘部,夜间痛,甚至睡中痛醒。兼外邪侵袭者,可于受凉变天时疼痛加重。局部无明显肿胀,病程久者,往往有肩部筋肉萎缩,肩的前、外、后方均有压痛。肩活动受限,初因畏痛不敢活动,久则产生粘连和挛缩,主动被动活动均受限制,尤以外展、外旋、上举更为明显,甚者肩关节可失去活动能力,肩活动范围仅由肩胛骨的运动代偿(图6.14),给患者带来工作和生活上的极大不便和痛苦。若不积极治疗,病证迁延难愈,病程可达一年以上。

本病应与关节结核、风湿和类风湿性关节炎、骨肿瘤等相鉴别。X线拍片有助于诊断,本病X线片无异常改变。

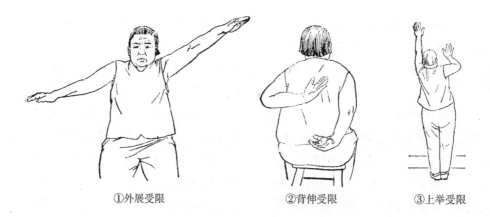

①外展受限　　　　②背伸受限　　　　③上举受限

图6.14　肩关节周围炎体征

【治疗】

一、辨证用药

（一）急性期，病程短、痛苦重者，宜温经散寒，通络止痛，可服阳经痹通汤加减，水煎服。外用坎离砂热熨。

（二）病程已久，肩痛连臂，活动痛重，拘急不舒而体质尚好者，宜活血舒筋通络，用活血舒筋汤，加土元、山甲，水煎服。或服通痹丸。外用温经散寒洗方煎水热敷。

（三）体质素弱，气血不足，病程日久，肩痛隐隐，筋肉萎缩，活动明显受限者，宜补气养血与舒筋通络并重，用蠲痹汤，加党参、白术、川芎、鸡血藤，水煎服。外用温经散寒洗方煎水热敷，也可外敷温经膏，或用外熨蒸疗方外熨。

二、积极锻炼活动

积极主动锻炼肩关节活动，是治疗的重要措施。如果不活动，虽有灵药或手法也不能获得满意疗效。应在药物治疗和手法治疗的同时，指导患者做肩的外展、外旋、背伸、上举以及环转运动，活动范围由小到大，逐步增加运动量，可配合拉滑车与手攀高动作进行锻炼，以加大肩关节的活动范围，直至恢复正常。运动时可有疼痛，应努力坚持，要有毅力，向痛的方向活动，不要畏痛不动，否则肩关节很易"冻结"，至活动不痛时，肩的活动范围已很难改变。故对本病患者要多加鼓励，树立治愈的信心，加强锻炼，配合其他疗法，方能取得良好疗效。

三、物理疗法、痛点药物注射疗法均可选择应用

四、手法治疗

治疗肩关节周围炎的手法很多，通常可按顺序施用以下手法，较安全有效。

（一）按揉　患者正坐，术者立于患侧，一手托患肘部，令其肘屈，肩部筋肉充分放松，另一手虎口分开，用拇指和示、中指按揉肩部疼痛点（或取穴接揉肩髃、臂臑、臑俞）2～3分钟（图6.15～①）。

（二）捏拿　紧接上法，患者姿势同上。术者拇指与示、中指相对，自上而下顺序捏拿肩臂筋肉2～3分钟（图6.15～

②）。

（三）推摩　术者立于患者背后，一臂绕过健侧，手揽患肘，并使肩尽量内收，另手用掌根推摩法自上而下推摩肩臂外侧、后侧筋肉2～3分钟。再换姿势，一手拉患臂使上臂背伸，置于身后，另一手如上法推摩肩臂前内方筋肉2～3分钟（图6.15～③）。

（四）转摇　术者立于患者背后，一手扶患侧肩部，另手握腕部，向远侧拔拉并徐徐做环转运动，其范围由小到大，并使患臂逐渐外展抬高，直至不能耐受为止，前转后转交替3～5分钟。

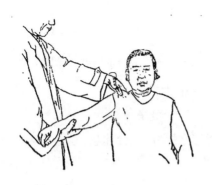

①肩部按揉手法

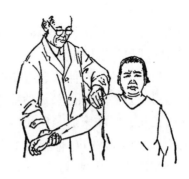

②肩臂部捏拿手法

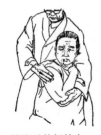
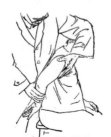

A.推摩后外侧筋肉　　B.推摩前内侧筋肉

③肩臂部推摩手法

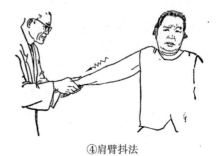

④肩臂抖法

图6.15　肩周炎手法治疗

（五）搓抖　术者立于患侧，两手大小鱼际部相对，手指半屈位环抱肩臂部，相对用力搓动，使筋肉充分舒展放松，然后两手握患侧手，使患肢外展伸直，稍加拔伸之力（对侧可由助手揽住患者），快速上下抖动4～6次，在抖动过程中加大外展角度直至不能耐受为止。如此可加大肩关节活动范围并可松解粘连（图6.15～④）。

最后再以轻柔推摩法舒筋活血止痛。

手法用力轻重应视患者耐受程度而定，不应急于求成，增加痛苦或损伤。手法操作完毕,嘱患者做肩的各方向活动数分钟,然后休息并注意保暖避免受凉。

【预后】

经以上方法积极治疗,一般都能在短期内治愈。本病有时一肩治愈,另一肩又可发病,但很少双肩同时发病。

伸腕肌起点损伤

【发病】

腕的背伸运动是由伸腕肌群的收缩完成的,伸腕肌起点肌腱附着于肱骨外上髁部位。当腕部处于背伸状态而突然受到腕屈曲的猛力牵拉时,可造成伸腕肌起点肌腱的拉伤。但临床最多见的还是慢性损伤,腕背伸活动过度,伸腕肌多次频繁收缩,超出其生理限度,过于疲劳,可对其起点处产生慢性牵拉伤,局部气滞血凝,出现肿胀疼痛症状。打网球、打乒乓球、砸石子、扫地、纺织等,都易发生本病。

【临床表现与诊断】

本病又称"网球肘"或"肱骨外上髁炎"。初起时,患者多不能明确诉说损伤原因,而当重复伸腕动作时发现肱骨外上髁部疼痛。初起可有肿胀,疼痛较重,有时痛连前臂及上臂,甚至夜间亦痛。经适当休息,急性期过后即转为慢性,经久不愈,由于重复劳损可反复加重症状。检查时,使患腕掌屈然后做抗阻力的背伸活动,则引起肱骨外上髁部疼痛(图6.16),而抗阻力做腕其他方向的运动则无疼痛,为本病的特点。肱骨外上髁部压痛明显,或有微肿,一般不易误诊。

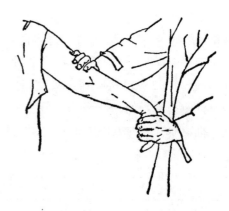

图6.16 "网球肘"伸腕抗阻力试验

【治疗】

一、一般治疗

急性期应充分休息,避免再从事引起损伤的工作,减少腕的背伸运动。局部痛重、肿胀,可用化瘀消肿洗方煎水外洗。慢性期可用舒筋活血洗方烫洗,或外敷活血膏。

二、药物治疗

局部注射强的松龙25 mg加2%普鲁卡因1~2毫升,每周1次,3次为1疗程。注射后隔日再用中药外洗,效果更好。

本病之治疗务必彻底,防止转为慢性。若转为慢性,可反复发作,时轻时重,久治难愈,每于反复伸腕劳作时即可发作。

用局部针刺出血(三棱针或皮肤针)、针后拔火罐(小罐)治疗,也有一定效果。

【附】屈腕肌起点损伤

亦称"肱骨内上髁炎"。腕屈肌之起

点在肱骨内上髁,可因急剧屈腕拉伤发病,但大多为慢性劳损,即反复做屈腕动作的劳作而引起屈腕肌群起点处的损伤。局部疼痛,有时微肿,压痛明显,屈腕抗阻力试验阳性。治疗方法与肱骨外上髁炎相同,但本病治愈后反复发作者较少见。

桡侧伸腕肌腱鞘炎

【发病与诊断】

桡侧伸腕肌腱鞘炎是该肌群的急性劳损所致。当腕在背伸、尺侧倾斜位时,手指过度用力活动,则易发生本病,如洗衣服、割庄稼、刨地等。乃由于桡侧伸腕长、短肌持续性收缩、拉紧,发生疲劳,伸指肌特别是伸拇短肌和外展拇长肌频繁活动,与桡侧伸腕长短肌发生摩擦,使局部气血循行不畅,气滞血瘀,便出现肿胀、疼痛症状。检查可发现前臂下段背侧肿胀,或成斜条索状高起、压痛,以手握于该部位令患者伸腕活动,则可感到清楚的捻发征,并可听到“嘶嘶”之响声。抗阻力伸腕时,局部牵掣性酸痛。急性期有时色红,扪之有灼热感,不应误诊为外科感染性疾病。

【治疗】

应充分休息,确保局部不再劳累。症初起肿痛明显,甚至色红皮热者,外敷活血膏或用化瘀消肿洗方煎洗;或用刘寄奴、仙鹤草各 30 克,川椒 15 克,煎水烫洗。症状不重者或伤日久者,可用舒筋通络洗方熏洗。

本病治疗及时,经以上疗法,一周之内即可痊愈,不留后遗症,一般无复发倾向。

下桡尺关节扭挫伤

【发病】

下桡尺关节由桡骨远端尺侧面与尺骨小头关节面构成,关节的稳定性靠关节的掌、背侧韧带及三角纤维软骨盘维持。直接外力引起单纯下桡尺关节挫伤者并不多见,多数都由间接的扭旋性伤力使下桡尺关节过度旋转而发病。如手被机器缠扭、嬉戏斗殴前臂被扭旋、用力拧螺丝、跌倒时手触地而扭转等,都可致伤。轻者仅下桡尺关节掌侧或背侧韧带捩伤,或完全撕裂;重者连同三角纤维软骨板被撕裂,产生下桡尺关节分离移位。有些患者没有急性扭挫伤史,而是逐渐发现下桡尺关节疼痛和下桡尺关节半脱位,这是由于长期从事前臂旋转用力的工作,使韧带劳损、松弛、失去弹性所致。

【临床表现与诊断】

急性扭挫伤都有明确的外伤史,有时患者自己可听到响声。伤后腕部疼痛,前臂旋转时疼痛较剧,手握物无力,局部可有轻度肿胀,下桡尺关节有挤压痛。韧带撕裂较重或三角纤维软骨板破裂时,下桡尺关节可有前后方向的异常活动,并可发出弹响或摩擦音,尺骨头向背侧突起,尤以前臂旋前时突起较明显,则表明有下桡尺关节分离移位。

慢性劳损所致者,逐渐发现前臂旋转时局部疼痛,不敢用力,影响工作。检查局部可无肿,但往往尺骨头向背侧突,下桡尺关节挤压痛及异常活动等体征均很明显,主动活动或被动活动均可有摩擦音或弹响。

关节掌背侧韧带轻度撕裂者，X线拍片可无异常发现。有下桡尺关节分离者，正位X线片可见下桡尺关节间隙增宽（正常宽0.5~2.5毫米），侧位X线片尺骨头向背侧移位。三角纤维软骨盘破裂，须经碘剂造影或CT扫描确诊。

【治疗】

一、急性损伤，局部肿痛较重者，外敷活血膏，再用薄棉垫或纱布（5~6层）括手腕部，用两块瓦形硬纸壳内外相叩、扎带扎缚固定（图6.17~①）。外用绷带包缠，固定3周。解除固定后用舒筋通络洗方外洗，逐步锻炼功能。

二、下桡尺关节分离者，在敷药前以手法复位，即在助手牵引下，前臂中立位，术者先向前按压尺骨头，然后以手握腕，内外侧方向挤压下桡尺关节，使之复位。复位后，于尺桡骨下端内外侧放置小压垫（图6.17~②），外括棉垫，瓦形纸壳内外相扣，扎缚固定同上。3~4周解除固定，舒筋通络洗方烫洗，并以弹力护腕保护。

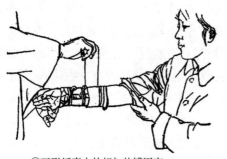

①瓦形纸壳内外相扣扎缚固定

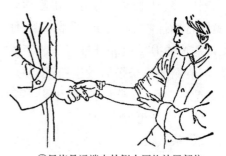

②尺桡骨远端内外侧小压垫放置部位

图6.17　下桡尺关节扭挫伤固定法

三、损伤较轻无关节错位者，不必固定，外敷活血膏或用舒筋通络洗方烫洗，即可很快恢复。

四、陈旧性损伤延误治疗症状明显者，不必固定，用洗药烫洗，以减轻症状。

五、慢性劳损，下桡尺关节松弛性半脱位者，可用纸壳固定，使局部充分休息，并用洗药烫洗，一般均可逐步恢复。

【预后】

下桡尺关节扭挫伤，如韧带无完全撕裂，三角纤维软骨盘未破裂者，经恰当治疗，预后良好，一般不影响功能。如韧带与软骨盘损伤严重，虽经及时治疗，下桡尺关节分离也很难痊愈，往往遗留慢性疼痛，甚至产生创伤性关节炎。痛苦大严重影响功能者，可将尺骨头切除。

腕及手部狭窄性腱鞘炎

【发病与诊断】

腕及手部狭窄性腱鞘炎，均属慢性劳损，都是由于操劳过度，气血郁积不散所致。最常见的是桡骨茎突处拇长展肌、拇短伸肌腱鞘炎,及掌骨头掌侧屈指肌腱鞘炎。

一、桡骨茎突处腱鞘炎

由于拇指伸展活动过多,疲劳过度所引起。如经常洗衣服、切菜、包装、理发等,易患此病,多见于中年及老年妇女。一般起病缓慢,初起仅在早晨或休息后再干活时,觉拇指活动不灵活,桡骨茎突部酸痛,尔后痛渐加重,可连及拇指、腕部甚至上臂疼痛。严重时,拇指活动受限制,以至端碗拿筷都感困难,桡骨茎突部高起、压痛、触之坚硬(图6.18~①)。令患者拇指内收屈曲握拳,并将腕向尺侧屈时,则局部剧痛,为本病特点(图6.18~②)。

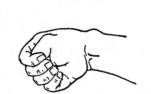 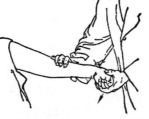 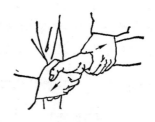

①桡骨茎突狭窄性腱鞘炎之外观畸形　②桡骨茎突狭窄性腱鞘炎疼痛试验　③理筋手法

图6.18　桡骨茎突狭窄性腱鞘炎

二、指屈肌腱鞘炎

好发于拇长屈肌腱和中指、无名指屈肌腱。多由于经常以手用力握硬物而引起,如建筑工人、厨师、修鞋工人、钳工等易患此病。起病缓慢,初感指屈曲活动不灵,但痛轻,日久则痛重,并在掌指关节的掌侧触到硬结、压痛。严重时,指处于半屈曲位或伸直位而不能变更(交锁)。主动活动或被动扳动,用力变更其屈曲或伸直位置时,则发生指的弹动现象,像跳过某一障碍物一样,并同时发出"咯噔"之响声,故又称"弹响指"或"扳机指"。弹响时局部疼痛甚剧。

【治疗】

一、一般治疗

发病时间短、疼痛严重者,应使局部充分休息。痛减轻后,亦应改变工种,使局部继续休息,有利于痊愈。急性期用化瘀消肿洗方烫洗。为时日久,局部变硬者,用软坚散结洗方烫洗,以活血化瘀,软坚散结。

二、药物治疗

局部注射强的松龙,每次0.5~1毫升,配2%普鲁卡因1~2毫升,每周1次。必须将药液注入腱鞘内方有效,3次为1疗程。注射后隔日煎药外洗效果更好。

三、手法治疗

桡骨茎突部腱鞘炎可试用以下手法:

用拇指指腹在局部按揉3～5分钟,然后,一手握腕上方,一手如握手状,转摇腕关节,活动至最大范围,趁患者不注意时,用力作一下使腕尺侧屈的动作,此时若听到清脆响声,即是已拉开腱鞘之粘连(图6.18～③),最后做轻按揉手法。手法后用药物烫洗,局部休息。

四、其他

病程已久,经以上治疗症状不减局部硬结不消者,可予以手术治疗。切开狭窄的腱鞘,松解肌腱,有时效果甚著。或用小针刀将粘连剥离,疗效亦较好。

腕部腱鞘囊肿

【发病与诊断】

腱鞘囊肿又称"筋聚",大多与劳累有关。由于劳伤,气血郁聚不散,筋膜聚结,成为内含胶状物之囊肿。除偶发于足背、腘窝部外,大多数腱鞘囊肿发于腕部,以腕背中央部及腕掌面外侧舟骨结节为最多。

发病缓慢,往往不能诉说原因,多于无意中发现。腕背或掌面局限性高起,呈长圆或圆形,按之柔软,无痛或酸痛,自觉手腕无力。囊肿继续长大,如花生米大或大如枣(图6.19～①)。久则变硬,自觉腕活动酸痛、无力,按压囊肿有坚韧波动感,并有按压痛。有的硬如软骨样,推之微有移动,但根底连结甚牢,皮色如常,其周围软组织不肿,边界清楚,X线检查无特异。

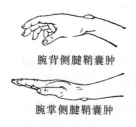

腕背侧腱鞘囊肿

腕掌侧腱鞘囊肿

①腕腱鞘囊肿之外观

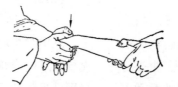

A.腕背侧腱鞘囊肿指按压法　　B.腕掌侧腱鞘囊肿指按压法

②腕部腱鞘囊肿按压法

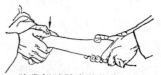

图6.19　腕部腱鞘囊肿

【治疗】

一、一般治疗

初起局部绵软、疼痛,可嘱患者自己用拇指指腹每日按揉数次,并配用软坚散结洗方外洗,有时可消散或不再长大。

二、手法治疗

病久囊肿高突坚硬者,可用手法按散包扎法治疗。生在腕背者,使腕掌屈;生在掌面者,使腕背伸。术者两手握腕部,手指固定腕背伸或掌屈位,两拇指相迭按住囊肿,用猛力一按,多数都可按破,当即消散,局部变平或略有凹陷(图6.19～②)。如按压不散,可稍变换按压方向,常可成功。如果仍按不散,可用一木槌或叩诊锤,或用一硬书本也可,稍用力敲击囊肿(勿用力过大,以免砸伤),也可敲散。消散后,即在局部放一小纱布压垫,外覆一小硬纸壳,然后用绷带包扎 5~7 天。一般不再复发,如不加压垫包扎,则复发可能性极大。

三、针刺治疗

囊肿过大、坚硬,不能当即按散者,可用针刺法,每日 1 次,用较粗的毫针,在囊肿周围向中心刺 5~6 针,顶部直刺 1~2 针,针刺数次后,有的则逐渐变软以至自行消散。如不消散,往往再以按压法即可较容易按散,按散后包扎与上同。

四、手术治疗

囊肿过大,症状明显或有碍功能与外观,用以上治法不能治愈者,可予手术切除。手术时务必将囊壁切除干净,以防复发。

此外,有的囊肿生在掌指关节或指间关节的掌侧,往往在握光滑的硬物时偶然发现。囊肿圆形,如小豆大,坚硬,压痛,可推动,仔细按压可触及波动。用指腹按压法,一般都能压破而消失,无须包扎。

掌指与指间关节扭挫伤

【发病】

掌指关节与指间关节扭挫伤为手外伤的多发病,多见于青壮年,间接外力损伤者占绝大多数。跌倒手指触地,篮、排球的弹击,嬉戏斗殴,扭摅等,都可致伤。易伤部位为第一、二、三掌指关节,拇指指间关节,其他指的近侧指间关节。轻者可仅有关节侧副韧带部分撕裂,重则侧副韧带完全断裂,以及关节囊撕裂,并可产生关节软骨挫伤,或伴有小骨片骨折。

【临床表现与诊断】

伤后关节部疼痛较剧,肿胀,常一侧肿胀明显,也可为全关节肿胀而致外观呈纺锤样,活动痛重或明显受限,指常处于半屈位,局部有明显压痛。侧副韧带或关节囊撕裂时,可有指的侧向异常活动,并可有偏斜畸形。若指伸直时,仅有指间关节压痛而无被动的异常活动,也无偏斜畸形,则证明仅是侧副韧带部分撕裂伤,而非完全断裂。新伤得不到及时适当的治疗,则局部肿胀长期不消,变硬,关节活动时可有摩擦征。严重时可在关节边缘有骨质增生,影响关节的活动。应 X 线拍片,以观察是否伴有骨折或关节脱位。若疑有侧副韧带完全断裂,可在 X 线拍片时加大原有畸形,若伤侧关节间隙明显增宽,则证明侧副韧带完全撕裂。

【治疗】

一、急性损伤,无侧副韧带完全断裂者,患指不必固定,可敷活血膏,也可用化瘀消肿洗方烫洗而愈。

二、有侧副韧带完全断裂征象者,应予以固定。用绷带将伤指包缠数层,剪两块瓦形硬纸壳内外相扣,用胶布缠绕固定或以扎带扎缚。固定范围仅限受伤关节。固定 3 周解除,用舒筋通络洗方烫洗,并练习关节屈伸活动。

三、解除固定,经烫洗、活动后,伤指仍有明显畸形和侧向异常活动、影响功能者,以及陈旧性侧副韧带完全断裂、功能受限者,则应手术治疗,将侧副韧带修补。

四、无侧副韧带断裂而关节软骨挫伤较重,为时日久,局部呈纺锤样增粗,或活动时有粗糙摩擦征,或有骨质增生者,可用软坚散结洗方烫洗,或贴化坚膏。避免重复受伤,并严禁经常被动摇晃摩擦,常可消除疼痛,不影响一般工作。伤在第一掌指关节软骨,日久骨质增生较重者,可影响关节的伸展活动。

儿童髋扭伤

【发病与诊断】

5~8岁的儿童常发生髋扭伤,男女均可发病,以女性多见,多为单侧。跳跃、奔跑、跳皮筋、舞蹈等运动,为常见病因,实际上是髋部肌群的急性劳损。发病较缓,往往当时无症状,而在过夜后发现一侧髋部疼痛,不敢走路,方至医院就诊。该病休息时无痛,下地走路则痛显,稍活动一段时间反而减轻,休息后再动时痛即加重。患儿往往不能明确指出疼痛集中点,只诉髋部疼痛、跛行,患侧下肢变长者多,可较健侧长1.5~2厘米,少数患侧下肢变短。变长者,患肢处于外展外旋位,臀部肌肉紧张,压痛广泛,将其患肢被动内收内旋,则产生剧痛,并有弹性固定样感,但髋屈伸活动一般不受限。伤侧下肢变短者,股内收肌群紧张,下肢呈略内收内旋位,外展外旋受限,被动外展则疼痛加剧。无全身症状。X线片无异常改变。血象也无异常。该病之下肢短缩型者,应与股骨头骨骺炎相鉴别,以免误诊。

【治疗】

一、手法理筋

(一)准备　患者俯卧,先用掌推、摩、揉手法3~5分钟,使臀、髋部紧张的肌肉放松(图6.20~①)。

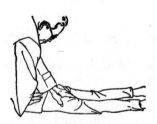

①推摩臀部肌肉

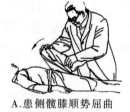

A.患侧髋膝顺势屈曲

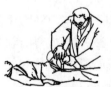

B.患肢屈曲内收、内旋

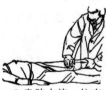

C.患肢内旋、拉直

②转摇理筋手法之一

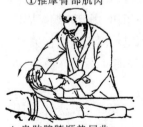

A.患肢髋膝顺势屈曲

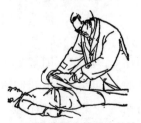

B.患肢屈曲外展、外旋

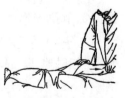

C.患肢外展、拉直

③转摇理筋手法之二

图6.20　儿童髋扭伤理筋手法

（二）转摇理筋 患者仰卧，助手按住两髂骨固定骨盆，术者立于患侧，一手扶持膝部，一手握踝部，使髋膝顺势屈曲。患肢变长者，则在髋膝屈曲的基础上，将髋内收、内旋、伸直（图6.20～②），反复活动数遍。活动范围由小到大，力量由轻渐重（以患者能耐受为度），直至髋的屈曲、内收、内旋活动达到最大限度，两下肢等长为止。如不等长，仍须再如上法活动数遍。患肢变短者，将患肢屈曲、外展、外旋、伸直（图6.20～③），反复活动数遍，直至两下肢等长。

在理筋活动过程中，初可有疼痛，经活动几遍后痛即减轻。手法完毕，患儿下地行走即感好转。嘱其在家休息，避免再劳累，配合中药治疗，3～5日即可痊愈，但有的小儿可多次发病。

二、中药治疗

外用舒筋通络洗方煎水热敷，每日2次。

膝关节内侧韧带损伤

膝关节为人体最大的关节，其稳定性主要靠周围的肌腱与韧带维护，有髌腱、内外侧副韧带、前后交叉韧带、内外侧半月板。当膝关节伸直时，膝内外侧韧带紧张，膝关节稳定，没有内收、外展及旋内、旋外的活动。当膝关节处于微屈位置时，膝两侧韧带松弛，膝关节则有轻度内收、外展、旋内、旋外的活动，关节不稳定。膝内侧韧带附着于股骨与胫骨的内髁部，其深层与内侧半月板的边缘紧密相连。这些解剖生理的特点与膝韧带损伤的发病有密切关系。

【发病】

在膝关节韧带损伤中，内侧韧带损伤最为常见，多发于青壮年，尤多见于运动员和搬运工、建筑工等。

上面述及，当膝关节处于半屈位时，膝关节稳定性差，内侧韧带松弛，若突然受到使膝关节外展或扭旋的伤力，则极易将内侧韧带扭伤。如跳跃、球类运动、滑冰、重物砸及膝外侧等都可发生。这种损伤一般较轻，韧带完全撕裂者极少，大多数为韧带单纯牵损伤，有时可合并内侧半月板损伤。合并交叉韧带伤或骨折者极少见。

当膝关节伸直位时，突然受到使膝外翻的暴力，如站立时重物砸及膝外侧，滑跌时腿伸直、外展都可发生。这种损伤，因为内侧韧带由紧张再加过度牵张，往往发生较重之撕裂伤，甚至完全断裂，而且常常产生合并伤。如内侧半月板边缘撕裂、交叉韧带撕裂、胫骨外侧平台骨折、胫骨股骨内髁撕脱骨折等。

由于韧带不同程度的撕裂，局部可出现血肿，损伤重时可发生关节内积血。

【临床表现与诊断】

膝内侧韧带损伤，都有明确的外伤史，有时自己听到响声。伤后膝内侧疼痛、肿胀。损伤轻时，可仅有膝内侧局部肿胀，皮肤可有瘀斑；损伤重时，可致全关节肿胀，关节内积血，按之波动，浮髌试验阳性，局部压痛明显，压痛点可在韧带的附着部或中央部。完全断裂时，关节内缘可触到凹陷，并可发现轻度膝外翻畸形，膝外翻试验阳性,即将膝伸直,一手握踝部,一手向内侧推膝关节,膝内侧产生疼痛(图6.21~①)。若韧带全断,做膝外翻试验时,小腿可有过度外展的异常活动,并可有股骨、胫骨内髁的碰撞感,膝关节主动活动受限,尤不敢伸直。损伤严重时,有关节不稳感。X线拍片可观察是否伴有骨折。疑韧带断裂时可拍摄膝外翻位X线片,如关节内侧间隙明显增宽,则表明内侧韧带断裂。

合并交叉韧带断裂者,可出现"抽屉征"阳性,即患侧关节屈曲位,检查者推拉胫骨上端,两侧相比较,上端过度前移,为前交叉韧带伤,上端过度后移,为后交叉韧带伤(图6.21~②)。

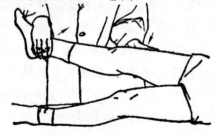

①膝外翻试验

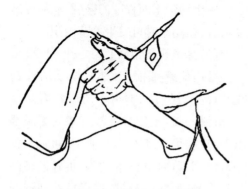

②膝交叉韧带试验(抽屉试验)

图6.21　膝内侧韧带损伤检查法

如有半月板损伤,早期不易发现。因徒手检查半月板损伤的方法都可产生假阳性,有条件者可做CT或MRI检查以辅助诊断,也可在韧带损伤基本愈合后仔细检查,或在手术治疗韧带断裂时,探查半月板是否损伤。

关节积血较多时,可出现瘀血发热等全身症状,但必须警惕关节化脓性感染的可能。

【治疗】

一、休息与固定

即使为单纯韧带扭伤亦应充分休息,至少2周,以利愈合。韧带撕裂较重者,应将患肢固定于膝半屈位,可用下肢后侧石膏托或木制长夹板。长夹板置于下肢外侧,上至股根部,下与足齐,使患肢膝关节保持在屈曲位135°左右,绷带包扎。固定时将小腿下段外侧垫一厚棉垫,使膝关节保持内翻位。固定3周。

二、抽吸积血

损伤较重,关节内积血较多时,应在严格无菌操作下抽吸,以防瘀血机化粘连,造成以后的功能障碍。

三、中药治疗

外敷活血膏然后包扎固定,3日换药1次;内服七厘散或化瘀丸。瘀血重者,服复元活血汤加牛膝、地龙、赤芍、血竭;局部皮热者外敷黄龙膏,解除固定后可用活血止痛散或化瘀消肿洗方烫洗,晚期用舒筋通络洗方。

四、练功活动

早期锻炼股四头肌的舒缩活动,以防肌萎缩。解除固定后即着重锻炼股四头肌肌力,并可下地负重。下地行走时须注意保护,防止产生膝外翻伤力,可将鞋底内缘加厚1厘米。如有膝关节早期粘连,屈伸活动受限者,应加强锻炼,并用洗药烫洗。应避免被动扳拉膝关节。

五、伴有骨折

按骨折治疗原则处理。

六、手术适应证

内侧韧带完全断裂或伴有交叉韧带、半月板损伤,或伴有骨折者,应早期手术治疗,修补韧带或摘除半月板,有骨折者一并固定。

陈旧性内侧韧带断裂,关节不稳定,影响功能者,应手术重建韧带。

膝半月板损伤

【发病】

膝关节内外侧半月板为纤维软骨样组织,像垫子一样夹垫于股骨与胫骨相对的内髁及外髁之间,可增加膝关节的稳定性,并能缓冲磨损。因膝关节负重量大,损伤的机会较多,故半月板损伤临床多见,尤多见于运动员。当膝关节半屈位时不稳定,在负重状态下,膝半屈再遭受使膝扭旋的伤力,最易损伤半月板。内侧副韧带损伤常伴有内侧半月板损伤。近年来实践中发现,许多患者(多为中年人)的半月板损伤并非明显的暴力引起,膝关节的活动不协调,如下蹲位猛然起立、骑三轮车、自行车、乘公交车等下车时,屈膝转身取物,下楼梯,都可引发半月板损伤。

【临床表现与诊断】

半月板损伤,一般都有明确的暴力损伤史。但有时损伤外力不一定很大,只是在某种情况下感觉膝关节"扭了一下",即发生半月板损伤。其症状为伤后膝关节一侧疼痛,程度可轻可重。轻者可仅感关节内隐痛不适,活动有关节内异物感。重则疼痛剧烈,伸膝时痛重,有时突然发现关节卡在某一位置而不敢活动(交锁),勉强将膝屈伸数次,或经他人将膝关节屈伸回旋数次后疼痛可顿然减轻(解锁),这种现象可反复多次发生。关节边缘有局限性压痛,用手指按于关节间隙,使膝关节被动屈伸活动,可感到半月板的滑动或弹响,并有疼痛。局部肿胀一般不重,有时可出现关节积液,病程在3周以上可出现股四头肌萎缩。

使膝关节屈曲,一手握膝关节(拇指与中指恰在关节间隙),一手握跟踝部,将小腿外旋(或内旋)、外展(或内收),并逐渐将膝伸直,在这活动过程中出现关节内侧或外侧疼痛,或有弹响,即表明内侧半月板(或外侧半月板)有损伤,称麦氏征阳性(图6.22~①)。再配合研磨试验和提拉试验,均有助于诊断。

研磨试验:患者俯卧,伤膝屈90°。术者握足踝部顺小腿纵轴方向用力下压,并同时使小腿做内外旋转,关节一侧疼痛为阳性(图6.22~②)。

提拉试验:体位同上。术者一手按于股下段,固定不动,一手握踝,用力向上提拉并做内外旋转,关节一侧疼痛为阳性(图6.22~③)。

提拉试验阳性而研磨试验无痛,为韧带扭伤。研磨试验阳性而提拉试验无痛,则为半月板损伤。但韧带与半月板合并 伤时，则难以区别。

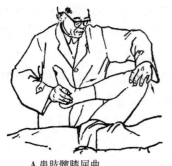
A.患肢髋膝屈曲

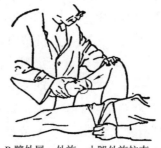
B.髋外展、外旋，小腿外旋拉直

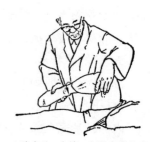
C.髋内收、内旋，小腿内旋拉直

①膝半月板损伤试验（麦克麦勒试验）

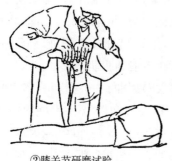
②膝关节研磨试验

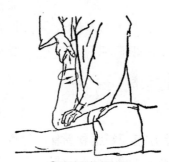
③膝关节提拉试验

图6.22　膝半月板损伤的检查

X线透视或拍片，对半月板损伤的诊断无意义，仅可观察是否伴有骨折或其他关节疾患。膝关节充气造影或碘水空气对比造影，可有助于诊断，但使用有一定限制，近年来已少应用，主要靠详细的病史和仔细的查体确定半月板损伤。CT、MRI可辅助诊断，并有助于观察半月板损伤的具体部位和程度。关节镜检查亦在开展。

【治疗】

一、非手术治疗

损伤时间尚短者，应先行非手术疗法。局部休息，避免重复损伤。外用活血止痛散或化瘀消肿洗方烫洗，日2次，也可用坎离砂外熨，促进局部血运。损伤时间较久者，常有关节积液，可用温经散寒洗方合软坚散结洗方加减外洗。

不少病人用以上疗法都可消除症状，不影响一般工作。因半月板本身血运差，外边缘部的损伤，经治疗可以愈合，但内缘损伤或破裂者，则难愈合，肿痛症状常反复发作，时轻时重，故应注意保护，勿再发生扭伤。

半月板损伤，急性交锁时，痛重不能

站立,可让患者坐于床边,小腿下垂,肌肉放松,主动屈伸膝关节数次,或术者握患者踝部向下施以拉力并屈伸旋转膝关节,大都可以"解锁",减轻疼痛。

二、手术治疗

损伤日久,局部肿痛明显,股四头肌萎缩,严重影响功能者,应手术治疗,将半月板摘除。半月板摘除术,近期疗效较好,但远期效果往往较差,一是膝关节失稳,力量减弱,二是关节积液长期不消,三是产生创伤性关节炎。故摘除半月板的手术应据损伤程度、年龄、职业等慎重施行。

膝关节外伤性滑膜炎

【发病与诊断】

膝关节负重大,损伤机会多,故外伤性滑膜炎较其他关节多见,膝关节挫伤、韧带扭伤、半月板损伤、急慢性劳损、关节附近骨折、膝关节手术后(如半月板摘除)等都可发生。本病特点是外伤引起膝关节大量积液。起病可急可缓,但不如关节外伤性积血那样迅速,逐渐发现关节肿起,疼痛为膨胀性或仅为隐痛膨胀不适,活动不灵便,尤以伸直及完全屈曲时感觉撑胀难忍。压痛点不定,可在原发损伤处有压痛。皮温可增高。按之波动,浮髌试验阳性,即将膝伸直,一手握膝前上方向下推,使股四头肌完全放松,一手弹按髌骨,感髌骨似漂起而上下浮动,并与股骨下端前方碰撞而发出响声(图6.23)。触摸时可有捻发征。膝关节活动受限程度随损伤情况而定,一般都有轻度受限。如原为关节积血,转为慢性滑膜炎,往往有粘连,影响关节活动范围。股四头肌可有萎缩。关节内抽液为淡黄或淡红色透明液体。X线拍片可帮助确定原有损伤的性质。

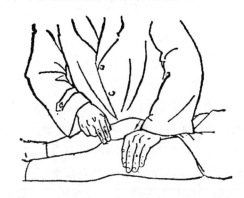

图6.23 浮髌试验

此外,有些膝关节慢性疾患可出现关节积液。如滑膜结核、滑膜瘤、风湿性关节炎、增生性关节病等,应仔细检查,结合病史加以鉴别。抽关节积液检查,有助于诊断。

【治疗】

一、辨证用药

本病系由于外伤,气血郁滞不行、水湿停留而致。治应活血通络、化湿消肿,可用活血化湿方内服,药用当归、赤芍、红花、泽兰、地龙、牛膝、防己、苡米、木瓜、花粉、甘草。病程短有瘀血者加仙鹤草、刘寄奴;局部有热象者,加黄柏、丹皮。

二、非药物治疗

患肢充分休息,若症状较重,可用石膏托或木板固定以防活动,可减轻症状,有利积液吸收,但不应长期固定,以免肌肉萎缩无力。

关节积液多、肿痛重者,可在严格无菌操作下,用空针抽出积液,绷带加压包扎。

理疗可选择应用,不宜手法按摩。

髌骨软骨炎

【发病与诊断】

髌骨软骨炎又称髌骨软骨病,或髌骨软骨软化症。多见于青壮年男性,尤多见于运动员,如田径、排球、登山运动员等。经常长途骑自行车也易发本病。显然,本病的发生与慢性损伤(劳损)有关。当膝关节处于半屈曲位时,髌骨与股骨髁间凹接触最紧密,在此情况下过度用力,则髌股关节面的软骨受到过大磨损,久则产生髌软骨损害。偶然髌骨碰伤,可能成为本病的诱因。

初起膝部疼痛、锐痛,每遇劳累痛则加重,奔跑、弹跳、上台阶等均使疼痛加剧,休息痛轻或消失;日久则痛为持续性,明显影响功能活动。由于活动减少,可产生患肢肌肉萎缩,特别是股四头肌萎缩更为明显。可产生关节肿胀和积液。

检查:令患膝伸直,用手按住髌骨上下推动,可产生疼痛,并可有摩擦征。手按髌骨,嘱患者做膝屈伸活动,可感到髌下有弹响。半蹲试验阳性。伸膝抗阻力试验可为阳性。有关节积液时,浮髌试验亦可为阳性。

因该病 X 线一般无特异表现,故 X 线检查主要用以排除其他骨关节病。晚期由于髌后关节面软骨的硬化,可出现密度增高影,甚至髌骨边缘(特别是上、下极)的骨质增生。

【治疗】

一、局部休息

特别在初期,充分休息是根本的治疗措施,应据职业不同适当调节运动方式。患者应注意保护,尽量减少膝半屈位运动。

二、药物治疗

外用舒筋通络洗方烫洗,每日 2 次。如有关节积液,疼痛较重时,可内服中药活血舒筋汤加减,外用活血化湿洗方煎洗。

本病治疗不当,缠绵日久,可形成增生性骨关节病。

小腿肌筋急性劳损

【发病】

小腿肌有前侧肌群、后侧肌群和外侧肌群,劳损多发生在后侧肌群,其次是前侧肌群,但往往前后肌群同时发病。本病多发于青壮年男性,如运动员、军人、学生等。常因一次运动过度而发病,如爬山、急行军、学生军训、中长跑等,小腿肌筋疲劳过度,气血运行不畅,出现肌筋肿痛等急性劳损症状。

【临床表现与诊断】

急性劳累史都很典型。运动当时小腿只觉劳累,过 1～2 天小腿肌筋开始疼痛,逐渐加重,3～5 天最重,以致行走困难,但稍活动后疼痛反觉略轻。检查小腿中、下段肌筋可有肿胀,压痛明显,踝及趾屈伸活动抗阻力征阳性,可触到

"捻发征"。后侧肌筋劳损重者,胫骨中下1/3后内侧压痛较重(牵拉性骨膜炎);前侧肌筋劳损重时,胫骨结节外下方有明显触压痛。本病常为单侧发病,双小腿同时发病者较少,这可能与每人的运动习惯及姿势有关。小腿 X 线检查无异常表现。

【治疗】

一、小腿充分休息,避免行走,但应做不负重下的踝、趾屈伸活动,以有利于气血周流、消肿止痛。

二、局部外敷活血膏,或用化瘀消肿洗方煎水熏洗,每日 2 次。内服三元丹或化瘀丸或七厘散。

三、手法理筋。可用揉、摩、捋等手法解除肌肉痉挛,活血消肿,但手法应轻柔,不宜用力推拿。

四、经以上治疗,一般可在一周内痊愈。如治不及时迁延时日,则转为陈旧性,每行走稍多则肌筋疼痛(特别是牵拉性骨膜炎)。可用活血止痛散或舒筋通络洗方煎水熏洗,内服伸筋胶囊。理疗、针灸、药物离子透入等可选择应用。经积极治疗,均可痊愈,不留后遗症。

踝关节韧带扭伤

【发病】

踝关节韧带扭伤甚为多见。踝关节由胫腓骨下端与距骨构成,有内外侧副韧带及胫腓下联合韧带加强关节的稳定性。因踝关节负重量大,经常处于负重下活动,故损伤机会多。

当踝关节处于跖屈位、足轻度内翻位时,踝关节的活动度较大,稳定性较差,故踝部韧带的扭伤,多发生在外侧前韧带(距腓韧带),如走路猛然踏入坑内,或跳跃着地时,足内侧落于高处,足底不平,则可使踝关节骤然跖屈内翻,此种损伤临床最多见。如果外力较大,踝极度内翻,可伤及跟腓韧带或发生外踝骨折。

踝内侧韧带损伤较少见。外力使踝关节强力外翻时,可发生该种损伤,但一般都伴有内踝骨折。

【临床表现与诊断】

都有明确的外伤史。足强力内翻受伤时,患者有时可听到响声。伤后外踝前下方迅即肿起,锐痛,尔后肿胀蔓延,可使全踝关节肿胀,连及足背。足背外侧往往见皮肤大片瘀斑。足着地时疼痛,但尚能勉强行走,与骨折之不能负重有别。踝不敢跖屈或内翻,外踝前下方压痛明显。但外踝骨无压痛,此点与骨折不同。若韧带断裂,则踝呈轻度内翻位畸形,内翻活动范围加大。

必要时应 X 线拍片,以排除骨折。

【治疗】

一、一般治疗

新伤早期,伤处充分休息,患肢抬高。瘀肿重者,外敷活血膏,绷带包缠。如韧带撕裂较重,踝跖屈内翻畸形者,可用绷带或胶布将足固定在轻度背伸外翻位,以利损伤愈合。2 ~ 3 周解除固定(图6.24)。或用石膏夹板固定在踝轻度背伸外翻位,2 ~ 3 周解除石膏。

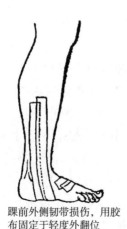

踝前外侧韧带损伤,用胶布固定于轻度外翻位

图6.24　踝外侧筋伤胶布固定法

二、中药治疗

韧带伤较轻者,去活血膏后用化瘀消肿洗方煎洗,伤重者去固定后用舒筋通络洗方煎洗。单方:仙鹤草100克煎水外洗,治踝部筋伤早期,能消肿止痛。可服三元丹、消肿止痛丹、七厘散等。

三、功能锻炼

损伤早期尽量避免踝关节活动,至晚期可逐步活动,练习踝关节的背伸与跖屈,但注意勿使踝强力内翻。

四、理筋手法的应用

早期不宜用手法治疗,至晚期可做踝的按揉、推摩、屈伸、转摇手法,防止踝关节软组织粘连,有助于功能的恢复。

五、陈旧性筋伤的治疗

踝关节前外侧韧带损伤治疗不当,愈合不良,或韧带断裂未获连接,迁延日久,则转为陈旧性。由于踝关节失去部分韧带的维护,稳定性变差,感踝部无力,一有不慎,则很易再发生内翻扭伤,反复发作。故对于韧带撕裂较重、踝明显内翻畸形患

者,除在治疗期间应注意使踝保持在略外翻位,以利损伤愈合外,如已为陈伤,则可将鞋底外侧加厚0.5～1厘米,以减少踝内翻的发生机会,预防重复扭伤。

【预后】

损伤较轻治疗及时者,一般预后良好。损伤较重或治疗不当,瘀血机化,可产生踝关节粘连,活动部分受限;或产生骨质增生,活动疼痛、活动范围减小等症。治疗时,粘连者可配合手法扳拿,将粘连拉开,改善活动功能。骨质增生者,可用软坚散结洗方煎洗,或单用威灵仙及水、醋各半煎洗。

跟腱损伤

【发病】

小腿的腓肠肌与比目鱼肌两肌腱会合组成跟腱,附着于跟骨结节,使踝关节能够跖屈运动。跟腱是人体最强大的肌腱,能够承担负重步行、跳跃、奔跑等的强烈牵拉力而不易被拉伤,故跟腱损伤临床并不多见,然而一旦损伤,则严重影响功能。

间接暴力伤多为跟腱受到骤然猛力牵拉所致。如从高处跳下前足着地,肩负过重勉强行走,剧烈奔跑等都可致伤。多发于运动员(如跳跃、举重、奔跑),搬运工人,戏剧、杂技演员等。跟腱受到过度牵拉,可产生部分腱纤维撕裂,甚至完全撕裂。正像一条绳子被用力拽断一样,跟腱被拉长,断端参差不齐。断裂部位多在跟腱附着点以上2～3厘米处。这类损伤,腱包膜均完整。

直接暴力伤多系被利刃所伤,如刀割、锹铲、镢刨、斧劈、石棱挫切等。伤处表皮可与跟腱同时损伤,跟腱部分断裂或全断。断端可为横形或斜形,一般较整齐,腱包膜也多同时受伤。

【临床表现与诊断】

都有明确外伤史。间接暴力伤,伤时自己可听到跟腱撕裂的响声,局部疼痛,不能行走,即使勉强步行,足跟也不能用力提起。轻度肿胀,可有瘀斑,压痛明显,触摸跟腱伤处变细,甚至像哑铃状,则表明跟腱完全断裂。足主动跖屈无力。直接外力伤,皮肤破裂,必须在处理创口时,在直视下仔细检查跟腱是否全断或部分切断,以免漏诊。跟腱全断时,近端向上缩进,两断端分离较大,间隙可达3~5厘米,跟腱包膜一般都有挫裂伤。

【治疗】

跟腱牵拉伤较轻者,可用活血膏外敷,石膏托固定踝跖屈位2~3周。跟腱断裂伤,无论闭合伤或开放伤,一经明确诊断,即应尽速予以手术治疗,将断裂之跟腱缝合。手术后用石膏托屈膝固定踝跖屈位。

固定4~5周去除石膏托,外用舒筋通络洗方煎水烫洗,逐步锻炼踝关节屈伸活动,注意勿用力过猛。过早负重行走,仍有可能将愈合不牢之断端重新拉开,必待断端牢固愈合后方可逐步练习步行。

跟腱断裂愈合后,局部变粗,但其坚韧性不如正常跟腱,再遭受外力容易断裂。曾见一跟腱断裂患者,京剧武生,初因演戏翻跟头时着地发生,经手术治疗痊愈,恢复工作1年后,翻跟头又发生第二次断裂,断裂部位仍在原伤处,不得不改变工种。故遇跟腱断裂患者,跟腱虽已牢固愈合,但在近期内做剧烈运动仍有将跟腱拉断之可能,应注意预防。

【附】跟腱周围炎

本病系在负重状态下,踝跖屈活动过多,跟腱产生急性劳损性牵拉伤所致。如拉车、登山、长跑、急行军、多次跳跃,都可发病。跟腱部位疼痛(一侧或两侧),不敢行走,尤以休息后再走时疼痛更剧,休息则痛轻,局部可轻度肿胀,以跟腱附着处及跟腱下段较明显,皮色微红,皮温增高,压痛明显,可有捻发征。如不及时治疗,可转为慢性,每遇劳累则局部疼痛,影响功能。其治疗如下:①急性期应休息,避免下地行走。②用化瘀消肿洗方或活血止痛散烫洗,日2次。陈旧性者用舒筋通络洗方煎水烫洗。③陈旧性损伤时轻时重,反复发作者,可暂时改变工作,并以中药烫洗。

足跟痛

【发病与诊断】

足跟痛是由于急性或慢性损伤所引起的,以足跟着力部分疼痛为主的病证。临床较多见,多发于中老年妇女。

发病可由一次外伤引起,如走路时足跟踩着一小石块,或下楼梯时用力过猛足跟着地,都可发生。此类患者都表现为足跟着力部分急性疼痛,不敢走路,尤其在不平的路上更是不敢行走,局部微肿,压痛明显。但足跟痛患者,多数可无明确的外伤史,逐渐发现足跟疼痛。初期,每于晨起踏地时痛重,稍活动后痛减,行走过多痛又加重,休息则痛减,再走则疼痛加剧。这类患者,大多为身体骤然发胖,或因足有畸形(如外翻足、缠足),足跟着力过大,负担过重,致跟骨下软组织垫遭受反复挤压性损伤,出现足跟痛症。病程日久,可在跟骨结节负重面产生骨质增生—跟骨刺,使症状加重,变为持续性疼痛。有的每行一步则疼痛难忍,或每因走不平道路,或踩一小石块,或走路稍多则疼痛加剧,对患者的工作与生活影响极大。检查时可发现足跟着力部软组织坚韧肥厚、压痛,以足跟的前中央部最明显。有跟骨刺时,可触到高突之硬结,有时可发现局部软组织的弹拨音。由跖腱膜劳损引起的跟痛症,跖腱膜紧张、压痛明显,而足跟部压痛较轻。X线拍片有助于鉴别诊断,排除跟骨的其他疾患。足跟痛者,X线片上可发现软组织增厚,或为鸟嘴样跟骨刺。但跟骨刺并非跟痛症的根本原因,拍片可双侧对照,有骨刺者不一定疼痛。

【治疗】

一、急性期疼痛重者,应适当休息,避免再度损伤。

二、将鞋内垫厚鞋垫,鞋垫后跟挖一孔,此孔正与足跟疼痛部位对应,孔之大小视疼痛范围大小而定。如此,则行走时着力点分布于疼痛点的周围,避免局部软组织再度受压损伤。此法对减轻疼痛效果良好。

三、药物治疗以外用为主。急性疼痛期,可用活血止痛散烫洗。慢性疼痛及跟骨刺形成者,可用软坚散结洗方烫洗,或用威灵仙90克,水醋各半,水煎烫洗。

四、近年来我们用"木棒压推疗法"治疗跟痛症,效果良好。

胸部屏挫伤

【发病】

胸部屏挫伤又称"努伤"或"岔气",为正骨科常见病,是因用力屏气所产生的病证,如用力举重、攀高、搬重物、推车、扛抬重物等。为了完成动作而屏气用力,或骤然用力过猛,再加筋肉过度牵拉产生损伤,致使气机运行失调,郁滞横逆,出现伤气症状,甚至气伤及血,导致气血两伤。

胸部挫伤,是直接外力所伤。如碰撞、挤压、拳击、跌仆等,都可使胸胁部皮肤、筋肉挫伤,甚至发生肋骨骨折。局部血络受损,血瘀气阻,产生"伤血"症状。可由血伤及气,成为气血两伤。

【临床表现与诊断】

一、岔气

一般都有明确损伤史,但有的当时无自觉症状,过数小时或1~2天后始出现症状。胸胁部或连肩背部疼痛,刺痛感,范围较广,有时部位不定而窜痛,不敢俯仰转侧。患者常两手抱于胸壁而不敢活动。呼吸咳嗽均使疼痛加重。因气机内阻、肺气失宣,故咳嗽是突出症状。肺气不畅、痰浊内停、咯出困难,故胸闷喘急。重则由气伤及血,疼痛固定不移,痰中带血或咯血。检查压痛点不集中,有时可在肋间隙有压痛,皮色不变,无肿。X线检查无异常。

二、挫伤

外伤史明确。伤后局部疼痛、肿胀，皮肤可有挫裂伤或出现大片瘀斑。血伤及气，出现窜痛、咳嗽、咯痰不畅或痰中带血、胸闷不舒、不能平卧等症。检查局部压痛尖锐，部位较集中，可触到肿硬高突之软组织肿块。应注意是否有肋骨骨折，骨折时则有骨擦音，双合诊阳性。

【治疗】

一、一般治疗

嘱患者尽量自由活动，做肢体伸展运动和深呼吸运动，卧床不动可使症状加重。

二、辨证施治

（一）岔气　以理气为主，伤血时佐以活血祛瘀，可用活血理气汤加减。咳嗽痰多气急，加瓜蒌、杏仁、苏子；痰中带血，加仙鹤草、三七；疼痛重、局部刺痛，为有瘀血，加刘寄奴、桃仁、大黄，加服三元丹。

（二）挫伤　以活血祛瘀为主，佐以理气，用复元活血汤加减。瘀肿重者，加刘寄奴、土元、川郁金；胸胁窜痛，加元胡、枳壳、青皮、丝瓜络；咳嗽咯痰，加桔梗、瓜蒌、杏仁；气急胸闷，加苏子、川朴、旋复梗。外敷活血膏。

肋软骨炎

【发病】

肋软骨炎，是胸肋关节部（特别是第1～3胸肋关节）肿胀疼痛的一种慢性疾患。多发于中年妇女。

发病与慢性劳损有关，如需经常抬臂向高处取物（如商店营业员），或上臂经常做外展运动（如舞蹈、体操），都可发生。由于劳损，胸肋关节特别是活动较多的第1～3胸肋关节，产生过度运动和筋肉牵拉伤。局部气血郁滞，逐渐发现肿胀、高起、疼痛，上臂抬举活动时疼痛加重，甚至深呼吸作痛，用力提重物、患侧卧位等，亦可引起疼痛。胸肋关节处高突、压痛、皮色不变、不热。

病情日久，感受外邪后，可有痹症表现。阴雨天、受凉受风都使痛加重，对气候变化可有预感。

不少患者在月经期局部痛加重，月经过后痛即减轻。也有的患者郁怒后则痛显，这可能与任脉、肝经气滞有关。

【治疗】

一、急性期疼痛重者，充分休息。慢性疼痛，最好暂时改变工作，以利早日治愈。

二、外贴活血膏，或用活血止痛散或软坚散结洗方煎水热敷，每日2次。

三、内服三元丹。局部高突压痛重者，服三元丹合三虫散；有痹症表现者，服通痹丸；郁怒痛重者，服逍遥散加元胡、山甲、青皮、灵仙；月经期痛重者，桃红四物汤加山甲、淫羊霍、巴戟、鳖甲。

损伤性腰痛

【概述】

损伤性腰痛，系指由于各种损伤引起的腰部（或连下肢）不同程度的疼痛病证，临床甚为多见。

"腰者，一身之要也，屈伸俯仰，无不由之。"腰部，是脊柱负重最大，活动又较灵活的部位,担负着上半身的重量,维持多种运动与生产劳动时姿态的平衡,能做前屈、背伸、侧屈、旋转等各方向的活动。腰部的稳定性与灵活性是由其复杂的结构决定的。

正常的腰椎有五节,纵向排列,椎体甚大,前有坚强的前纵韧带,椎间盘较厚,棘突宽而厚,有坚韧的棘上、棘间韧带联结,再加黄韧带、横突间韧带、后纵韧带以及后关节和强有力的骶棘肌,使腰的结构甚为坚强。但是,腰部,特别是腰骶部,经常处于负重下的运动状态,腰骶部的活动范围较大,所以腰部损伤的机会甚多,这是腰痛成为多发病的原因之一。另外,腰椎的先天发育变异较多,而且很易发生退行性变,也是腰痛发生的常见内在原因。

腰痛的发病,是内外因综合作用的结果。外因是重要的条件,但与年龄、体质、工作性质、劳动条件等都有密切关系。对于腰痛患者,必须全面了解,综合分析,弄清病机,辨证施治与辨病论治相结合,采取综合治疗措施,运用多种治疗方法,方能取得较好疗效。

【临床分类】

损伤性腰痛,分类方法很多,但一般可归纳为急性与慢性两大类。

一、急性损伤性腰痛

指新近发生的(2周之内)有明确外伤史的腰痛。常见有:①肌肉、韧带扭挫伤与急性劳损;②急性腰椎间盘突出症;③后关节滑膜嵌顿;④腰椎骨折、脱位;⑤慢性腰痛急性发作。

二、慢性损伤性腰痛

指由于慢性劳损或急性损伤未彻底治愈,而转为慢性疼痛;或轻微损伤,导致腰部组织病变发作,迁延为慢性疼痛病证。常见的有:①腰部损伤未彻底治愈转为陈伤;②肌肉、韧带、后关节慢性劳损;③腰椎先天变异继发慢性疼痛;④腰椎结构退行性变——增生性脊椎炎;⑤损伤与肌纤维炎合并存在。

急、慢性损伤性腰痛,可以互相转化,又可因风、寒、湿邪的侵袭而具有痹症表现,使病情复杂化。

【发病】

一、急性损伤性腰痛

(一)肌肉、韧带扭挫伤

1.扭伤 当腰部筋肉处于高度紧张状态或甚为松弛状态时,突然遭受外来暴力,使筋肉受到急剧牵搋而损伤。轻者筋肉仅有轻度部分裂伤;重则发生筋肉撕裂,产生局部不同程度的气血瘀阻,疼痛、肿胀及腰部活动障碍。例如,不正确的姿势弯腰搬重物;搬扛重物时腰部突然扭转;不负重的坐、立状态下上身突然受撞击而使腰部强力扭闪等,都可发生急性腰扭伤。

2.挫伤 腰部筋肉受到外来钝挫性暴力直接致伤,如被击伤、踢伤、碰伤、挤伤等。可使局部皮肤擦伤、肌肉挫伤、血络破损、韧带损伤,导致局部瘀血、肿胀、疼痛、活动受限。

(二)急性劳损

在较短的时间内,腰部筋肉持续或反复多次而连续处于高度紧张状态,超出其生理限度,疲劳过度,局部气血瘀阻,流行不畅,筋肉挛急,产生疼痛和运动障碍。一种姿势的弯腰劳动、体操运动、久立、搬运重物等,都可发生。

(三)腰椎间盘突出

脊椎椎体之间靠椎间盘及其周围韧带联结。椎间盘是由软骨板、纤维环与近圆球形的髓核组成。腰部的椎间盘前厚而后薄,由此形成腰椎前突的生理弯曲。青年时期,椎间盘及髓核富有弹性,因而使椎体间隙除有类似关节的作用外,还能缓冲震荡;随着年龄的增长,椎间盘逐渐变性,弹性减小,纤维环可能破裂。

腰椎间盘突出最常发于 L 4,5 及 L 5S1 间,因该部位活动度大,负重也较大,椎间盘易变性碎裂,容易脱出。不一定由强大的外伤力引起,当弯腰工作,猛然起立或弯腰搬重物时,腰部突然扭转即可发生,甚至剧烈咳嗽、打喷嚏、平卧翻身时轻微扭腰也可引起。髓核被挤向后方,从破裂的纤维环裂隙中向后突出,或变性之纤维环碎块被挤向后突出(后纵韧带薄弱点),刺激后纵韧带或压迫脊神经根,产生腰痛及坐骨神经放射痛的症状。

突出的椎间盘,可由于腰的活动或休息而自行还纳(部分还纳),但当做某一活动时又突出,因而表现为腰痛与坐骨神经痛时轻时重,反复发作。

(四)腰椎后关节功能紊乱与滑膜嵌顿

该症多发生在 L 4,5 及腰骶关节。一般人下腰部的后关节近于矢状位排列,两侧对称,便于腰前屈、背伸的协调运动。

有的人发育异常,下腰部的后关节排列方向近于额状位,或一侧矢状位,一侧额状位,使腰骶部的活动受到限制,或两侧不协调而易产生后关节扭伤,导致活动障碍和疼痛。当弯腰时间过久再加突然扭转,被拉紧而失去弹性的后关节囊变松,直腰时被嵌夹于后关节内,可产生急剧的腰痛;若嵌顿不能立即解脱,则滑膜可产生水肿,使疼痛逐渐加重。

腰椎骨折、脱位见本书相关内容,此不赘述。

二、慢性损伤性腰痛

(一)陈伤

急性损伤性腰痛未经及时治疗,或治疗不当,或治不彻底,损伤的组织愈合不良,可转变为慢性腰痛。疼痛程度轻重不一,但持续存在,经久不愈,或因轻微损伤使疼痛加剧,反复发作。多数慢性损伤性腰痛即属此类。

(二)腰部肌肉、韧带、后关节慢性劳损

长期从事某种运动或生产劳动,特别是不对称、不协调的运动姿势,使腰部肌肉、韧带、后关节囊等经常受到牵扯性损伤,日积月累,其生理活动功能失调,以至产生实质性损害,发生变性、肥厚、纤维化等,使其弹性降低,力量减弱,局部气血郁阻,经络不通,产生腰痛。有时可刺激或压迫脊神经根,出现臀部或股部的牵涉痛或坐骨神经放射痛,缠绵难愈。

后关节的慢性劳损,多由于腰部背伸活动过多或多次过度扭转产生后关节的过度磨损所致,出现后关节的炎性改变,关节囊肥厚,失去正常关节的特性,形成所谓"后关节炎",多发于腰骶关节。

（三）腰骶部先天变异

腰骶部骨关节结构的先天变异较其他脊椎多见,如腰骶椎的隐性裂、第五腰椎骶化、第一骶椎腰化、横突过长过宽、棘突过宽成吻性棘突等。有先天变异不一定必然产生腰痛,但因存在异常结构,故易产生损伤或劳损,出现腰痛病证,举例如下。

1.第五腰椎骶化　第五腰椎变成了第一骶椎,L4,5的后关节与椎间盘代替了腰骶关节的功能,负重及运动量加大。由于缺乏正常的坚强有力的腰骶韧带固定维护,负担过重,可产生椎间盘的早期变性和后关节的慢性劳损。同时,局部的韧带、肌肉、关节囊也必然产生劳损,出现腰骶部疼痛。

2.第一骶椎腰化　腰椎变为六节,S1,2之间变成了腰骶关节,必然担负不了正常腰骶关节的功能,再加脊柱腰段变长,日久可产生腰部(特别是腰骶部)韧带、肌肉、后关节劳损。该变异的存在,使骶髂关节耳状关节面变小、不稳定,也可产生骶髂关节慢性劳损。

腰骶部骨关节结构先天变异,可在慢性劳损的基础上,由于轻度的外伤,导致慢性腰痛的急性发作。

（四）腰椎结构退行性变——增生性脊椎炎(见第八章)。

慢性劳损腰痛的原因还很多,如隐性脊柱裂、骶髂关节病变、平底足、髋脱位、扁平髋、各种原因的脊柱侧弯畸形等,都

可引起腰痛。

需要指出,损伤性腰痛的形成,往往与感受风寒湿邪气及肾气不足有密切关系。《巢氏病源》云:"夫劳伤之人,肾气虚损,而肾主腰脚,其经贯肾络脊,风邪乘虚卒入肾经,故卒然而腰痛。"《素问》说:"腰者肾之府,转摇不能,肾将惫矣。"这些是古人对腰痛与劳累、外邪、肾虚关系的认识。实际上,久受风寒湿侵袭或肾气不足、肝虚筋弱,使腰的功能失常,活动不灵,则容易产生腰部损伤;而在损伤性腰痛的基础上,又容易感受风寒湿邪气,给腰痛添加痹证的特点,使病情复杂,治疗更加困难,这是骨科临床上经常遇到的问题。

总之,损伤性腰痛的发病,不仅与损伤外力有关,而且与工作性质、脊椎先天变异、身体虚弱、感受外邪等,都有密切关系,有时可几种情况同时存在,而且还有许多疾病可以产生腰痛症状。所以,遇到腰痛病人,必须全面考虑,仔细检查,综合分析,方可做出较明确的诊断,给予合理有效的治疗。

【诊断】

一、详细询问病史

病史对腰痛的诊断与鉴别诊断有极大的参考价值,多数腰痛通过详细的病史询问即可做出初步诊断。

（一）外伤史　受伤时间,外力的性质,伤时姿势,腰痛出现的时间,疼痛的性质与程度,疼痛与运动的关系,有无放射痛等。

（二）既往史　既往有无外伤、其他

疾病史,特别是骨关节病史。

(三)病程 腰痛是否经过治疗,用何疗法,疗效如何,病情演变情况等。

(四)其他 工作性质,工作条件,劳动强度等。

二、一般情况

年龄、性别、体质、肤色、表情、行动姿态、血压、脉搏、舌质、舌苔等。

三、局部仔细检查

可根据病情,选择检查以下各项。

(一)立位检查

使患者立正,检查以下内容:①脊柱是否正中。逐个触摸棘突(或做出标记),观察诸棘突的连线是否为一直线,如脊柱侧弯或棘突偏歪,应定出方向,并注意棘突有无局限性后突或凹陷;②两侧肌肉外形是否对称,是否有肿胀、高起或高起成条索,皮肤有无瘀斑、破损;③腰椎生理曲度是否改变,是否有过度前突,或腰曲变直,是否有广泛性后突等;④腰的功能活动状况。以两手固定其骨盆,令患者前屈、背伸、侧屈、旋转,以观察腰部活动范围的改变。腰活动时,用手掌按于腰部,可查知是否有摩擦征,摩擦征可来源于肌肉、韧带和后关节;⑤拾物试验。将一物放于地下(如铅笔、小锤之类),让患者弯腰拾起,若患者不能弯腰而屈髋、屈膝下蹲位拾起,则为阳性,说明腰前屈受限(图6.25～①);⑥观察骨盆是否倾斜。从两髂嵴之连线是否水平判断,若不成水平线,则表明骨盆有左、右倾斜。

(二)俯卧检查

让患者俯卧,两臂贴于身旁,身体放平、躺正,肌肉尽量放松,可检查如下内容:①脊柱是否正中。先观察脊沟是否为一直线,然后用示、中指压于棘突两侧,稍加按压,徐徐向下滑动,从划出的痕迹可查出脊柱是否有侧突(与立位检查结果比较)(图6.25～②)。再逐个按压棘突,检查是否有后突、凹陷或偏歪。②仔细寻查压痛点。用拇指或拇、示指分别按压棘突、棘突间隙、横突、两侧骶棘肌、骶髂关节部等,边按边询问有无疼痛以及疼痛的程度和性质,有无放射痛,并注意有无硬结、骨擦征、捻发征、波动、条索状变、肌痉挛等。③神经放射痛。以拇指按压坐骨神经径路(环跳,委中,承山),如按压时疼痛并沿坐骨神经径路放射为阳性。④伸腰试验。一手按于腰骶部,另一前臂托住患者两腿膝上部位,用力上托,使腰徐徐背伸(图6.25～③),腰骶部有疼痛为阳性。注意腰椎是否板硬或强直,以及活动范围的大小。⑤单腿提拉试验。一手按腰,一手握踝部向上提拉,腰骶部痛为阳性(病在腰骶或骶髂关节)(图6.25～④)。若大腿前方痛则提示股神经受压。⑥跟臀试验。手握踝部,用力使足跟接近臀部,若腰部向上拱起并诉说疼痛为阳性(腰大肌痉挛,病在腰骶部)(图6.25～⑤)。

(三)仰卧检查

令患者仰卧(顺便观察其翻身动作,是否有旋转活动障碍),两臂放于身侧或举过头,身体躺平正,做如下检查:①直腿抬高试验。一手握足跟,一手按膝,使膝伸直,然后徐徐将腿抬高,记录腰腿开始疼痛时腿抬高的角度,在60°~70°以下疼痛为阳性(图6.25~⑥),说明坐骨神经受压或受刺激,下肢抬高使其牵张而疼痛。同样的原理,将膝髋屈曲各90°,然后伸膝,不能伸直而产生坐骨神经放射痛为阳性(弓弦试验)。在直腿抬高试验阳性的角度,稍降低下肢,再用力扳其足使

踝背伸,产生坐骨神经痛,为加强试验阳性,提示坐骨神经受压。②屈髋试验。以手握两踝部,使髋膝屈曲,按压使股部与腹壁接近,在此过程中,腰部疼痛为阳性,提示病变在腰后方的韧带或肌肉(被动牵张痛)(图6.25~⑦)。③髂嵴对挤分离试验。以两手按髂嵴,用力对挤或反向按压,骶髂关节有病变则产生疼痛。

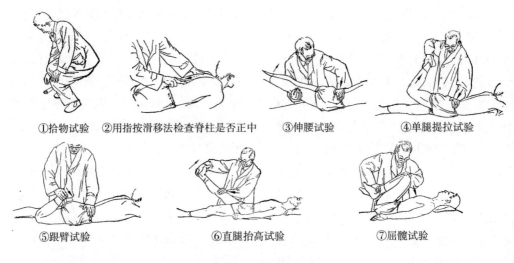

①拾物试验　②用指按滑移法检查脊柱是否正中　③伸腰试验　④单腿提拉试验

⑤跟臀试验　⑥直腿抬高试验　⑦屈髋试验

图6.25　腰腿痛检查法

此外,屈颈试验、伸跖肌力试验、下肢腱反射、下肢痛觉检查、下肢肌肉检查、足背动脉搏动、胫后动脉搏动等,均可于仰卧位进行。

二、X 线检查

通常拍摄腰椎正、侧位 X 线平片,观察有无腰椎骨折或脱位、腰椎的结构有无异常、有无骨质增生、有无脊柱侧弯、椎间隙变化、棘突间隙宽窄、腰骶角是否增大等;必要时拍摄腰椎斜位 X 线片,以观察

椎弓及其峡部。必要时做 CT 或 MRI 检查。

另外,实验室检查或其他特殊检查法,可据病情而定,以助鉴别诊断。

总之,对腰痛患者,必须将详细的病史、症状、体征加以综合分析,结合其他检查结果,全面考虑,才能做出较确切的诊断。

【辨证施治】

中药治疗外伤性腰痛,是常用治疗方

法之一,须辨证施治方能取得较好效果。应将急、慢性损伤性腰痛的症状与体征综合归纳,弄清病机,辨证分型,然后确定治疗法则,处方选药。不加辨证,用一方一药治疗所有腰痛的做法是不恰当的。

为便于临床应用,可将常见的损伤性急、慢性腰痛,归纳为如下几种类型,立法处方。

一、气阻血瘀型

有较明确的损伤史。腰痛骤作,疼痛剧烈,刺痛或胀痛,痛有定处,不敢俯仰转侧,动则痛甚。检查腰部活动受限,压痛点集中,肌肉挛硬高突,或有肿胀瘀斑,或有硬结肿块。此皆为络脉损伤,气血壅滞,瘀阻不通所致。治宜活血行气,化瘀止痛。

选方:复元活血汤,化瘀丸,七厘散,消肿止痛丹。

可外贴活血膏,瘀肿重者可用活血止痛散或化瘀消肿洗方煎水热敷。

二、气血郁滞、筋络不舒型

病程已久,腰痛隐隐,痛有定处,有时连及背、臀、腿部,酸痛、胀痛或刺痛,或感麻木重着,时轻时重,腰部拘急板硬不舒,活动不利,或适当活动后疼痛见好转,活动过多痛则加重。检查局部压痛,有时压痛范围较广,筋肉板硬或有硬结,或呈条索状,腰部活动有不同程度的障碍。此型是由气郁血滞,久阻经络,筋脉不舒所致。治宜活血行气、舒筋通络。

选方:活血舒筋汤加减。可酌加山甲、川断、五加皮等。亦可加服伸筋胶囊。

针灸、拔罐、理疗法、理筋手法可酌情选用。

三、慢性腰痛兼风寒湿型

慢性腰痛,时轻时重,酸胀重着,拘急不舒,遇冷加重,得温则减,甚至对天气变化有预感。腰部检查可具有气血郁滞、筋络不舒型之体征。此型多在陈伤或慢性劳损的基础上,感受风寒湿邪,阻塞络道所致。治宜舒筋通络,散风除湿。

选方:通痹丸合伸筋胶囊。或独活寄生汤加减,加灵仙、山甲煎服。湿重加苍术、苡米、防己;湿热加黄柏、地龙、丹皮、忍冬藤、豨莶草等,去方中桂枝、细辛等热药;风重者加服三虫散。

寒盛者可用坎离砂外熁,或用蒸疗方熏蒸,也可用药透方做离子透入。理疗、理筋手法酌情选用。

四、损伤腰痛兼肝肾不足型

病程日久,腰痛隐隐,酸软无力,遇劳加重,不能久坐久立,全身乏力,面色㿠白,精神不振,或遗精早泄,或行经血少。检查腰部筋肉萎软,或呈细条索状,压痛不剧,腰活动范围无明显障碍,舌质淡,脉细弱。此型多见于虚弱型腰肌劳损,多为素体虚弱或久病体虚,或产后过劳等,因肝肾虚弱,筋骨不健,气血不和,复加损伤或劳损,久病正气亏虚所致。治宜补益肝肾为主,随证加减。

选方:补肾活血汤加减。气血虚加黄芪、阿胶;脾胃虚加党参、白术、山药;虚寒重可加肉桂、附子。或服壮骨强筋汤。

【辨病论治】

急慢性腰痛,除"辨证施治",据不同证型治疗外,还应"辨病论治",针对不同的"病",采取治疗措施。"辨病论治"概况分述于下。

一、急性腰部肌肉、韧带扭挫伤

(一)发病与诊断

有明确的外伤史。肌肉的扭挫伤,棘突两侧压痛明显,重者可有血肿、瘀斑,腰部主动与被动屈曲活动均可使痛加重,屈髋试验阳性。韧带挫伤时被动屈曲痛加重,而主动伸腰痛轻,腰前屈受限。压痛在棘突或棘突间,为棘上与棘间韧带损伤,严重时棘间隙可增宽。压痛在棘突两侧且部位较深者,多为横突间韧带、黄韧带及后关节损伤。拍 X 线片排除骨折。

(二)治疗

1.卧床休息。韧带撕裂重者,应以围腰保护至少 2 周。

2.1% 普鲁卡因 10 ~ 20 毫升局部封闭。

3.轻者可用推摩、揉搓手法,活血散瘀,解除肌痉挛;重者忌用手法。

4.适时锻炼腰部活动,以免损伤组织粘连。轻者疼痛稍减后即应锻炼,重者须待撕裂愈合后开始锻炼,以防损伤组织愈合不良。

5.中药:活血化瘀,行气止痛。

二、急性腰肌劳损

(一)发病与诊断

有急性劳累史。逐渐发病,疼痛为胀痛或酸痛,压痛在骶棘肌及腰骶部,但不如挫伤剧烈,按压痛范围较广,按压后反觉舒适。肌肉挛硬,但能做腰屈伸活动,稍活动后痛减轻,可有捻发音,腰生理前屈减小或消失。屈腰试验、拾物试验阳性。拍 X 线片观察有无骨关节病变。

(二)治疗

1.不应严格卧床,既要休息又要活动,应锻炼与卧床交替进行,以免瘀血凝聚变为陈伤。

2.应用推摩、滚、搓手法,以疏通气血,解除肌痉挛。患者俯卧,上助手把住腋窝,下助手握两踝,对抗牵引,使筋肉舒张。术者操作,先用滚法 3 ~ 5 分钟,再用推摩法 2 ~ 3 分钟,最后用搓法 1 ~ 2 分钟。

3.拔火罐可立感舒适,应用大罐。

4.中药:活血行气止痛。

三、后关节滑膜嵌顿

(一)发病与诊断

本病可由于轻度扭腰或弯腰猛然起立而突然发病,腰痛剧烈,刺痛感,但无神经放射痛。腰部后突,能屈不能伸,压痛在棘突或棘突旁,一侧轻一侧重,或双侧压痛均剧。喜侧卧,俯卧时则必须在腹部垫枕头方能耐受,往往拒绝别人搬动,站立时则髋膝半屈位,须两手扶膝以支撑,伸腰试验阳性。X 线片可能显示后关节排列方向不对称,也可排除骨质其他病变。

(二)治疗

1.手法治疗效果极佳。可用推摩、斜扳、牵抖法。患者俯卧,腹下垫软枕。先用推摩手法 3 ~ 5 分钟解除肌痉挛,然后改侧卧位,患侧在上,健侧髋膝伸直,患侧髋膝屈曲,术者立于背侧,一手推臀,一手扳肩,两手相对用力,使上身旋后,骨盆旋前,令患者腰部放松,活动至最大范围时,用力做一稳妥的推扳动作,此时往往可听到清脆的弹响声,疼痛可顿时减轻,若双侧疼,再依法斜扳对侧。然后俯卧,一助手扳住腋下,术者握患者两踝部,对抗牵引,持续约 1 分钟后,用力将患者上下抖动数下,再用推摩手法 2~3 分钟,手法即完成。术后宜休息 3~5 天。

2. 如有残余疼痛,可用局部封闭或中药熥敷。理疗可用远红外线或微波。

四、腰椎间盘突出症

(一)发病与诊断

腰椎间盘突出症多数有外伤史。多发于 L4,5、L5S1 间隙,其次是 L3,4 间。多为向一侧突出,少数为中央型突出。

典型病例可有如下表现:①典型者突发腰痛,并连及一侧坐骨神经痛。站立、咳嗽、喷嚏均使痛加重,放射痛由腰、臀经大腿后方、腘窝至小腿后外侧及足底或足背部,疼痛有时非常剧烈,以致昼夜不眠。急性期过后可转为慢性,时轻时重,反复发作。②腰各方活动均受限,背伸受限明显。伸腰试验阳性。侧卧患肢屈曲位,可使痛减轻。③压痛点在相应脊椎棘突旁,按压时可出现坐骨神经放射痛。坐骨神经径路压痛。④腰肌痉挛,腰椎正常生理前曲消失甚至后突,腰椎可有侧弯,大多弯向患侧。少数病人腰前弯加大。⑤坐骨神经牵张试验阳性(直腿抬高、弓弦试验、加强试验等)。发于 L3,4 者股神经牵张试验阳性(单腿提拉试验)。⑥小腿部于坐骨神经相应的支配区域皮肤痛觉减退,或有马鞍区麻木。⑦小腿肌张力减弱或肌肉萎缩,伸、屈趾肌肌力减弱。⑧膝、跟腱反射可减弱或消失,也可无改变。⑨患侧下肢多汗或无汗。⑩X 线片有时可见椎间隙变窄,或前宽后窄,或一侧间隙宽一侧间隙窄,腰椎生理前屈减小或消失,腰椎侧弯;观察腰椎结构排除腰椎其他疾病。CT 检查可观察椎间盘突出的部位、程度及神经压迫程度,但 CT 检查并非完全准确,且突出物大小与症状体征有时不成比例。MRI 检查可显示神经受压情况,可选用。

(二)治疗

1. 急性期应卧硬板床完全休息,至少2 周。轻度脱出经卧床休息可自行还纳,症状缓解。

2. 手法治疗有一定效果。

手法 1:急性期可用推摩、斜扳、牵抖手法,操作同后关节滑膜嵌顿手法。术后症状减轻,可卧床休息 5~7 天;如无明显改善,3 日后再做 1 次手法。

手法 2:应用下列旋转、扳拿法,也有一定疗效。以右侧腰腿痛棘突向右侧偏为例说明。患者正坐于方凳上,一助手将其下肢固定,术者立于患者右侧,取半蹲位,右臂从患者右侧腋下穿过,手扣住患者颈后部,使其头略前倾,左手拇指按于向右侧偏之棘突,然后右臂用力使患者上身尽量前屈至最大耐受限度(最好达90°),继而使其上身弯向右侧并向右后方旋转至最大限度。在侧弯旋转过程中,左手用力向左推棘突,此时可听到腰部有弹响声,最后使患者恢复正坐位(图 6.26)。发生弹响,可立感舒适,疼痛减轻。如无弹响声,可重复以上操作。手法完毕,卧床休养 5~7 天。

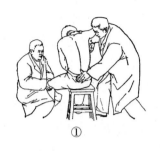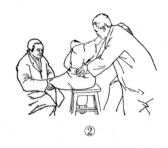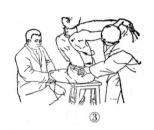

①　　　　　　　　②　　　　　　　　③

图 6.26　腰突症旋转扳拿法

手法 3：牵拉颤腰复位，效果可靠。患者俯卧，上助手用布带绕患者双腋下向上牵，下助手握双踝部向下牵，持续 2～3 分钟。术者站床边，用双拇指相叠按于突出腰椎旁的痛点，冲击法用力下按，使腰椎颤动，冲压 20 余次。缓慢放松牵拉，将患者翻转为仰卧位。卧床 2 周，可配腰围下地活动。目前已用牵引床代替人工牵引。

3. 持续牵引法　用骨盆带牵引，每侧重量 10 千克，每次牵引 30～60 分钟，隔日 1 次或每日 1 次；或用单侧下肢皮肤牵引，重量 5 千克，每日牵引 6 小时。

4. 局部封闭或穴位封闭疗法，可酌情选用。

5. 中药内服，辨证施治。急性期活血化瘀、行气通络，慢性期活血舒筋通络。理疗、蒸疗、药熨都可选择应用。大多数患者经以上非手术疗法可治愈，少数保守治疗失败、症状重、反复发作的患者，可用手术疗法。

五、腰部肌肉、韧带、后关节慢性劳损

（一）发病与诊断

腰痛逐渐发生，腰部隐痛或酸胀，疼痛范围较广，有时连及背部或骶髂部、臀部，时轻时重，或朝轻暮重，或朝重暮轻。轻度运动后，腰痛减轻，活动过多、过于劳累，则腰痛加剧，往往具有风湿症状。腰部压痛范围较大，按压后觉舒适，筋肉板硬或呈条索状。后关节劳损则腰部前屈痛轻但仰卧痛重，伸腰试验可呈阳性，腰活动范围可有不同程度的障碍。慢性腰痛可急性发作，疼痛加剧。

（二）治疗

1. 中药　舒筋活血，或温经散寒，或搜风通络。通痹丸、伸筋胶囊、活血舒筋汤、独活寄生汤等都可选用。

2. 手法治疗　若坚持应用即有一定效果，其方法与步骤如下。

（1）按揉。患者俯卧，胸上部垫枕，两上肢放于枕侧，躺正，肌肉放松，术者立于患者床边，用两拇指指腹按揉膀胱经背部主要穴位，在压痛明显处稍加用力。按揉 2～3 分钟（图 6.27～①）。

（2）滚法。由两助手上下牵引，术者在下腰部和下背部，沿膀胱经和督脉自上而下用滚法，操作 5～8 分钟，疼痛明显及筋肉胀硬部位多滚数遍（图

6.27～②）。

（3）推摩。用掌根推摩,沿膀胱经(骶棘肌)顺序自上而下推摩数遍,3～5分钟。疼痛明显处稍加按压。

（4）弹拨。腰背筋肉肿胀板硬时最宜。两拇指相对,按于条索状筋肉上,稍加按压,顺筋肉走行的垂直方向左右拨动(拨筋)。如筋胀高起明显,可用手指将筋捏住提起放下(弹筋)(图6.27～③)。连做3～5遍,然后再用推摩法推摩数遍。

（5）斜扳。患者侧卧,上腿屈起,下腿伸直。术者一手推臀,一手扳肩,至最大限度时用力扳一下,可听到清脆响声,必要时,让患者改另侧卧位,再做一次斜扳。

（6）牵抖。患者俯卧,肌肉放松,一助手把住腋窝向上牵拉,术者立于床尾,两手握两踝部牵引,在牵引的基础上,用力上下抖动数下(见图6.12),连作3～5遍。此手法可隔2～3日做1次。

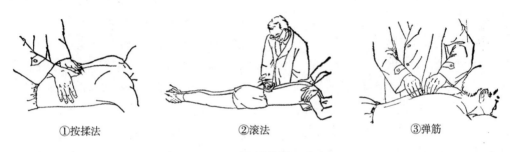

①按揉法　　　　　　②滚法　　　　　　③弹筋

图6.27　腰慢性劳损手法治疗

3.局部封闭,用醋酸强的松龙或醋酸氢化可的松,每周1次。注射部位应准确。

4.急性发作疼痛严重时,可适当休息,或暂时改变工作方式,以配合治疗,缓解疼痛。

5.虚弱型劳损,应从增强体质着手,以治其本,可配合内服中药,补益肝肾、调和气血。补肾活血汤、壮骨强筋汤等可加减应用。

6.针刺或拔火罐等,可选择应用。中药外熨、蒸疗法都可见效。

六、第三腰椎横突综合征

（一）发病与诊断

本病是腰部劳损的一种特殊类型。腰椎的横突以第三腰椎横突最长,附着于其上的肌肉韧带经常受到牵拉而发生慢性损伤,出现腰痛症状。多发于体型较瘦高的男性,长期站立弯腰或坐位工作,日久产生筋肉的劳损。常为一侧发病,双侧者较少见(可能与其工作姿势或习惯有关)。腰部酸痛或胀痛,痛有定处,劳累后痛重,休息则痛减。无神经放射痛。检查腰活动不受限。第三腰椎横突部位压痛,并可触到有韧性的硬结或条索状物。

屈腰试验可有局部疼痛。X线拍片除第三腰椎横突较长外,可有腰椎侧弯。

（二）治疗

1. 理筋手法:按、揉、弹拨局部硬结或条索状物,隔日1次,效果良好。

2. 药物局部注射疗法显著,可5～7日1次。

3. 口服伸筋胶囊,或用中药外熥,或用软坚散结洗方煎水热敷,或敷化坚膏,均有效。

4. 小针刀疗法亦可选用。

5. 加强腰部锻炼,尽量调整工作方式,以防复发。

七、腰椎先天性变异

（一）发病与诊断

腰痛时发时止,有时因轻微扭伤,或感受外邪而急性发作,由隐痛转为剧痛,活动受限,经休息后症状可自行缓解。有时做某一动作则诱发腰痛,有时可发生神经牵涉痛,压痛点在腰骶关节,或骶髂部者居多。伸腰试验或屈髋试验可呈阳性。感受外邪后可有风湿症状。X线拍片可明确诊断,常见者为第五腰椎骶化、第一骶椎腰化、椎隐性裂等。

（二）治疗

1. 急性发作,腰痛剧烈时,应卧床休息。

2. 手法治疗:可用按揉、滚、推摩、牵抖法治疗（参见"慢性劳损"治疗）。

3. 局部封闭,可选择应用。

4. 反复发作时,可用围腰或前窄后宽的皮腰带保护。

5. 中药内服,以养血活血,舒筋通络为主。活血舒筋汤加减或服伸筋胶囊、通痹丸。

6. 坎离砂熥法、中药熥法对寒证效果良好。

八、椎弓崩解与腰椎滑脱

（一）发病与诊断

由腰椎椎弓的峡部先天性不连接,或腰椎一次过伸性外伤,或积累性外伤引起,多发于第四、五腰椎。当腰部遭受过伸性暴力时,上一个腰椎的下关节突撞挤下一个腰椎椎弓峡部而断裂,或因先天性峡部不连,轻微的过伸性外伤导致症状出现。双侧椎弓峡部断裂,腰椎即不稳定,椎体向前滑移,成为腰椎滑脱。

椎弓峡部不连（椎弓崩解）,局部症状较轻,可在慢性腰骶部痛的基础上,受轻微外伤而疼痛加重,但不如外伤引起的峡部骨折那样严重,尚能勉强站立或行走。峡部外伤骨折则疼痛剧烈,功能完全丧失,棘突压痛明显。如有腰椎滑脱,则往往产生马尾神经刺激症状,但神经麻痹者少见。外观腰部生理前曲增加,前移之腰椎棘突处可触及陷凹。患者仰卧,腹部深触诊,常可触到前移之椎体,并可有压痛或神经放射痛。拍摄侧位与斜位X线片,可明确诊断。从斜位X线片,可见椎弓峡部断裂,断端密度深者,则表明原有峡部不连,峡部呈"狗颈戴项圈征";从侧位X线片,可观察椎体有无滑脱,如有滑脱,应确定滑脱的程度（图6.28）,一般不超过Ⅰ度（即前移椎体后缘与下位椎体后缘的直线距离,不超过下位椎体上缘宽度的1/4）。

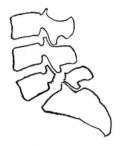

①侧位片，腰骶部出现前突加大，椎体前移

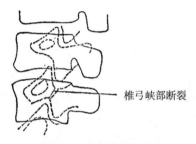

椎弓峡部断裂

②斜位片，椎弓峡部断裂

图6.28 腰椎滑脱

（二）治疗

1. 单纯腰椎椎弓崩解，治疗方法参照"腰椎先天性变异"。

2. 新伤性椎弓峡部骨折造成的腰椎滑脱，可用骨盆带牵引，每侧重量8～10千克，牵引3～5天后，减为每侧5千克，持续4～5周。去牵引后，逐步锻炼腰背肌力，注意防止腰过伸活动，下床时，最好佩戴围腰保护。X线拍片复查，观察脊椎是否稳定。骨折愈合后至少半年内不应负重，以防再次滑脱。中药的应用可辨证施治。

3. 先天性椎弓峡部不连，由于轻微外伤而腰痛加重者，应卧床休息以减轻症状，并内服中药。下床后佩戴围腰，加强腰背肌锻炼。经过治疗，有些患者，虽然腰椎仍有部分滑脱，但症状轻微，仍能胜任一般工作。

4. 腰椎滑脱程度较重，以上疗法仍不能复位，或即使暂时复位而不稳定，影响功能者，可做脊柱融合术。

九、腰椎椎管狭窄症

本症又称腰椎椎管狭窄综合征，是指椎管的前后径和左右横径比正常人狭窄，椎管横切面也有变形，椎管容积变小，致使侧隐窝或一个至数个椎孔部马尾神经根受压，而引起一系列症状和体征。

（一）发病

本病发病原因多种多样，一般分为先天发育性与后天获得性两种，实际上这两种原因是相互联系，相互影响的。先天性异常主要指椎管均匀性狭窄，幼年时并不产生症状，但随着年龄的增长，尤其是黄韧带肥厚、后纵韧带肥厚、关节突增生肥大、椎间盘突出等，增加其狭窄程度而显示临床症状。有人发现，腰椎管狭窄患者的后关节突比正常人靠近中线，而且从后外侧向椎管内突入，从横切面上即形成一个似三叶草的形状，两底角为侧隐窝，此处可导致马尾神经根受挤压却常被忽视。椎间盘退行性变，有纤维环增厚和唇样增生，也是椎管狭窄的常见原因。此外，腰椎滑脱症、椎体骨折后形成狭窄等也比较常见。

（二）临床表现与诊断

1. 本症多见于中老年男性。主要症状为下腰疼痛，痛起缓慢而有间歇性发作，活动后加重，休息后减轻。常表现为间歇性跛行,腰前屈时痛轻,腰背伸则痛重,故下蹲位可使腰腿痛缓解。疼痛在腰部双侧,自腹股沟至足趾肌肉无力。

2.脊柱背伸活动受限,直腿抬高试验可呈阳性,但腰部无局限性压痛和放射痛,两下肢痛觉、肌力均可减低,膝跟反射也有减弱。

3.X线平片:正、侧、斜位片很重要,观察有无骨质增生肥大性改变,左右前斜位可了解椎弓根部有无崩解。椎管的测量前后径小于 12 mm 则可考虑为椎管狭窄。

4.脊髓造影可发现狭窄区,更可以与蛛网膜粘连、脊髓占位性病变等相区别。但造影检查较复杂,目前多改用 CT 扫描,能较准确地观察椎管狭窄程度,也可显示是否存在骨质增生、骨肿瘤等;对骨性狭窄显示更为清晰,但对软组织的狭窄显示较模糊。

(三)治疗

可据病情,首先选用非手术疗法。中药辨证施治可予活血化瘀、舒筋通络,温经散寒、通络化湿,或补肝肾、强筋骨等法处方选药,可参见"概述"部分。针刺疗法、离子透入、理疗、外熥等都可选用,但理筋手法治疗应慎重。经以上治疗大多能缓解腰腿疼痛,多方治疗不见缓解,方可考虑手术。手术一定要针对病因进行治疗,如发现腰椎间盘突出症,则应按腰椎间盘突出症治疗。

第七章　骨骺损伤与骨骺疾病

第一节　骨骺损伤概述

骨骺损伤多见于儿童,约占儿童骨折的15%。

骨骺是长骨骨端的软骨部分。在骨的发育过程中,通过软骨内化骨形成二次骨化中心,该骨化中心再不断发育,将骨骺软骨分为关节软骨和骺软骨板。骺软骨板不断化骨,使长骨在纵轴方向伸展、变长,同时骨膜中的成骨组织不断产生新生骨,而使长骨的宽度增加,直至发育到一定时间,骺软骨板变薄,并停止生长,与骨干融合而变成成熟的骨骼组织。通常在18~22岁之间即出现骨骺闭合。

骨骺和骨干之间的骺软骨板是长骨生长发育的发源地,骨骺的损伤实质是骺软骨板的损伤,此板对外来暴力的耐受较差,它的强度比正常的肌腱、韧带、关节囊等弱得多,特别当外来暴力为剪力、撕脱、劈裂或挤压时,容易发生不同类型的损伤。常分为五型。

Ⅰ型:骨骺从干骺端完全分离而无骨折。此类损伤多由剪力和撕脱力造成,由于其周围骨膜完整,骨骺板的生长细胞仍保留在骨骺上,所以预后很好,如桡骨远端骨骺分离。

Ⅱ型:骨骺分离线沿骺板延伸一部分,然后转向干骺端,使干骺端有一个三角形骨块折下,该侧骨膜仍相连,此为剪力或撕脱力造成。骨骺板上的生长软骨细胞仍保留,所以预后亦良好,如肱骨头骺离骨折。

Ⅲ型:骨折线从关节面扩展到骺板的薄弱处,然后沿骺板延伸到骨骺缘,为剪力造成,如未影响血供或能很好复位,则预后良好,如胫骨下端骨骺内侧半分离骨折。

Ⅳ型:骨折线从关节面通过骨骼,穿透骺板全层而达干骺端,使干骺端发生骨折。此损伤除非复位满意,往往血供受到影响,致使骨骺的发育亦受到影响,如儿童肱骨外髁移位骨折。

Ⅴ型:是在骺板的一部分区域内受到极大的挤压力量,产生骺板的挤压伤,同时伴有骨骺分离,这种损伤最重,预后最差,不可避免地影响骨骼的生长发育,如股骨下端内侧骨骺挤压损伤,日后引起内侧骨骺早期闭合而出现膝内翻(图7.1)。

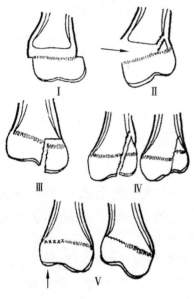

Ⅰ.骨骺与干骺分离而无骨折
Ⅱ.骨骺分离伴干骺端骨折
Ⅲ.骨骺纵形劈裂,骨骺一部分离移位
Ⅳ.骨骺劈裂伴干骺端骨折,可影响骨骺发育
Ⅴ.骨骺板一部分挤压损伤,影响骨骺发育

图7.1　骨骺损伤的类型

为了及早而正确地诊断骺软骨板骨折,临床医生应当掌握正常骨骺出现时间及与骨干愈合的时间(见本书第一章第十节附表)、正常的骨与关节X线表现,也应熟知各种骨骺解剖变异的X线知识。只有这样,才能辨认和早期发现儿童的骺软骨板骨折。应使用质量较好的X线底片;除拍摄正侧位外,还应拍摄其他位置的X线片,或两侧肢体同时拍摄,以资对照。如拍摄位置不当,则易导致诊断错误。

须根据X线片结合病史及查体做出正确诊断。骨骺分离骨折,扪到的骨块远较X线表现的为大。如果X线片上已表现出干骺端三角形骨块,则应想到是骺软骨包括在内的骺离骨折,在骨端骨化中心未出现以前,尤其容易被忽略。

骨骺损伤的治疗,Ⅰ、Ⅱ型和部分Ⅲ型,可以选用轻柔的闭合手法整复,而且制动的时间要短;部分Ⅲ型、移位的Ⅳ型应尽早切开复位,准确对位,选用细克氏钢针固定,不用粗大金属固定物。克氏钢针垂直通过骨骺板是安全的,手术中宜仔细,勿粗暴,勿轻易切断肌肉止端,制动的时间要与骨折制动相同。

Ⅴ型骨骺伤制动3~4周,勿过早负重,当后期出现畸形时,可予以矫形治疗。

关于各特殊部位的骨骺损伤,已分别于骨折各论中述及。

第二节 常见骨骺及骨软骨疾病

股骨头骨骺骨软骨炎

【发病】

本病亦称为股骨头骨骺炎、股骨头骨骺无菌性坏死或缺血性坏死、幼年畸形性骨软骨炎。系一种慢性损伤性关节病,临床并不少见,多发于6~10岁的男孩,大多数为单侧发病。发病与外伤有关,一次严重损伤并不一定引起本病。这类患儿大多顽皮好动,由于多次损伤,局部气血瘀阻,经脉不通,致使股骨头骨骺气血供应受阻,失去濡养而致本病。儿童外伤后,往往作为一般的伤筋治疗而延误治疗时机,发展成晚期难治之症,故应加强对该病的认识,做到早期发现,早期治疗。

【临床表现与诊断】

可分为早、中、晚三期。初起往往于奔跑、跳跃等活动后,觉一侧髋部不适,或轻度酸痛,休息后则症状消失。尔后髋痛反复发作,次数增多,间隔时间缩短,症状逐渐加重,以至走路跛行,髋痛变为持续性,运动时疼痛加剧。由于活动逐渐受限,患肢肌肉发生萎细,检查股骨大粗隆外突,可有叩击痛,髋外展、外旋活动明显受限,其他方向的活动一般不受影响,髋外展、外旋试验阳性(图7.2)。股三角中点可有压痛,患肢短缩,病情越重,短缩程度越大,但一般不超过2厘米。病情轻重主要从X线片上判断,应同时拍摄双侧髋关节正位X线片以资对照。早期可见股骨头骨骺外形失去正常的圆滑形态而较扁,骨骺密度增高,关节间隙正常,不累及髋臼;中期股骨头明显变扁,密度更深,有节裂,或局部骨质囊性改变,股骨颈略变粗,并较正常为短;晚期股骨头恢复光滑、外形整齐,股骨头骨骺可变成蘑菇头状,股骨颈变粗短,颈干角变小,关节间隙可略窄,形成扁平髋。

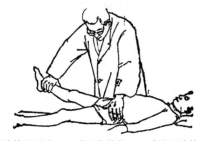

①髋外展试验:一手固定骨盆,一手按下肢外展,活动受阻并有疼痛为阳性

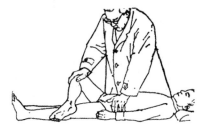

② "4" 字试验(外旋):患肢屈曲,踝部搭于健侧膝前,术者一手固定骨盆,一手扶患者膝部并下压,活动受阻并有髋痛为阳性

图7.2 股骨头骨骺炎体征检查

本病早期应与髋关节结核相鉴别。髋结核往往有低烧、盗汗、纳减、瘦弱等全身症状，血沉增快，髋关节各方向活动均有受限，托马征阳性。

遇有患儿多次出现"髋扭伤"，时发时愈者，应想到有本病可能，即应行 X 线检查以早期诊断，不要误认为髋扭伤而反复多次用手法治疗。如早期 X 线片显示欠清晰，可做 CT 扫描以明确诊断。

【治疗】

一、严格限制患侧髋关节活动，避免重复损伤

早期，可令患儿在床上，避免下地活动，如下地须扶双拐，匆使患肢负重，一般不少于 3 个月。若患儿不合作，应固定患肢。

中期，可用长夹板（木板或石膏夹板），将患肢固定在髋外展 20°～30°位，夹板上至腋下，下与足齐，充分制动髋关节。也可选用患肢皮肤牵引（水平位），牵引重量 2.5～3.5 千克，一般需 6～9 个月甚至更长的时间，皮肤牵引可间隔 3～4 周更换 1 次。停止牵引或制动的时间，应以 X 线片的恢复表现或 CT 扫描结果为依据。

晚期，可用长夹板法制动髋关节，但疗效较差，即使用石膏长期固定，也很难使股骨头恢复正常。至少在 2～3 年内不应放弃积极治疗，髋活动受限，可进行不负重状态下的锻炼。

二、中药治疗

内服养血活血通络药物，如化瘀丸或七厘散，或活血舒筋汤，可两日一剂。用外熥方外熥，每日 1 次。气血不足者，可服十全大补汤；禀赋不足、筋骨不健者，可服壮骨强筋汤；若疼痛较重，可服三元丹或通痹丸。

三、其他

髋关节滑膜切除等数种手术治疗方法可根据病情进行选择。已形成扁平髋的病例对症治疗，功能影响严重者，可考虑截骨手术矫形。

胫骨结节骨软骨炎

【发病】

胫骨结节骨软骨炎，又称胫骨粗隆骨骺炎、胫骨结节骨软骨病，临床常见。胫骨结节骨骺是胫骨上端骨骺的延续部，有时是一单独骨骺，在发育过程中可因附着其上的股四头肌腱的强力牵拉而产生损伤，反复多次的牵拉，使骨骺部血液循环受到障碍，形成骨骺炎。

【临床表现与诊断】

本病多发于 13～16 岁喜欢运动的少年，特别是跳跃、篮排球、足球、奔跑、爬山等运动最易发生。起病缓慢，逐渐发现一侧或两侧胫骨结节部异常高起，疼痛，也可于一次剧烈运动后，局部微肿、疼痛。休息后疼痛好转或消失，尔后经常发作，上台阶、上坡时疼痛明显，以至影响活动。检查时可见胫骨结节高突（图 7.3～①），但周围组织无肿胀，局部压痛轻微，半蹲位单腿支撑起立时则局部疼痛，抗阻力伸膝试验局部疼痛明显（图 7.3～②）。据以上特点即可确诊，一般不需 X 线检查，X 线片可见胫骨结节骨骺密度增深，严重

时可有碎裂或舌状翘起。

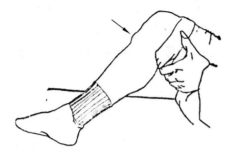

①胫骨结节骨骺炎局部高突之外观

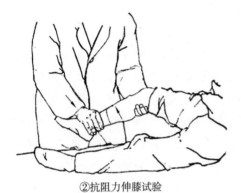

②抗阻力伸膝试验

图7.3 胫骨结节骨骺炎体征

【治疗】

本病到18~20岁骨骺与骨干融合时即自愈，但局部高突永久存在。在未闭合前可采取如下措施：①急性发作时应使局部休息，症状严重时需停止剧烈运动。平时应减少运动量。②出现症状时可外用中药烫洗以活血止痛，常用活血止痛散或软坚散结洗方。亦可用坎离砂外熥，或外贴活血膏或化坚膏。③痛重时强的松龙局部封闭，每周1次。应嘱患者避免碰伤。

跖骨头骨软骨炎

【发病】

跖骨头骨软骨炎又称跖骨头无菌性坏死。本病好发于青年人，女性多见。多在第二、三跖骨头处，发病与外伤有关，特别是慢性劳损，与职业有关，例如纺织女工、护士、饭店服务员等多见，近年来发现穿高跟鞋的女性发病率较高。第二跖骨头部较其余跖骨头向前突出，易受撞击，负重也较大，故易发病。其病理改变如同骨骺缺血性坏死一样，最后成为肥大性骨关节病。

【临床表现与诊断】

一、病史

有明确的外伤或慢性劳损史，与职业有明显关系，或经常穿高跟鞋。

二、症状与特征

局部酸痛，轻度肿胀，压痛，纵向挤压痛，跖趾关节活动受限，并有该关节处膨大感。晚期多有粗糙的摩擦征。

三、X线检查

开始密度增高，骨骺外形塌陷，扁平，以至碎裂；密度逐渐加深，骨干因骨骺的坏死而变短、粗，跖骨颈亦增粗而呈杵状。后期则表现为增生肥大，甚至跖趾关节内有游离的小骨块，相邻的趾骨关节面也有增生肥大现象。

【治疗】

主要靠局部完全休息，用软坚散结洗方烫洗。症状明显者，可于局部注射强的松龙封闭治疗。早期经积极治疗可愈，若已形成骨关节病则难治愈。症状严重并影响功能者,可手术治疗。

髌骨骨软骨炎

【发病】

髌骨骨软骨炎又称髌骨骨骺骨软骨炎。本病较少见,可发病于 7～14 岁儿童,与外伤有显著关系,一次外伤或多次轻微外伤可引起,如跑步、跳跃、踢足球等。髌骨下极骨骺可产生缺血性坏死。此症往往与胫骨结节骨软骨炎同时存在,均与局部多次受到强力牵拉有关。

【临床表现与诊断】

有明确的外伤史,患部疼痛,半蹲时痛重,软组织肿胀,跛行,髌下极压痛。常于剧烈运动后症状加重,休息则痛减。

X 线诊断有时比较困难,当髌骨边缘模糊,密度增深,并有骨质疏松改变者,可以结合临床表现做出诊断。

【治疗】

局部完全休息,可用活血止痛散煎水烫洗。热疗、强的松龙局部封闭均可见效。积极治疗,4～6 周即可消除症状,预后良好。

剥脱性骨软骨炎

【发病】

剥脱性骨软骨炎又称干脆性骨软骨炎。本病实际上是骨骺与骨干连接后,在软骨下发生的局限性缺血性坏死。多发于青年人,16～25 岁青年男性多见。与剧烈运动及多次创伤有关,多发于运动员。常见于膝部,即股骨内髁、外髁的关节面上。

【临床表现与诊断】

运动后出现关节疼痛,关节有滑落感及异物感,有时发现关节交锁及响声,运动功能发生障碍,需要晃动关节后方可解除交锁状态。体表无明确压痛点。

X 线片上可显示受累部位局限性密度增高区,且有局限性骨质缺损,关节内有游离体发生钙化,晚期可表现为增生性骨关节炎改变。本病应与半月板损伤的疼痛及交锁现象相鉴别。

【治疗】

早期可以充分休息,用活血止痛散外洗,促进血运,以使小游离体得以吸收或粘着,消除关节症状。如游离体经常有交锁影响功能者,应用膝关节镜将游离体摘除。手术应仔细,并将游离体取干净,如果术中发现软骨分离,但尚未脱落,且已被纤维软骨覆盖,则不必处理,用活血通络药外洗有望治愈。

腕月骨无菌性坏死

【发病】

腕月骨无菌性坏死又称月骨骨质软化症、损伤性骨质疏松症。本病可由一次外伤(如扭挫伤、骨折脱位等)引起,但临床所见,多数病例均由慢性损伤所致,显然与腕部活动过多有关,不一定是很用力的繁重工作,如经常洗衣、揉面、纺织、打字等,均可引起本病。可能是由于反复外伤,影响月骨血液供应而发生坏死。

【临床表现与诊断】

发病大多缓慢,逐渐发现一侧(两侧者少见)腕部酸痛,腕无力,劳累时症状加重,休息后好转,往往不加注意而症状逐渐加重,腕痛成为持续性,腕力及握力减弱,腕活动范围减小,腕背伸痛明显。检查腕背侧中央部有轻度肿胀,皮色如常,压痛,按压时可有粗糙摩擦感,皮下之软组织有增厚现象,握拳时第三掌骨头可有塌陷。腕关节活动受限但不强直。

X线片可显示早期腕月骨形状如常,密度不均匀,有花斑状密度增深影和骨质疏松;晚期则出现月骨变扁或不规则,出现囊状透明区,边缘可有裂隙,呈骨碎裂状。为时日久,可产生桡骨远端关节面骨质增生。

【治疗】

一、使腕关节充分休息,避免继续损伤,可用塑形的宽竹板或木板置于患腕掌背侧,使腕固定在背伸 20°～30°位,至少 2～3 个月。

二、坎离砂外熥(不必解除固定),每日 2 次,以促进局部气血运行。如外熥不便时,可外贴活血膏,或用活血止痛散煎洗,每日 2 次,洗后再以夹板固定。

三、内服养血活血通经药物,活血舒筋汤煎服。或三元丹加伸筋胶囊。

按上法治疗,一般可痊愈。但月骨碎裂变形较重,及已产生创伤性关节炎者,则难以恢复正常。症状重、痛苦大时,可考虑手术治疗,将月骨摘除,施以头状骨月骨融合术、假体置换术或桡腕关节融合术等。

跟骨骨骺炎

【发病】

跟骨骨骺炎又称跟骨骨凸炎,或跟骨粗隆骨骺无菌性坏死。此病多见于 8～14 岁儿童,男孩多,与过度运动有关。可单侧或双侧发病,由于跟骨骨骺被强大的跟腱牵拉和承受体重,故此处易发生缺血性坏死而引起症状。

【临床表现与诊断】

外伤史不明显。足跟疼痛,不敢着地,跛行,压、触痛及肿胀,足背伸时疼痛加重,并可沿跟腱区而扩散,运动后症状加重,休息后症状减轻。

X线片可显示骨骺小而扁平,外形不规则呈波浪状或虫噬状,密度可有不均匀性增高,甚至有碎裂现象。

【治疗】

局部完全休息颇为重要。用活血止痛散烫洗。肿胀疼痛重者,可用化瘀消肿洗方煎洗。为减轻跟腱的牵拉,可以将鞋后跟抬高 2 厘米。症状剧烈时,可用强的松龙局部封闭 3～5 次。预后良好。

椎体骺板骨软骨炎

【发病】

椎体骺板骨软骨炎又称青年期驼背症、青年性脊椎后突症,多见于 12～18 岁男性青少年。病变多在胸椎,其次在胸下段腰上段,往往有过多负重史。在过分负重影响下,椎间盘的髓核向椎体方向突出和伸张,如果骺板软骨有缺陷,则髓核突入椎体的海绵质骨内,形成许莫结节。同时,椎体也有楔状变,尤以椎体前缘明显。

【临床表现与诊断】

腰背部以酸痛、疲劳感为主,疼痛向臀部、大腿根部传导,有驼背形成者,症状较多,胸椎下段或胸腰椎交界处有均匀的弧形后突,颈椎、腰椎的生理前曲度加大。

X线片显示侧位典型征象为椎体前部上下缘变薄,局限性凹陷或阶梯状变形,椎间隙正常,或前部加宽,可见有许莫结节,边缘硬化,胸椎部多见。

【治疗】

早期发现,及早休息治疗,可用壮骨强筋汤煎服,用活血止痛散和坎离砂外熥。急性症状缓解后,应加强腰背肌的锻炼,如有进行性畸形加重时,可在短时间内佩戴腰背支架。应当强调以腰背肌锻炼为主,避免过度负重。

扁平椎

【发病】

扁平椎又称椎体骨软骨炎或脊椎畸形性骨软骨炎,多见于2~15岁的小儿和少年。于下胸椎只侵犯一个椎体,数个椎体同时发病者少见。可能为受伤后供应此椎体的血循环发生障碍有关。

【临床表现与诊断】

患儿常有外伤史,腰背部局限性骨性隆起,压痛,腰痛不能伸直,腰部板硬感且活动受限,休息后减轻。

X线片显示为一个椎体密度增高,扁平,椎体前后径加大,椎间隙正常或稍宽,有时病椎旁可见小碎骨片。

本病与小儿椎体的骨结核有时难以鉴别,必须结合病史、原发病灶、血沉、椎旁冷脓肿阴影等相鉴别。与椎体骺板骨软骨炎不同,扁平椎只一个椎体罹患。

【治疗】

因有自愈趋向,故应让患儿卧硬床休息,3~6个月,避免进一步压缩,必要时可用腰背支架固定。中药外熥可减轻症状。

第八章　常见骨关节病

第一节　增生性骨关节病

增生性骨关节病,亦称退化性骨关节病,是以骨关节退化、增生为基本改变而发生关节疼痛、活动障碍为主症的复杂症候群,是骨伤科常见多发病。原因与年龄、体质、感邪、劳损、外伤等关系密切,多见于 40 岁以上的中老年人,以颈椎、腰椎、髋、膝、踝、趾等多发。各部位的骨关节病临床表现各有特点,治疗方法有异,分别介绍于后。

颈椎病

【病因病机】

颈椎病是常见的增生性骨关节病之一,属中医学痹证的范围,与"颈项痹证"类似。病因较为复杂,与劳损、外邪侵袭、外伤、年龄、体质等有密切关系。常见病因与病机有如下几种。

一、劳损

颈椎病多发于颈部挺直或屈颈、低头等姿势的从业者,如汽车司机、打字、刺绣、文牍、纺织、裁剪、建筑等人员。颈项部肌肉骨节长期处于紧张状态得不到调节,日久负荷过重,产生劳损并影响到颈部血液循环,神经受到刺激或损伤,产生一系列临床病证。生活中的一些不良姿势,如久看电视、打麻将、下棋等,也可产生劳损形成颈椎病,或使原有颈椎病症状加重。

二、外邪侵袭

"不得虚,邪不能独伤人""邪之所凑,其气必虚"。许多病人是在颈部劳损的基础上,遭到风寒湿邪侵袭而发病。颈项部是人体手、足三阳经脉集中分布之处,手三阳经从手走头,足三阳经从头走足,均经颈部与督脉会于"大椎",督脉为"阳脉之海",总督阳经。阳主卫外,卫外之阳气不固,受风寒之邪侵袭,造成气血郁滞、经络痹阻不通,筋骨失养,形成颈项痹证。"痹久不已,内舍于其合",一是手足阳经与手足阴经相为表里,阳经之邪内传阴经,二是经脉痹阻,内舍于其相合的脏腑,发生脏腑之痹证。故颈项痹证表现除经脉循行的头、颈、脊、背、四肢部位的病证之外，还可出现相关脏腑的病证，而使颈椎病的临床表现甚为复杂，西医称之为"颈椎相关疾病"，如头痛、眩晕、眼花、耳鸣耳聋、颈痛、背痛、肢体麻木、筋肉拘急或软弱无力、心悸怔忡、纳差、腹泻等等，从上到下，从外到里多处受病。《内经》言："十二经脉者，内属于脏腑，外络于肢节。"经络之病累及脏腑，在颈项痹证都能较为典型地反映出来。西医将颈椎病分为颈型、颈神经根型、交感神经型、椎动脉型、脊髓型、混合型，与"颈项痹证"之病机有高度相似性，可互相参照。

三、年龄与体质

年龄是颈椎病发生的重要条件。人过40岁，脏腑渐衰，气血不足，体力减弱，特别是肾、肝、脾之虚衰，与颈椎病发病尤为密切。肾主骨，肝主筋，脾主肌肉，三脏虚则筋骨肌肉失去荣养，不耐劳作，并使外邪入侵有可乘之机，最易内外合邪，着而成病。个人体质也是颈椎病发生的重要因素，有的患者年龄不足50岁，却从颈、腰至髋、膝，都出现较重的骨质增生相关症状，通常称为"增生体质"。近年来发现颈椎病的发病有"年轻化"趋势，有的不到30岁，即被诊断为颈椎病，属于"不耐劳作"体质。

四、外伤

颈椎受到反复多次的扭挫伤，易发颈椎病，如体操运动员、武术运动员、杂技演员、经常扛抬重物的搬运工人等。颈椎关节、椎间盘、韧带、肌腱，每次受到顿挫、扭揿、挤压、牵拉而发生磨损、退化、硬化，失去其柔韧性，日久增生，影响神经、血管出现相关症状，形成颈椎病。

【临床表现与诊断】

前已述及，颈椎病的临床征象甚为复杂，轻者颈项部疼痛，一般为胀痛或酸痛，拘急不舒，劳累后加重，休息或稍运动则减轻。颈活动可有弹响，检查一侧或双侧颈后肌筋可有肿胀，压痛明显，拨动可有摩擦征。颈活动度减小，但无放射性神经痛。颈椎棘突可偏歪。这些表现寻常多见，属"颈型"。具有以上表现而出现上肢疼痛，肌肉无力，手指麻木或有肌肉萎缩，臂丛神经牵拉试验阳性，椎间孔挤压试验阳性，则是"颈神经根型"，主要是手三阳经连及手三阴经经络痹阻、气血郁滞。"颈交感神经型""椎动脉型"的多种症状，如眩晕、头痛、耳鸣、视力障碍、血压异常、心律不齐、胁痛、胃痛、腹泻等，则表明阳经阴经同病而连及脏腑，功能失调，出现该脏腑的相应症状。如果阳经痹阻较重，可殃及督脉，督脉入属于脑，"脊髓型"之下肢筋肉拘挛、步行不稳，上肢出现肌肉发紧或软弱无力等颈髓受压之病证，一般认为是督脉痹阻不通的表现。检查上肢可出现霍夫曼征阳性，腱反射亢进，下肢可有膝、跟腱反射亢进，踝振挛等病理征。

X线拍片是诊断颈椎病的重要方法，应拍正侧斜位片。正位观，勾椎关节增生，两侧间隙不对称，有的棘突偏歪；侧位观，颈椎曲度变直或反张，椎间隙变窄，椎体前后缘有"骨刺"形成（多在第3、4、5、6颈椎），特别是后缘增生更有诊断意义，或见有项韧带钙化影。以上 X 线片表现是诊断颈椎病的重要依据,如有颈髓压迫征时,应做 CT 或 MRI 检查,以观察黄韧带肥厚、椎间盘突出、骨赘后突所致椎管狭窄及脊髓受压程度。

颈椎病的实验室检查,一般无异常改变。肌电图、脑血流图、彩色 B 超等检查,可观察神经、血管的改变,有条件者可以应用。

诊断时还需排除"颈椎相关疾病"以外的疾病,如脑内疾病、脊髓肿瘤、原发性高血压、高黏血症、器质性心脏病,以及与某些症状有关的脏腑器官的器质性病变,方可做出正确诊断,以免误诊。

【治疗】

一、中药辨证施治

用药旨在疏通手足三阳经之痹阻,活血通经,舒筋解痉,行气通络止痛,调节经络脏腑功能。内服以阳经痹通汤加减。方中羌活入太阳经、柴胡入少阳经、葛根入阳明经;丹参、当归、川芎活血通经;姜黄、元胡活血兼行气,配山甲通络止痛;灵仙通行十二经,疏散透达,经络通则邪去,气血活则筋舒。颈椎病从经络论治,均可用此方加减。若痹阻症重,颈、背、肩、臂疼重,或肢节麻木头痛项强,方中可加藁本(太阳经)、郁金(少阳经)、白芷(阳明经),再加三七粉冲服,以加强活血通经止痛之力。若出现督脉痹阻之证(颈髓受压征),方中再加温经通督之鹿角、狗脊(阳经痹通丸方,见附方)。若见经络脏腑相关症状,可随证加减:肝阴不足、肝阳上亢,症见头晕目眩、头痛、烦躁易怒、

血压偏高、脉弦滑数者,可加钩藤、天麻、杭菊、决明子;肾阴亏损、虚火上炎,症见耳鸣耳聋、失眠多梦、口干舌燥、苔少舌红、脉沉细弦者,可加服知柏地黄丸;若脾胃升降失常、湿浊内阻,症见胸闷、纳差、腹胀、大便不调者,可选加枳实、厚朴、白术、砂仁、苡仁、半夏等;若年高体弱、气血不足,症见周身乏力、筋肉萎软、行动迟滞、苔薄白、舌淡胖、脉细弱者,可酌加黄芪、党参、白术、山药;若病程已久,颈及肢节疼痛较重、肌筋拘急不舒者,可加服通痹丸或 1 号增生片(见附方);若血流不畅、血不荣脑,症见眩晕欲倒、目昏耳鸣、健忘、神疲、面色㿠白、脉沉细涩者,方中酌加鸡血藤、赤芍、地龙、红花等。

外用药:用舒筋通络洗方或温经散寒洗方,煎水湿热敷颈后及肩胛区,每日1~2 次,每次 40~50 分钟。

二、手法治疗

在颈、背、四肢施用点、按、揉、摩、拿筋、拨络、"定点旋扳"等手法,以促进血液循环,舒筋通络,解除肌筋拘挛,纠正颈椎后关节的"错缝",使颈椎活动协调,从而消减疼痛,改善颈椎活动范围。手法操作可参阅颈伤筋手法。须注意,椎动脉型、脊髓型慎用旋转扳拿法。

三、牵引疗法

用颌枕带牵引,坐位或卧位均可,卧位牵引较为舒适。牵引重量 2~3 千克,每次 40~60 分钟,每日 1~2 次。颈后要垫软枕,并保持颈部微前屈位,使牵引力作用于颈部肌筋及颈椎后关节,防止牵引带勒于颈前气管或颈动脉窦,以免发生意

外。若坐位牵引,重量可 3 ~ 5 千克,时间 20 ~ 30 分钟,颈保持微前屈位。亦可用"充气式颈椎牵引托"进行牵引,其优点是患者可带托走动,并可自己调节充气量以控制牵引力大小,缺点是这种颈托是借头与肩间反向牵引,牵引力若较大则肩部受压而不适。脊髓型、椎动脉型慎用牵引疗法。

四、中药离子导入

用中药药透方(见附方)水煎成浓缩液,用直流电离子导入机进行离子导入,每日一次,每次 20 ~ 30 分钟。也可用醋酸离子导入。

五、针灸拔罐疗法

选取手、足三阳经穴,近取与远取结合,也可与阴经穴位辨证相配。可进行针刺,也可配合电针、温针、艾柱灸、艾条灸或隔姜灸等,注意头面部不用灸法。亦可参考耳针疗法。拔罐可用于肩、背、腰、下肢肌肉丰厚处,选穴拔罐,起到舒筋活血的作用,有一定效果。

六、练功疗法

即功能锻炼疗法,做颈肩部运动,可舒筋、解痉、改善血液循环,增加颈椎的活动度及灵活性,解除疲劳。可用简易的"米囤"练功法:站立,双腿自然分开,双手抶腰,颈肩部放松,用头做书写"米"字的顺序运动,写完最后一捺时,头做画圈动作,像"给米画个圆囤",反复 8 ~ 10 遍。注意动作应徐缓、轻柔,切忌急而猛,以免发生头晕。

七、其他疗法

电、热、磁、短波、微波等物理疗法,可根据条件选用。药物穴位注射、小针刀疗法也可根据情况选用。

经以上综合治疗,绝大多数颈椎病患者的病情可得到缓解,对工作、生活无明显影响。对脊髓型之重症患者,经治疗而不能缓解颈髓受压者,应考虑手术治疗。

应告知颈椎病患者,在治疗期间要适当休息,工作时要注意姿势调节避免劳损;坚持锻炼活动;颈部要保暖,以免外邪侵袭;睡眠时枕头应合适,高度、硬度以自感舒适为原则。医患合作可提高疗效,预防复发。

腰椎增生性骨关节病

【病因病机】

腰椎增生性骨关节病,亦称肥大性脊椎炎、增生性脊椎炎、老年性脊椎炎。中医学无此病名,属劳损伤腰或痹证范围,是临床常见病、多发病,发病有内因、外因及内外因结合,常见原因有如下数种。

一、年龄与体质

本病多发于 40 岁以上的中老年人。由于年龄增长,人体各脏腑逐渐老化而致使气血衰少,肌肉筋骨关节失于充养,从而逐渐退化产生病变。脏腑功能退化,以肾、肝、脾三脏之虚最为重要。肾为先天之本,"受五脏六腑之精而藏之";肾主骨,生髓,"骨为髓海",腰为肾之府,肾虚则骨髓空虚,不能养骨,故腰椎骨病与肾之虚衰关系密切;肝主筋,藏血,肝虚则血不养筋,肝肾亏虚则筋骨不健;脾主肌肉,统血,为气血生化之源,脾气不足则气血衰减,肌肉萎弱。老年肾肝脾功能减退,则筋骨肌肉关节失荣,日久退化,骨质增生,形成病损。临床所见,有的患者并不太老,腰椎增生程度却很重,属"增生质";有的年龄虽高,但增生却很轻,可见本病发生与个人体质有明显关系。还有一种"湿痰体质"之人,嗜食肥甘,湿热内蕴加偶感风寒,经络痹阻,气血行涩,郁久化热,湿热互结,留著筋骨关节,日久形成骨关节病。

二、劳损

本病多发于体力劳动者或久坐久立的工作人员。"腰者,一身之要也,屈伸俯仰无不由之""腰者,身之大关节也"。腰椎承载着上半身重量,协调人身之运动,凡上身之负重或反复频繁的腰部活动,都可增加腰部负担。日久腰椎间盘老化,弹性减低,对腰椎活动调节作用减小,椎间隙变窄,因而椎体周围的韧带、关节囊松弛,失去对腰椎稳定性的控制。小关节受挤压、磨损、退化,可产生"创伤性关节炎"样改变。腰椎结构的其他组织包括肌肉、肌腱等,都可产生劳损,再加肾肝脾亏虚,筋骨肌肉关节失于肾精气血滋养,出现骨质增生,形成"骨刺"。后关节的"骨刺"以及椎体边缘的"骨刺"(特别是后缘骨刺),刺激或压迫腰部神经,是造成腰痛或伴有坐骨神经痛的主要原因,影响腰部活动功能。此外,腰骶部结构的先天变异,导致腰骶上位脊椎的运动不协调,也是发生腰椎增生的内在原因之一。

三、风寒湿邪侵袭

腰部劳损及肾肝脾亏虚,是易受风寒湿邪侵袭的内在原因;冒雨当风,露卧湿地,工作环境潮湿阴冷,是邪气乘虚而入的外部条件。邪阻经络,由表入里,由浅入深,使腰部足三阳经痹阻,气血流行不畅,不通则痛,即可产生腰、臀、下肢的疼痛。

四、湿热壅滞

嗜食肥甘、膏粱厚味,蕴生内热,或外感风寒,郁久化热,与湿相合,脾气失运,生湿生痰,痰浊湿热互结,留着筋骨关节,经络痹阻,气血郁滞,日久骨质增生,形成湿热型腰椎骨关节病。

五、外伤

腰部受到直接或间接外力的碰撞、扭捩,或反复多次外伤,可使腰部组织受损,气血瘀阻,瘀血机化、钙化,形成"骨刺"。

总之,腰椎增生性骨关节病的原因是多方面的,是内、外因综合作用的结果。对本病患者,应审视其具体情况,全面分析,做出较准确的判断。

【临床表现与诊断】

一、临床表现

腰痛或伴有膝及腿痛,时轻时重,反复发作为其特点。腰痛发作,多有诱因,可由于轻微外伤或劳动、运动劳累,或不慎受风寒湿邪侵袭而突然发病。腰背部特别是下腰部疼痛,一般为钝痛或酸痛,但有时疼痛甚剧,以至不敢活动,卧床不起,或连及臀部、大腿后侧痛,但一般无典型的坐骨神经放射痛,只有在增生严重刺激或压迫神经根时,才有坐骨神经痛的症状。急性疼痛经休息或一般对症处理,疼痛即可减轻,但多由急性转为慢性,腰痛时轻时重,反复发作。有外邪侵袭者,可有痹证表现:遇冷加重,与天气变化有关等。

二、查体

腰部平直,或生理前屈加大,致腰骶部凹陷,腰活动度减小,或完全受限。腰部或连背部肌筋压痛广泛,或呈条索状拘紧板硬,深压及叩击痛明显,伸腰试验阳性,腰髋屈曲试验阳性。直腿抬高试验一般呈阴性,如显示阳性,则证明腰椎增生较重,坐骨神经根受压。

三、X线检查

应拍腰椎正侧位片,必要时拍斜位片。可见椎体边缘有不同程度的"骨刺",软骨下骨质硬化,小关节亦可有增生,椎间隙可变窄。应特别注意椎体后缘骨刺的大小以及椎间孔的改变。有人将椎体骨刺大小分为四度:1度骨刺细小;2度骨刺向水平伸出;3度骨刺呈鸟嘴状,尖端弯曲;4度相邻椎体的骨刺接触、融合,形成骨桥。X线片上的骨刺是诊断增生性脊椎炎的重要依据,但须注意,骨刺的大小与症状不呈正比关系,与年龄亦非正相关。有的患者偶因扭腰而拍片,腰椎有巨大骨刺,或已形成骨桥,但既往从未患腰痛。故观察腰椎增生程度,应密切结合症状、体征综合分析,从而对病情轻重做出正确判断。如发现椎体后缘骨刺较大,或椎间孔变小而有坐骨神经痛,应做CT或MRI检查,观察神经根受压程度、有无椎管狭窄等。

腰椎骨关节病实验室检查一般无明显异常。

通过对以上资料综合分析,对腰椎增生性骨关节病作出明确诊断,一般不难。但是,引起腰痛的病症很多,如内科、妇科的肿瘤、结核等,应做出鉴别,以防误诊。

【治疗】

一、一般治疗

急性疼痛期应注意休息,必要时卧床,下床活动可佩戴护腰。若疼痛甚剧或伴有坐骨神经痛,可做骨盆牵引,每侧重量10～12千克,每次2～3小时,日2次。或给予药物局部注射以缓解疼痛。

二、中药辨证施治

中药对腰椎增生性骨关节病有良好疗效,但要辨证准确,一般可针对如下类型处方选药,内服或外用。

(一)气滞血瘀型 此型较多见,某种诱因引起腰痛急性发作,可见疼痛剧烈,痛如锥刺,部位固定,范围局限,或连臀痛,查体见腰部肌筋拘挛,活动受限,腰屈伸试验阳性。治宜活血化瘀、行气止痛,方用复元活血汤合活络效灵丹水煎服。成药可用七厘散合元胡止痛片(胶囊),或用化瘀丸。外用活血膏局部外敷。

(二)营血不和型 此型可因劳累或不明原因缓慢发病。腰部钝痛,酸胀不适,俯仰转侧不利,稍加活动疼痛反可减轻。检查见腰部活动迟滞,肌筋粗韧,按之胀痛,范围较广。治宜和营顺筋、通络止痛,方用和营顺筋汤加减,水煎服。也可内服伸筋胶囊。外用舒筋通络洗方煎水湿热敷,日2次。

(三)气血结聚型 此型多为慢性病

人、体力劳动者，腰痛日久，时轻时重，反复发作，晨起痛重或夜卧痛增，酸楚胀痛，拘急不舒，稍活动可痛减。检查见腰活动范围减小，腰部肌筋板硬或紧如绳索，或有硬结按痛。治宜活血通络、舒筋散结，方用活血散结汤加减，水煎服。亦可服伸筋胶囊或化坚丸，外敷化坚膏或用软坚散结方煎水湿热敷，日1～2次。

（四）寒湿凝结型　此型多见于农民、建筑工人、矿工等。腰痛受风寒湿而诱发，腰部冷痛重着，喜温恶寒，遇冷痛重，得温痛减，阴雨、天凉腰痛骤增，腰筋拘急不舒，检查见腰脊筋肉板紧，按下僵硬，压痛范围广泛，腰活动受限，苔白腻，脉沉迟。治宜散寒除湿、活血通络，方用乌头二活汤加减，水煎服。或用外熥方外熨，也可用温经散寒洗方煎水湿热敷，日1～2次。

（五）湿热壅滞型　此型多见于嗜食肥甘，久坐少动之人（如司机、机关工作人员）。腰痛日久，缓慢发病，腰痛重坠，酸楚不适，或连下肢沉滞重着，喜凉恶热，一切热疗法均感不适或疼痛加重，气热口臭，溲赤便干。检查见形体多胖，腰部肌筋厚韧，按痛部位深沉，钝痛酸胀，腰活动受限，苔黄厚腻，脉弦滑数。治宜清热除湿、活络通痹，方用除湿通痹汤加减，水煎服。

（六）肝肾亏虚型　此型多见于老年人。病程日久，腰痛隐隐，酸软无力，不耐劳作，不耐久坐久立。偏肾阳虚者，腰脊骨节冷痛，喜温恶寒，手足欠温，小便清长，检查见腰部肌筋软而韧，或有细小条索，按之酸楚，舌淡苔白，脉沉细迟。偏肝肾阴虚者，腰脊僵硬疼痛，转侧困难，口干咽燥，头晕眼花，检查见腰活动受限，肌筋拘急板硬，苔少舌红，脉沉细数。治宜补肝肾、强筋骨、活血通络，方用补肾活血汤加减，水煎服。偏肾阳虚者，可加淫羊藿、鹿角霜；偏肝肾阴虚者，酌加川断、寄生。也可服2号增生片，外用蒸疗方药熨，每日1～2次。

三、理筋手法

可选择使用理筋手法（参考腰部伤筋手法）以舒筋活血，缓解肌筋拘挛，减轻疼痛，改善腰部活动功能。但不宜用重手法，特别是扳拿旋转等手法，有时可使症状加重。

四、其他疗法

（一）药物离子导入　一般可用“药透方”做离子导入，或针对不同证型选药组方，浓煎作药物离子导入。或用醋酸离子导入。药物导入一般均可做为常规疗法应用，效果良好。

（二）物理疗法　除湿热壅滞型外，均可做局部热疗。可据条件选用，如坎离砂、热敷灵、炒盐、炒麸等。磁疗、短波、频谱等都可选用。

（三）针灸治疗　针灸对本病有一定疗效，特别是对伴有下肢神经痛患者，可作为常规应用。主要选取足三阳经穴位，也可配合药物穴位注射疗法。

五、练功活动与防护

除腰痛较重需卧床休息外，都应进行腰、腿及全身的功能锻炼，以增加肌肉力量，改善腰椎的活动范围及灵活性，锻炼方法因人而异。工作中要注意姿势的调节,或适当减轻劳动强度,以避免腰背部劳损。平时应注意避免受风寒湿邪侵袭,以防诱发腰痛。

腰椎增生性骨关节病,经以上治疗,一般病情都能缓解,对原有工作与生活无很大影响。有的患者,症状消失后可数年或十几年不复发;但也有部分病人,治疗不彻底或疗效较差,腰痛时轻时重,反复发作,应注意可能是因腰椎失稳而出现腰椎假性滑脱所致,可佩戴护腰保护,以减轻症状。

个别病人,由于腰椎椎体后缘增生较重,或变性的椎间盘后突压迫神经根,或骨性椎管狭窄,产生持续的神经痛,若经保守治疗不能缓解,可考虑手术治疗。

【附】老年性骨松化症

一、发病与诊断

老年性骨松化症,是原发性骨质疏松症发展至晚期的结果,常与腰椎增生性骨关节病合并存在。发于60岁以上的老年人,女多于男,临床并不少见。病人往往由于周身或腰背疼痛难忍,或合并摔伤而就诊。发病缓慢,出现腰背痛症状往往已数年或数十年,且日益加重,类似于中医学之"骨痿"证。病因与肾、肝两脏虚损密切相关。《内经·痿论》指出:"肾主身之骨髓……肾气热,则腰脊不举,骨枯而髓减,发为骨痿""肝主身之筋膜……肝气热,则胆泄口苦,筋膜干。筋膜干则筋急而挛,发为筋痿。"肾肝虚衰,不能充养筋骨致腰脊伛偻,筋屈难伸,初时腰背疼痛,时轻时重,逐步发展为持续性疼痛,夜间往往因疼痛而难以入眠,并发现逐渐驼背,身形变矮。因驼背而平卧困难,腰脊支撑力弱,常须扶杖行走。常因轻微外伤而发生骨折,如手提重物猛一直腰或打喷嚏,即可发生胸、腰椎压缩性骨折。不慎滑跌极易发生腕、股骨上端或骨盆骨折。一旦骨折,往往严重影响老人的生活能力且易发生严重并发症。

查体:形体一般较瘦弱,有不同程度的驼背,以脊柱胸腰段为中心呈弧形后突,致使上身前倾不能抬起,肋缘与髂翼间距缩短。腰背肌筋痿细僵硬,叩压痛广泛,一般无坐骨神经压迫征。

拍胸腰椎 X 线片,可见骨质普遍稀疏,骨小梁较少,椎体呈鱼骨样双凹改变,椎间隙增宽,椎体边缘有不同程度的骨质增生。常有 1 ~ 3 个椎体的压缩骨折,如有腕或股骨、骨盆骨折,往往是粉碎型的。骨密度检测可观察骨矿物质丢失程度。

应注意其他疾病继发骨质疏松的可能性,做出鉴别。

二、治疗

如有新鲜的胸腰椎压缩骨折,可用"垫枕疗法",但垫的厚度要适当,不能过厚,以免病人难以忍受。如有上下肢的骨折,优先处理。注意预防褥疮。

目前对老年性骨松化症尚无特效疗法,一般多选用适当的物理疗法以减轻痛苦。

中药治疗主要补益肝肾、强壮筋骨、健运脾胃、补养气血,有一定效果,可缓解疼痛,增强活动能力,改善生活质量。可用壮骨强筋汤加减内服。偏肾阳虚者,症见脊背酸痛,喜温恶寒,四肢欠温,软弱无力,小便清长,大便稀溏,苔白舌淡,脉沉细缓,方中可选加肉桂、肉苁蓉、补骨脂、菟丝子、巴戟天等。偏肝肾阴虚者,症见背脊疼痛僵硬,肌筋拘急不舒,口燥咽干,心烦易躁,头昏目眩,小便短少,大便干涩,苔少舌红,脉沉细弦小数,方中去淫羊藿,酌加黄精、黄柏、女贞子、桑寄生、丹皮等。若兼有脾虚气弱,胃纳欠佳,消化不良者,方中可酌加黄芪、党参、白术等。

中成药可选用河车大造丸、腰痛丸、壮骨关节丸、十全大补丸等。应嘱患者特别注意:不能负重;防止地滑跌倒;尽量扶杖行走;根据个人体力情况适当进行功能锻炼;避免受凉;调节饮食,食用营养丰富且易消化的食物。

膝增生性骨关节病

【病因病机】

膝关节是人体负重最大的关节,由股骨髁、胫骨平台、髌骨构成,其稳定性主要由周围的侧副韧带、髌韧带、肌腱、关节囊、半月板、交叉韧带维系,极易受到外伤、劳损或外邪的侵袭。膝增生性骨关节病的发病与下列因素有关。

一、劳损

本病多发于40岁以上的中老年体力劳动者,如农民、工人、运动员、久立久行的工作者。由于长期负重或运动过度,特别是下蹲位的活动,关节软骨受到强力挤压、磨损,产生软化、退化,进而伤及骨质,出现骨质增生。形体肥胖之人,即使工作不累,但超重增加了膝关节的负担,同样可形成骨关节病。

二、年龄

由于年龄增加,除膝关节劳损外,脏腑器官逐渐老化,特别是肾、肝、脾发生虚衰。肾主骨、生髓,肝藏血、主筋,脾主肌肉、为气血生化之源。肝肾虚衰则肝血不能养筋,肾精不能充骨,致筋骨失养。脾虚则气血生化无源,肌肉痿软,筋骨肌肉不得荣养,则功能逐渐减退,最终形成骨关节病。

三、体质

人体禀赋不同,体质各异,对环境、劳动、生活的适应性各有不同,故某些疾病常发生于不同人群,膝骨关节病的发病同样与体质有关。如有的人突感膝痛而拍X线片,发现已有明显的骨质增生,再查发现颈椎、腰椎亦有较重增生,可见“增生体质”之说是有凭据的。另外,痰湿体质多肥胖,特别是女性,膝骨关节病发生率明显较高,这些患者多有水湿留滞关节而出现关节积液。在同一人群中,虽然年龄、劳动强度、工作环境都相似,但膝骨关节病却有的发病有的不发病,也是与体质不同有关。

四、外邪

风寒湿邪的侵袭是本病发生的重要因素,如渔民、矿工、建筑工人发病率高,常与风寒湿邪久袭有关。邪气客于肌肤,由浅入深,经络痹阻,气血流行不畅,筋骨失于濡养,日久退化,形成骨关节病。

五、外伤

膝侧副韧带、半月板、髌骨软骨外伤,可因瘀血机化,或磨损影响到关节软骨的光滑度，日久伤及骨质，产生骨质增生。

以上因素都可对膝骨关节病的形成产生影响，但骨关节病的发病，往往是多因素综合作用的结果，只是某种因素可能起主要作用。临床上应针对病人个体进行具体分析，方能较准确地判断病因。

【临床表现与诊断】

膝关节疼痛，蹲位起立或上下台阶时明显。胀痛或刺痛，夜间痛重，膝软无力或有沉重、不稳感，易“打软腿”，痛重时下蹲困难，严重者膝不能屈伸、不能行走。有时有“交锁”现象：膝突然剧痛，寸步难行，将小腿悬空而膝屈伸活动若干次方敢着地走路。有时活动出现弹响，患者大多能指出固定的疼痛点。查体：膝关节有不同程度的肿胀，有的肿胀严重；关节边缘压痛明显，可触及增生的骨突；髌骨压痛，手扶髌骨做膝屈伸动作，则有粗糙的摩擦征；伴有滑膜炎者浮髌试验阳性。病至晚期严重者，膝可变形，力线不正，多为内翻畸形，甚则类似“O”形腿，行走左右摇摆，形体较胖之老年女性多有此状况，可继发腰、髋的骨关节病。

X线片可见髌骨上下极、股骨髁边缘、胫骨平台边缘有“骨刺”形成，软骨下骨质硬化或囊性变，胫骨髁间棘变尖，关节内有时可见游离体，关节间隙变窄，或内窄外宽，显示膝内翻畸形。关节内可有积液征。

据病史、症状、体征及X线片，诊断膝骨关节病并无困难，但常与膝关节内骨折、半月板摘除术等继发的创伤性关节炎相混淆，从病史可鉴别。

【治疗】

一、一般疗法

膝疼痛较重或伴有滑膜炎者，应适当休息减少活动，特别应避免膝半屈位的工作与运动，并避免受凉，以便尽快缓解疼痛。

二、中药治疗

中药煎水熏洗疗效最著，一般可用软坚散结洗方煎水熏洗。关节疼痛较重或遇冷加重者，方中可加川乌、草乌、川椒、细辛；关节活动受限明显者，可加海桐皮、鸡血藤、虎杖。有滑膜炎关节积液多者，可用增生2号洗方煎水熏洗。条件所限不便煎药外洗者，可外敷化坚膏，绷带包扎，或用药透方做离子导入，每日1次；也可用外熥方外熥，每日1～2次。内服可用活血散结汤加牛膝、木瓜，水煎服。关节积液而有热证者，可用除湿痹通汤加减水煎服。若条件所限不便煎药内服者，可服化坚丸或3号增生片。病程日久疼痛较重者，可服通痹丸合伸筋胶囊。

三、物理疗法

微波、电热、红外线等可选用。

通过以上综合治疗，膝骨关节病基本都可缓解症状，对一般性工作及日常生活无太大影响，可数月或数年都不需治疗。病情缓解后，应注意局部保暖，勿过劳，慎远行，勿做登山或爬楼梯等运动，以免症状复发。

膝骨关节病晚期，增生严重，疼痛难以缓解，功能障碍较重，关节变形，或关节内游离体经常发生“交锁”者，可考虑手术治疗,关节镜下清除较大的骨刺、游离体,或行关节置换术。

第二节 创伤性关节炎

【发病】

创伤性关节炎,是与创伤有关的以关节疼痛、骨质增生、活动障碍为主的骨关节病变,多发于青壮年,都有一定的外伤史或慢性劳损史,多发于膝、踝、肘、腕、髋及腰骶关节,常见的原因有以下几种:

1.关节面受损,不平整,不光滑。可见于关节内骨折对位不良的情况下,如肘部骨折、胫骨平台骨折、股骨髁部骨折、髌骨骨折、半月板损伤不愈合、桡骨远端骨折、构成踝穴的骨发生骨折等。关节软骨受到磨损,软骨退化,进而骨质增生,关节疼痛,活动受限。

2.关节长期劳损,损伤关节软骨,发生退化、骨质增生。如肘关节的职业劳损(电钻工、采石工、石雕工、装卸工等),关节长期遭到震动、撞击、牵拉、扭转等外力;踝关节长期受到负重力的过度挤压(运动员、形体肥胖、经常远行等);第一跖趾关节负担过重,软骨受损(长期穿高跟鞋、踢足球、舞蹈演员等),造成肘、踝、第一跖趾关节的创伤性关节炎。

3.患肢畸形,力线不正,关节受损。骨折畸形愈合、小儿麻痹后遗症、股骨头坏死等,可导致下肢不等长引起摇摆步态,日久产生腰骶后关节的创伤性关节炎。

4.关节部位的挤压伤、扭挫伤。虽无骨折但关节软骨已受损,或瘀血积聚日久不化、进而机化骨化,形成关节内游离体等,损伤关节软骨。如踝关节扭挫伤、指间关节挫伤等。

创伤性关节炎的形成,是一个较缓慢的过程,可历经半年以上乃至数年不等,逐渐发病。如得不到及时治疗,病变呈进行性加重,导致功能不全的关节病。

【临床表现与诊断】

多发于青壮年。受损关节疼痛,时轻时重,活动时明显,休息则疼痛临时减轻。可有肿胀或积液,关节活动范围逐渐减小。兼有外邪侵袭者,可兼有遇冷痛重,对天气变化有反应等痹证的表现。

查体:关节周围有压痛,可有肿胀或积液征,关节活动范围不同程度受限。活动可感知粗糙的摩擦征,或有弹响,关节间隙及边缘可触到增生的骨质。拍 X 线片,早期可见关节间隙变窄,关节面密度增高,晚期关节边缘骨质增生,形成"骨刺",有时可见关节内游离体。

通过详细询问病史和仔细检查体征,结合 X 线片表现,不难做出明确诊断。应注意与增生性骨关节病鉴别,后者多发于中老年人,常发于颈椎、腰椎;发于膝关节、指间关节者,往往是对称性的,而创伤性关节炎多为单关节发病,结合病史,不难区别。

【治疗】

一、一般治疗

仔细分析形成创伤性关节炎的因素，早期进行干预，防止病情进一步发展。①适当休息，减轻疼痛，延缓损伤；②矫正肢体的力线（成角、旋转等）及短缩等畸形；③改变工作方式或职业性质，减轻劳动强度及体重等。

二、积极应用中药治疗

1. 早期应活血化瘀，通经活络，促进局部血液循环，有望使受损伤的软骨逐渐修复。可外敷活血膏，也可用化瘀消肿洗方或活血止痛散煎水外洗，内服活血舒筋汤加减，或服三元丹、化瘀丸。

2. 中晚期有"骨刺"形成，功能活动明显障碍者，应予软坚散结、舒筋止痛，可外敷化坚膏，或用软坚散结洗方煎水外洗。内服可用伸筋胶囊。

3. 关节疼痛而兼有风寒之邪侵袭，局部冷痛，阴雨天加重者，可用温经散寒洗方煎水外洗，或加用消痹酊外擦。内服通

痹丸。

4. 关节有滑膜炎，肿胀积液明显者，应予活血舒筋，化湿消肿，可用活血化湿洗方煎水外洗。也可用仙鹤草30克，乌梅30克，五倍子30克，透骨草20克，煎水外洗。

5. 病发在腰骶部、髋关节者，内服可选用三元丹、通痹丸、伸筋胶囊。还可用中药外熥法，活血舒筋止痛效果较好，选用外熥方，每日1~2次。

三、其他疗法

1. 理疗、针灸可选择应用。

2. 理筋手法。可参考筋伤的手法，活血舒筋，减轻疼痛，并改善关节的活动范围。

3. 根据具体情况，进行适当功能锻炼，以防止肌肉萎缩，增强肌力，改善关节功能，但应以不引起疼痛为原则，以免加重损伤。

4. 创伤性关节炎长期疼痛，严重影响功能者，可考虑手术治疗。

第三节　创伤性骨化性肌炎

【发病】

创伤性骨化性肌炎，是创伤引起的并发症。骨折、脱位或软组织扭挫伤后，局部血肿未及时消除，可发生机化进而骨化，在软组织内（主要是肌肉）形成骨组织。由于骨化块的存在，可影响关节的功能，成为创伤后的严重并发症之一，常见

于肘部，偶见于踝、膝、肩部。

【临床表现与诊断】

肘部骨折，特别是肱骨髁上骨折，或肘关节外伤性脱位后，局部形成较大的血肿；或骨折经过反复多次的手法整复，或关节部软组织扭挫伤后反复施行揉、搓、捋等手法，血肿未能及时消除，瘀肿存在

的时间较长,瘀血机化变硬,超过 3 ~ 4 周,即可出现骨化。关节活动受限,肿胀不剧,不红不热,可触及硬块呈条索状或团块状,不能推动。

X 线拍片:早期(3 ~ 4 周)可在软组织内见到边界不清的密度增高影;6 周以上则显示完全骨化之边界清晰、呈条索状或团块状的骨化影,阻碍关节的活动。

遇有关节部位的创伤而有较大血肿,较长时间不消,即应想到有发生本病的可能,诊断一般无困难。但 X 线片表现需与骨折愈合的骨痂相鉴别。骨折 3 ~ 4 周即可形成骨痂,骨痂在骨折处而紧贴骨干,本病的骨化块则与骨干无关。

【治疗】

早期预防非常重要。创伤后局部有较大血肿,必须尽快予以消除,即使是骨折固定期间,也应内服、外用活血化瘀药物。勿过早应用接骨药,须待瘀肿消除后再服接骨药。如疑有软组织骨化,则予活血化瘀兼用软坚散结法,内服可用桃仁四物汤加灵仙、山甲、三棱、莪术,外用化瘀消肿洗方煎水外洗。若骨折未连接则不能外洗,可外敷活血膏再予以固定。如骨化性肌炎已形成,则用软坚散结洗方煎水外洗,若无条件而不便外洗者,可外敷化坚膏。

治疗期间,避免用理筋手法,以防血肿扩大。可做关节的主动活动,但勿做剧烈运动,更不要用提重物、扳、拉等方法强力被动活动关节,否则会加重病情。针灸、理疗等疗法对本病的疗效,有待观察。

经过以上治疗,早期的骨化性肌炎可逐渐消失,即使不能全消,也可使骨化范围缩小,预后较好。

如骨化性肌炎治疗为时已晚,骨化范围已固定,界限清晰而妨碍关节活动,可予以手术切除骨化块,注意操作应轻柔,范围勿扩大,以防重新形成骨化。骨化块往往与关节周围软组织相连,手术很难全部切除,故术后关节功能很难完全恢复正常。另外,我们注意到,肘部有骨化性肌炎的患者,其骨折愈合速度较快,骨痂亦较大,是否与个人体质有关,有待进一步观察。

第四节　成人股骨头缺血坏死

【发病】

股骨头缺血性坏死,多发生于 40 ~ 50 岁的年龄段,男多于女,男女之比约为 3∶1。发病原因,一是药物乱用,临床观察长期应用糖皮质类固醇或消炎类药物,是发病率增高的主要原因;二是酒精,长期饮酒或酗酒者易发生本病;三是外伤,如跳跃运动、球类运动、武术等发生一次或多次的髋损伤;还有一部分病人无任何原因而发病。本病之形成是因供应股骨头的血运障碍而发生骨坏死。中医学的认识,其发生机理可能是:外伤使髋内及其周围血络受损,形成瘀血,络道阻滞;或是感受风寒湿邪,经络闭滞不通,气血运行受阻,不能濡养骨骼而引起骨坏死(如矿工发病率较高);还有是因素体虚弱,肝肾不足,筋骨不健复受外伤或感邪而发病(有的年轻女性发病与此有关)。

【临床表现与诊断】

初起髋部疼痛,时轻时重,休息则好转,日久疼痛呈持续性,遇劳累、寒冷、变天则疼痛加重,有的疼痛甚剧,夜间尤重;髋活动不灵便,以至跛行、僵硬。全身症状可有乏力、纳差、汗出、神疲、失眠、情绪低落等,但无发烧症状。查体:早期患肢可变长(髋部韧带拉力不均,骨盆倾斜),股骨大粗隆轻度叩击痛,腹股沟中点可有压痛;病情发展,患肢变短,髋活动范围减小,屈、伸、收、展均可受限,"4"字试验(+),股骨大粗隆叩击痛,下肢肌肉萎缩。

诊断主要依据 X 线片,表现可分为四期:Ⅰ期(早期)股骨头外形正常,头或基底部有局限性骨稀疏区,散在斑点状密度增高影,关节间隙正常或略增宽(积液);Ⅱ期股骨头负重区局限性密度增高,或见"新月征",头颈部散在囊性透亮区,关节间隙略变窄;Ⅲ期股骨头有塌陷,骨密度不均,骨小梁消失,关节间隙变窄;Ⅳ期股骨头变扁,或呈蘑菇样,关节间隙变窄或消失,关节边缘硬化,骨刺形成。

早期诊断非常重要,疑有本病时,有条件者应做 CT 扫描或 MRI 检查,以早期确诊,及早治疗。

【治疗】

(一)如有明确的发病因素,应当消除,如禁酒、停用激素或消炎药物等,反复损伤引起者或工作环境寒冷潮湿者,应改变工作方式与环境。

(二)患肢避免负重,可卧床行皮牵引,每日牵引 4～6 小时或更长,重量 8～12 千克。下地时拄双拐,减小股骨头所受压力,促进血液循环,早期病变有望恢复。即使中晚期,也可减轻疼痛,保持髋的活动度。

(三)功能锻炼。在床上去牵引的间隙或下地时,可主动练习髋的各方向活动,以促进血运,防止肌肉萎缩。

(四)中药外熥、蒸疗或做离子导入,每日 1 次,可起到活血止痛的作用。

(五)中药辨证应用越早越好,早期病变可获得较好疗效,内服活骨汤加减。疼痛重者为瘀血阻络所致,方中加服三七粉,每次 2 克,日 3 次;或加服血竭散(血竭、制乳香各等分,研细粉,和匀),每次 3 克,日 3 次。疼痛重而活动障碍者,可加服通痹丸,每次 6 克,日 3 次,伸筋胶囊 3 粒,日 3 次。有肝肾不足,肢体及周身酸软无力,肌筋酸痛者,可加服知柏地黄丸或金匮肾气丸。

(六)手术疗法。目前各地开展了多种疗法,如早期的介入注药、滑膜切除、穿孔减压、带血管肌骨瓣植入等,都可据条件选用,疗效均在观察总结中。病在中晚期,年龄偏大者,可采用关节置换术,以减轻疼痛,改善功能。

第五节 痛风性关节炎

【病因病机】

痛风性关节炎,类似古代"白虎历节"或"痛痹",自元代始有痛风之名。《丹溪心法》专列"痛风论",认为痛风之因,有痰、风热、风湿、血虚,"肥人肢节痛,多是风湿与痰饮流注经络而痛"。并列有血热、瘀血、湿热等证型,"痛风而痛有定处,其痛处赤肿灼热,或浑身壮热,此欲成风毒"。治疗多以泻水、化湿、活血化瘀、清热解毒为法。

临床所见,痛风与体质有关,多发于40~50岁形体较胖的成年人,男多于女。湿痰体质,复因嗜酒无度,膏粱厚味,盈于脾胃,胃气被郁,脾不健运,气机升降失常,生湿生痰,湿痰流注经络骨节,气血循行不畅而发病。现代医学认为嘌呤代谢失常、血尿酸增高而发病,患者每于食用含高嘌呤食物后发生痛风,如动物内脏、海鲜、鸡肉鸡汤、啤酒等。痛风发生还与精神紧张、情绪抑郁、疲劳过度、工作压力大有关,故有人戏称是"压出来的痛风",不无道理。临床所见痛风多发于忙于经营、劳心费神、频于酒宴、美味佳肴不断、形体肥胖之中年男性。

【临床表现与诊断】

痛风性关节炎是一种急性炎症,好发于第一跖趾关节、踝、腕、肘及掌指关节处。发病急骤,特点是晚上睡前无症状,夜间突然发生关节剧痛而惊醒,呈烧灼样或刀割样痛,罹患关节迅速肿胀,色红、皮热、光亮,不敢活动。触痛特别敏锐,往往因剧痛而彻夜难眠,坐卧不宁,非常痛苦,白昼疼痛反较夜间为轻。可有体温增高,出汗、口渴、便秘、溲黄等症状,舌红,苔黄厚浊腻,脉弦滑数。X线拍片早期无特殊改变,可仅有软组织肿胀影,日久则关节软骨受损,关节面不光整,晚期关节边缘可有骨质增生。据其病史与症状体征特点,不易误诊,但需与疮痈初起,损伤瘀血化热症相鉴别。

痛风急性期之红肿热痛,2~3天可逐渐减轻,只要注意饮食控制,一般1~2周病情可缓解,但若治疗不彻底,不注意预防,可反复发作,日久造成关节结构损害,形成痛风性骨关节病,难以恢复正常,且可能发生肾结石等变症。

【治疗】

中药辨证施治效果较好,可分为四型。

(一)热毒壅盛 痛风初起,罹患关节红、肿、热、痛剧烈,可伴有发热,口渴,便秘,苔黄腻或黄燥,脉弦滑数。治以清热解毒,消肿止痛,方用五味消毒饮合黄连解毒汤加大黄、地龙,水煎服。可日服2剂。外用清热解毒洗方煎水外洗,日2~3次。注意药水温度不能太高,40°左右为宜。

(二)湿痰积滞 热毒渐清而湿痰不

化,症见关节肿胀较甚,局部麻木,酸痛重著,或伴有胸闷、纳差、腹胀、大便滞下,苔厚腻,脉弦滑。治以清湿热,化痰浊,通络消肿。方用四妙汤加半夏、南星、枳实、川朴、防己、泽兰、泽泻、花粉,水煎服,日1剂。外用活血化湿洗方,煎水外洗,日2次。

(三)血瘀痰聚　病变日久或反复发作,血瘀经络,湿痰结聚,症见关节疼痛,固定不移,皮色暗紫,关节增粗,活动障碍,关节损害,可有骨质增生,或见有痛风石者,治以活血化瘀,通经活络,软坚散结,方用趁痛散加减,水煎服,日1剂。外用软坚散结洗方煎水外洗,日2次。

(四)寒湿阻络　既往有痛风病史,遇风寒侵袭则出现关节疼痛,微肿,但不红不热,得温痛减,关节活动不利,全身症状不著,苔薄白或白腻,脉沉细缓。治宜温经散寒,通络化湿,方用薏苡仁汤加减内服,可加灵仙、山甲,水煎服,日1剂。外用温经散寒洗方,煎水外洗。

痛风性关节炎与个人体质类型有明显关系,饮食不节能诱发即证明其与一般人有异。故曾发生过痛风者,平素应注意劳逸结合,保持心理平衡,清淡饮食,勿嗜酒,勿过食肥甘,保持脾胃气机通调,可预防本病发作。本病虽实证多而虚证少,但反复发作而致气血不足者,亦应注意预防风寒湿外邪侵袭,以免诱发本病。

第六节　风湿性关节炎

【发病】

风湿性关节炎,是以四肢大关节炎症为主而常与心脏炎症伴发的风湿性疾病。发病原因,现代医学认为与A组溶血性链球菌感染引起的变态反应有关。在中医学中属于"痹证"范畴,是感受风寒湿热之邪而致经脉痹阻、气血运行不畅,继而邪气深入肌筋关节发生关节肿胀疼痛、活动不利的一种疾病。《素问·痹论》对痹证的发病早有详细记载:"风寒湿三气杂至,合而为痹。"多由于感冒风寒,露卧湿地,久处阴湿环境或偶感风热邪毒而发病。由于感受邪气的偏胜而有行痹、痛痹、着痹、热痹的不同;"风为百病之长",风邪与寒湿热相合,可形成风热、风寒、风湿、风湿热之不同证型。肢节痹证的病理变化特点之一是"病久而不去,内舍于其合",引起与其相合之脏腑的"痹证","其入脏者死,其留连筋骨间者痛久,其留皮肤间者易已"。风湿性关节炎之痹痛,早期彻底治疗,关节功能可完全恢复,不遗留关节强直和变形,但治疗不彻底则关节肿痛反复发作,缠绵难愈,且易入脏腑,产生脏腑痹证。如入于心则成"心痹",即风湿性心脏病,久不愈可产生严重后果,还可发生肺、肾、脉的痹证。

由于邪气的侵袭,血行郁滞,可在四肢的内侧皮肤出现环形红斑或皮下小结

（风湿结节），成为风湿性关节炎的皮肤病特征之一。

【临床表现与诊断】

风湿性关节炎的发病，常有"感邪"病史，起病急，有发热、恶风、咽痛、汗出、口渴等风热上攻的症状，并在大关节出现红、肿、热、痛、活动不利等症状，一般最早发于膝关节，继而发展到踝、腕、肘、肩等关节，肿痛呈游走性，此起彼伏，形成多关节炎症，但不化脓，炎症消退后关节活动即恢复。小关节很少累及，个别可出现指关节的炎症。在四肢内侧皮肤可出现环形红斑，在关节的伸侧或骨突处可出现风湿结节。有的患者（多为小儿）由于风热化毒，可出现血热妄行之鼻衄。邪入脏腑最常见者是心脏受损，出现心前区疼痛、心悸等症状，形成风湿性心脏病，久治不愈，可危及生命。少数病人还可出现肺、肾、血管等的炎性病变。故风湿性关节炎的严重性，通常不在罹患的关节而在受损的脏腑。

关节炎因感邪性质不同或个人体质有别，可表现为不同的证型。在致病邪气中，湿邪占重要地位。湿性黏滞，可与风、寒、热邪相合，成为关节炎缠绵难愈的原因。有一部分患者（多为中年人），关节炎急性期过后，转为慢性，全身症状较轻，而关节游走性疼痛，时轻时重，时发时止，每遇气候变化或感受外邪则症状发作或加重，缠绵数年或数十年不愈，虽无脏腑病伴发，但对日常工作与生活造成很大影响。

关节炎急性期，实验室检查可见血沉增快，抗链球菌溶血素"O"（ASO）值可增高，C反应蛋白可呈阳性，可有轻度贫血，有的尿中有少量蛋白。有心脏炎症者可有心电图改变。X线拍片，关节无异常改变。

依据发热、多关节游走性红肿热痛、环形红斑或风湿结节或心脏炎症状，一般都能确诊。临床上需与类风湿性关节炎、痛风性关节炎、化脓性关节炎相鉴别。

【治疗】

一、中药辨证施治

（一）清热解毒，疏风通痹 用于风湿性关节炎初期，风热偏胜者，症见发热、恶风、汗出、口渴、烦闷、纳差、咽痛，多关节游走性红肿、灼热、疼痛剧烈、活动不利，苔黄舌红，脉浮数。

内服：方用连翘败毒散，水煎服，日1剂。血沉快者，加蒲公英、忍冬藤，疼痛重者加服三元丹。外用：清热解毒洗方煎水外洗，日2次，注意洗时水温不宜太高。或外敷四黄膏或黄龙膏。

（二）清热化湿，通络除痹 用于湿邪偏胜而有热者，症见关节肿胀较重，微红微热，活动重滞不利，或伴有低烧、汗出、渴不欲饮、胸闷、纳差等症，苔黄厚腻，舌红，脉滑数。

内服：除湿通痹汤加牛膝、木瓜，水煎服，日1剂。或加服四妙丸。外用：活血化湿洗方，煎水外洗，日2次。或用风湿膏、黄龙膏各半调敷。

（三）温经散寒，祛湿通痹 用于寒湿偏胜者，症见关节肿胀，酸楚冷痛，遇冷加重，得温痛减，局部不红不热，每遇受凉感冒，则症状加重，苔薄白或白腻，脉弦紧。

内服:乌头二活汤或薏苡仁汤,水煎服,日1剂。冷痛重者可加服追风透骨丸。外用:温经散寒洗方煎水外洗,日2次。或外敷温经膏。有条件者可用蒸疗方蒸疗或洗浴,也可用外熥方坎离砂外熥,每日1~2次。

(四)舒筋通络,搜风通痹 用于关节炎病程日久,遇冷或气候变化则关节疼痛,不肿或微肿,不红不热,关节活动不利,全身症状不著,化验亦无异常或ASO轻度偏高,苔薄白,脉细弦。

内服:通痹丸,每次6克,日3次。或加服伸筋胶囊,每次3粒,日3次。外用:舒筋通络洗方,煎水外洗,日2次。或外敷风湿膏。也可用外熥方局部外熥,有条件者也可用蒸疗或药浴。

(五)养血活血,舒筋通络 用于关节炎病程日久,关节疼痛较轻,但活动无力,四肢不温,形体消瘦,消化不良,神疲乏力,倦怠懒动,苔薄白,舌淡胖,脉细弱。

内服:活血舒筋汤加黄芪、党参、白术,水煎服。也可加服十全大补丸。外用:关节疼痛明显者,可用舒筋通络洗方煎水外洗,日2次,或局部外熥。也可用消痹酊局部涂擦,日3~4次。

此外,风湿性关节炎伴心脏炎者,或有其他脏腑病损者,重点应当治疗心脏炎及其他脏腑病变,应与内科密切合作以获良效。

二、针灸及物理疗法

除关节炎有热证及明显脏腑痹证者外,都可选用合适的物理疗法,如红外线、微波、超短波等,以及药物离子导入疗法,以减轻疼痛症状。针灸可应用于偏寒证的病例,循经取穴与局部取穴结合,可促进血运,减轻症状。

三、理筋手法治疗

关节炎急性期红肿热痛者,不宜施用理筋手法。进入慢性期后,可在患肢施行揉、摩、捋、搓、屈伸、转摇等手法,可舒筋活血、消肿止痛,改善关节活动,增加肌肉力量,促进恢复。

四、其他

关节炎肿痛明显者,应充分休息;如无肿胀,可适当进行关节活动及锻炼肌肉力量。关节症状缓解后,应注意预防复发,如改善居住环境,避免潮湿阴冷,避免感冒受凉,平素加强体质锻炼以提高自身抵抗力等。如有脏腑方面的病变,应按内科医师的要求进行调治,以防发生意外情况。

风湿性关节炎,经过中药辨证施治,内外用药,综合治疗,效果良好,可完全治愈。然而临床所见的现实情况是,许多病人的关节疼痛症状,时轻时重,时发时止,日久不能消除。究其原因:一是不能坚持用药。中药主要剂型是汤剂,不易被人接受,症状缓解后即停药导致不能彻底治愈;二是急性期应用抗生素可较快控制症状,转为慢性后则抗生素无效,改用口服消炎药、激素、免疫抑制剂等,多数人都畏于西药的副作用而中断治疗。因此,对风湿性关节炎患者,应告知彻底治疗的重要性,无论是中医、西医或中西医结合治疗,都应坚持到完全治愈。

第七节 类风湿性关节炎

类风湿性关节炎（Rheumatoid arthritis, RA），又称畸形性关节炎，属中医学的"痹证""历节病""痛痹""顽痹"，近人又称其为"尪痹"，是一种常见的以发于四肢关节肿胀、疼痛、活动障碍以至僵硬变形为主要病变的全身性疾病。本病致残率很高，受到医学界高度重视。发病原因至今未明确，一般认为与感染、内分泌失调、遗传、自身免疫等有关。中医学认为本病为正气不足，感受外邪所致，正虚是内因，是病之"本"，感邪是外因，是病之"标"。《灵枢·百病始生》云："风雨寒热，不得虚，邪不能独伤人……此必因虚邪之风，与其身形，两虚相得，乃客其形。"故本病为本虚标实证，病情复杂，应早发现，早治疗，方可取得较好疗效；如治不及时，或治疗不当，往往造成终身残疾。

【发病】

RA 多发于 20～50 岁的中青年，女多于男，约 70% 以上为女性。正气不足为内因，正虚主要在肝肾脾，三脏虚损，则筋骨不健，气血衰少，经脉空虚，易遭邪侵。妇女产后，气血大亏或月经不调、气血不和，肌肉筋骨失于气血濡养，最易感邪，这可能是本病多发于女性的原因之一。《素问·痹论》云："风寒湿三气杂至，合而为痹。"疲劳过度汗出当风；身体虚弱，卫阳不固而感冒风寒；冒雨涉水、露卧乘凉；工作环境潮湿阴冷；久居阴湿之地；遇气候骤变未能适应等，都可引起发病。外邪侵入皮肤肌腠，经络痹阻，气血运行不畅，初伤在络脉，邪久留不去，渐入于经脉，故病初起发于四肢小关节（指、趾）气血最易痹阻之处，而后发展至较大的腕、肘、踝、膝等大关节，甚至殃及髋关节，形成四肢多关节病变。因气血郁滞，经络痹阻，导致肌筋骨节失养，关节骨骼受损，肌肉萎缩，关节僵硬，挛缩变形，甚至脱位，造成难以恢复的病证。由于外感风热湿邪的偏胜，可有行痹、痛痹、着痹等不同类型；若其人素体虚中有实，湿热内蕴，可郁久化热，形成"热痹"，但临床上较少发生。也有少数病人，由于久患 RA，正气更加耗伤，病邪深入脏腑如心、肺、肾等，可发生脏腑痹证，使 RA 难以治愈。

【临床表现与诊断】

RA 初起往往有感受风寒湿邪的病史，可有发热、恶风寒、乏力、纳差、肌肉酸痛等全身症状，继而有小关节疼痛、肿胀、活动不利等症，最早发现于指（趾）关节，常为对称性多关节发病。特征性的症状是"晨僵"及"胶着"现象："晨僵"是晨起时小关节有僵硬感，须经活动方可好转；"胶着"是肢体在某一姿势稍久后再活动时，如胶黏滞，活动不灵活。如得不到及时治疗，病情进一步发展，小关节肿痛加重，特别是近侧指关节肿胀膨大如梭形，掌指关节过伸畸形，活动受限，日久掌指关节可半脱位,手向尺侧偏斜。病情加重,可延及腕、肘、踝、膝变形、僵硬,不能活动,并有肌肉萎缩、消瘦,丧失劳动能力,甚至生活不能自理。

关节病变的过程,一般都是渐进性的,时轻时重,反复发作,且越来越重。但有部分病人,病情可停留在某一阶段不再发展,如指(趾)关节微肿,轻度变形,活动不全受限,可持续数年乃至数十年不变,能胜任一般工作。亦有少数患者,病情表现为"激进性",关节肿痛、僵硬、变形,发展极快,由小关节迅速发展到大关节,关节严重变形,全身消瘦、虚弱,半年或1~2年内便卧床不起,终身残疾。还有少数患者在罹患关节部位出现"类风湿结节",多在腕、肘、膝部位,成为诊断的参考体征。

早期发现并尽早做出诊断非常重要。遇有感邪史并有类似感冒症状及小关节肿痛者,即应想到有本病之可能。早期实验室检查,类风湿因子可阳性(阳性率70%左右),C反应蛋白也可阳性,血沉增快,白细胞可轻度增高,可有贫血。X线拍片,早期可见关节骨端骨质疏松;进一步发展,可见关节软骨受损,关节面侵蚀,关节面下有囊性变,关节间隙变窄;至晚期,则关节纤维性强直或骨性强直,或有关节半脱位。

病变早期,应与风湿性关节炎、关节结核、痛风性关节炎等相鉴别,至中晚期则少有误诊。

【治疗】

RA是以四肢筋骨关节病变为主的全身性疾病,本虚而标实,病情复杂。治疗应区分标本缓急,实施"个性化"治疗,方能取得较好疗效。我们的实践经验是:第一,急则治其标。病在早期,治标为主,祛除外邪,以尽快遏制病情发展,待病情稳定再予标本兼顾;第二,调和气血、通经活络,是处方用药的着重点,以针对本病病机的主要环节—经脉痹阻、气血郁滞不能濡养筋骨关节而致关节损害;第三,全身与局部并重,内治与外治结合,并强调外用药的重要性。外用药药效可直接作用于局部,可较快减轻或缓解关节的肿痛症状,改善关节的功能活动;第四,固本培元,注重调补脾胃以滋气血生化之源。脾胃健则气血充,培补肝肾、强壮筋骨之药才能发挥作用;第五,注意虫类药的应用,以搜剔深在经络骨节间的邪气。

一、中药辨证施治

(一)疏风散寒,通络除痹 用于早期风邪偏盛,症见肢节疼痛(以上肢小关节为主),游走不定,无肿胀或肿胀轻微,关节活动涩滞,晨僵明显,可有全身酸痛、发热、恶寒之症,苔薄白,脉浮紧。

内服:方用荆防败毒散加桂枝、姜黄、灵仙、元胡,水煎服,日1剂。

外用:六藤洗方煎水熏洗患处,每日2次。不便外洗者若大关节(腕、踝)疼痛,可外敷风湿膏。

(二)温经散寒,通经活络 用于寒邪偏盛,症见肢节疼痛较重,固定不移,喜温恶寒,遇冷痛剧,得温稍减,肢端麻木,关节晨僵、微肿,但不红不热,胶着明显,苔薄白或白腻,脉弦紧。

内服:乌头二活汤去狗脊加姜黄、牛膝,水煎服,日1剂。也可用薏苡仁汤。可加服三虫散或追风透骨丸。外用:温经散寒洗方,煎水熏洗,日2次。不便外洗者,大关节处(腕、踝、肘、膝)可外敷温经膏或局部涂擦消痹酊,日3～4次。

(三)清热祛湿,活络通痹　用于湿邪偏盛而有郁热,症见肢节疼痛、肿胀明显,皮肤红热,部位固定,活动重滞不利,可伴有胸闷、纳差、口渴不欲饮、大便黏滞、小便色黄之症,苔腻微黄或黄腻而厚,脉濡数。

内服:除湿通痹汤加白术、土茯苓、泽泻,水煎服。上肢痛重可加姜黄,下肢可加牛膝,注意虽有热证,但不宜过用寒凉,因血遇寒则凝,不利于气血运行。外用:活血化湿洗方加仙鹤草、忍冬藤煎水外洗,注意水温不宜太烫。不便外洗者,大关节部可用风湿膏、黄龙膏各半,调敷。

(四)养血活血,舒筋通痹　用于病程日久,肢节疼痛、僵硬,轻度变形,肌筋萎缩,活动受限,苔薄白,脉细弦。

内服:活血舒筋汤水煎服,加服通痹丸、伸筋胶囊。外用:舒筋通络洗方煎水外洗,僵硬明显、活动受限较重者,用软坚散结洗方外洗。不便外洗而病在大关节处,可外敷化坚膏。

(五)补肝肾,健脾胃,舒筋通络　用于病情日久,肢节疼痛不著,不红不热而活动受限,肌筋萎缩,全身消瘦,神疲乏力,纳差,大便不调,苔薄白,舌淡胖,脉细弱。

内服:壮骨强筋汤,水煎服,并加服十全大补丸。活动受限明显者,可加服伸筋胶囊。外用:舒筋通络洗方,煎水外洗,日2次。僵硬、变形仍重者,用软坚散结洗方,煎水外洗。不便外洗者,大关节部可外敷化坚膏。

二、理筋手法治疗

RA的早期即可配合理筋手法,可用揉、摩、捋、搓等手法,以促进血液循环,消减肿胀,舒展肌筋,活动关节,改善晨僵及关节涩滞等症状。但手法应轻柔,忌用猛力暴力牵拉扳拿。至中晚期,病情稳定,肿痛减轻而关节僵硬变形者,除用以上手法外,可用牵、扳、转、摇、屈、伸等手法,以舒筋解痉,加大关节活动范围,纠正关节变形,最大限度地改善关节功能。在中药外洗结束后施行手法操作效果更好,每日2次。

三、功能锻炼

主要进行罹患关节的主动活动。自始至终都应积极锻炼,应注意循序渐进,勿急于求成。要顺着关节的生理活动方向,练习肌肉舒缩,加大关节活动范围,以促进血运,缓解晨僵或胶着症状,防止或改善关节僵硬,并锻炼肌肉力量。活动时应注意以不引起剧痛为原则。练习活动的时间与频度,应在医生指导下,据个人病情而定。

四、针灸、理疗

治疗过程中可同时进行针刺疗法,循经取穴与局部取穴相结合。除局部有热不能用灸外,无热症者均可用灸法,温针或艾条、艾柱灸都可选用。理疗可根据条件选择热、电、磁、微波等,对减轻症状,改善活动功能有益。

五、牵引疗法

牵引疗法适用于病变中晚期，大关节僵硬、活动受限者，如膝、肘的屈曲畸形，髋关节的屈曲内收畸形等，目的是改善肌筋挛缩，增加关节活动范围，改善功能。可在床上用皮肤牵引，牵引重量、时间，应据具体情况而定，灵活运用。注意牵引力不宜过大，牵引过程中要随时调节重量，以免造成新的损伤。牵引与主动锻炼或理筋手法配合施用，效果会更好。

RA 经过以上综合治疗，多数患者可缓解病情，保持关节的基本活动功能。有的病人，关节虽有轻度变形，经治疗后变形可纠正，恢复较好的活动功能。然而仍有少数病人关节僵硬变形难以改变，丧失劳动能力。因此，对大关节的畸形，仍需有选择地施行手术治疗，以改善活动能力，提高生活质量。

第八节　强直性脊柱炎

强直性脊柱炎(Ankylosing Spondylitis, AS)，中医学无此病名，据其临床表现，属"痹证"范畴。在 20 世纪 80 年代之前，西医把 AS 归于类风湿性关节炎(RA)，因其与发于肢节的 RA 有所不同，病变以脊柱为主，故命名为"中枢型RA"。80 年代中期，研究者从本病患者血液中检出 HLA－B$_{27}$(组织相容抗原)，再者病情发展有一定规律，从而认为这是一独立的疾病，是发于脊柱为主的慢性进行性炎症，定名为 AS。AS 发病原因至今仍未完全明确，普遍认为与遗传、感染、自身免疫有一定关系。近年来 AS 发病率有增高趋势，因致残率高，受到人们重视。中医、西医治疗效果都不很理想，仍在不断研究探索中。

【病因病机】

《内经》云："风寒湿三气杂至，合而为痹。"AS 患者，一般都有感受风寒湿邪气侵袭的病史，可由于劳累、汗出当风或沐浴受凉，冒雨涉水，或久居湿地，复因体虚，经络空虚，卫阳不固，卫外之力下降，风寒湿邪乘虚而入，内外合邪，著而成痹。邪气首犯阳经，尤以足太阳膀胱经首当其冲。膀胱经脉循行于项、背、脊、臀，下行至下肢后侧，"足太阳之脉令人腰痛，引项脊尻背如重状"。足三阳经之少阳、阳明受邪均可引起腰背项痛。三阳经之邪留而不去，可直接影响督脉。"督脉起于下极之俞，并于脊里，上至风府，入属于脑"，督脉总督阳经，为"阳脉之海""阳脉之都纲"，阳经受邪，殃及督脉，督脉为邪气所过，经气痹阻不通，不通则痛，故出现骶髂、下腰部连脊背之疼痛，或连及髋、膝、踝痛之痹证表现。AS 乃督脉、阳经(足三阳经为主)经脉痹阻之证。

痹证的另一特点是"痹久不已，内舍于其合"，阳经经气痹阻，内舍于其合，可致所合之脏腑受病。"邪之所凑，其气必虚"，肾脏素虚之人，最易受病，因"腰为肾之府，转摇不能，肾将惫矣"。膀胱与肾相表里，故内脏受邪肾为著。少阳、阳明内舍于其合，即肝和脾。肾主骨，肝主筋，脾主肌肉，《内经》云："不得虚，邪不能独伤人，两虚相得，乃客其形。"阳经、督脉之虚合肾、肝、脾之虚，受邪侵袭，着而成病，终致形成内脏（肾肝脾）、经脉（督脉、三阳经）筋骨肌肉同病的复杂病证。病之本在脏虚，病之标在经脉之邪实，标本同病，虚实夹杂，成为难治之顽疾。

【临床表现与诊断】

AS 多发于 15～30 岁的男性。女性较少发病，占 10%左右。起病有急有缓，初起大都在骶髂关节出现疼痛症状，或伴有膝、踝的肿痛，尔后疼痛部位由骶髂关节向上蔓延至腰背部，时轻时重，每于早晨起床时疼痛明显并活动欠灵活，有板硬感，称为"晨僵"，稍活动后好转，这是本病早期的特点之一。可因受风冷或阴雨等气候变化而疼痛加重，病情日益加剧，部位由腰沿脊背上行，甚则到颈项，自感痛在脊里筋骨，俯仰转侧活动不利，常伴有神疲、乏力、消瘦、易汗出等虚弱症状。如得不到及时有效治疗，脊柱僵硬日益加剧，形成"腰不可以俛仰，头不可以顾"的佝偻状态。日久阳病传至阴经，胸部肌肉筋骨受累，严重影响胸廓的活动功能。这部分病人占 AS 的 70%～80%，从发病到脊椎完全僵硬，经 1～3 年，我们称其为寻常型。

有一部分病人，起病较缓，骶髂关节炎可持续一年以上，局部疼痛，时轻时重。逐渐发现腰痛并有晨僵，腰椎僵硬程度亦较轻，而且胸椎上段及颈椎很少僵硬，可数年内稳定，不再发展。一般无全身症状，对工作生活影响较小。这些病人多数为女性，或体质较好的男性，我们称其为"轻型"，占 AS 的 15%～20%。

还有一部分病人，起病急骤，腰骶、骶髂关节疼痛较重，或连髋、膝、踝疼痛以至卧床不起，或有低热、汗出、纳差、乏力等症。病情向脊椎上方迅速蔓延，可在三个月左右形成全脊柱或连髋关节的完全僵硬状态，丧失活动能力。我们称其为"重型"或"激进型"，占 AS 的 3%～5%。

遇有下腰部及骶髂部疼痛的年轻患者，应首先想到有本病之可能，再仔细询问病史与查体，结合实验室检查与 X 线片，一般不易漏诊。典型病例，腰椎活动有不同程度受限，骶髂关节及腰骶部有叩压痛，由下而上逐一叩压脊椎，检查僵硬的水平与程度，僵硬者则深压痛明显，被动伸直活动范围减小。"4"字试验可呈阳性。髋无僵硬者，屈伸活动一般无影响，亦无坐骨神经牵张痛征。颈僵硬者，颈之屈伸、侧屈均受限，但转头活动影响较小。激进型者，全脊椎都僵硬，甚至髋亦僵硬，但膝、踝僵硬者少见。化验 HLA－B$_{27}$ 阳性，准确率 95%以上；重症者可有贫血；血沉可加快；类风湿因子阴性（个别阳性）；抗"O"不高。X 线拍骨盆正位片，骶髂关节早期可见边缘密度增高，关节面不整齐，软骨下有囊状透亮区，晚期则关节间隙变窄，以至骨性融合。腰及胸椎正位片可见骨质密度减低,小关节间隙变窄,诸韧带密度增高,出现"三线征"。侧位片可见"方椎"。脊柱僵硬晚期,脊椎间骨桥形成,甚则呈"竹节状",完全骨性强直。重型者除脊椎强直外,髋关节亦有改变,间隙变窄,股骨头有"缺血"改变,甚至完全骨性强直。寻常型与轻型髋关节一般无改变。通过以上检查可与腰椎间盘突出症、腰椎增生性关节病等近似病例相鉴别,不易误诊。

【治疗】

一、中药辨证施治

根据 AS 的病因病机及临床表现,我们的治疗法则是:补肝肾、强筋骨、益脾气以治其本,通督脉、疏经络、除痹阻、止疼痛以治其标,内服强脊汤辨证加减。

若肝肾阴亏、虚火上炎明显而见头昏、目赤、心烦易怒、口干、便秘、舌红少苔、脉细数者,方中去羌活、淫羊藿,酌加生地、丹皮、女贞子、黄柏、杭菊等,或加服知柏地黄丸。若寒邪深在骨节,腰脊、髋、膝疼痛较重,喜温恶寒,小便清长,大便稀溏,苔白脉沉细者,方中可加桂枝、细辛、或加服通痹丸或三虫散,以搜剔深处之邪气,尽快缓解痹阻疼痛。若寒湿偏重,腰脊骨节酸痛重着,伴有纳差、胸闷、腹胀、苔白厚腻、脉缓滑者,方中可去萸肉、枸杞,酌加苡米、苍术、草薢、木瓜、川朴等,以健脾化湿。若风寒偏重,疼痛游走,对气候变化反应明显者,方中可酌加独活、豨莶草、徐长卿等,以散风寒。若气血不足,周身乏力,少气懒言,食少便溏,苔薄白,舌淡胖,脉沉细弱者,方中鹿角霜改为鹿角胶,可酌加黄芪、山药、当归、阿胶、砂仁等以健脾益气、补养气血。若阳经痹阻症状较重,头痛、项强、活动不利者,方中酌加藁本、蔓荆子、白芷,重用羌活、葛根。

外治:用温经散寒洗方,煎水热敷,日2次。有条件者或用外熥蒸疗方加热外熥、蒸疗,或煎水洗浴,日1~2次。

二、理疗

针灸可选择应用,近年有人使用"督脉灸法",有一定疗效。

三、手法治疗

可用点、按、滚、推、揉、摩等手法,以舒筋活血,缓解背脊筋肉拘挛,改善活动功能。手法应轻柔,因人而施,避免产生新的损伤或使症状加重。

四、功能锻炼

鼓励患者坚持脊椎及大关节的功能锻炼,对改善脊椎、腰、髋的僵硬程度,有良好效果,必要时由家人协助按、扳僵硬的脊柱,但应轻柔,以不产生剧痛为原则。有条件者结合康复器械锻炼效果更好。

【转归与预后】

坚持正确的综合治疗,轻型患者可以达到临床治愈,工作生活无影响。寻常型者,大多能控制病情发展,改善症状与功能,可以从事轻体力劳动,对生活影响较小,但坚持长期治疗很重要,不能坚持者往往病情控制较差,症状时轻时重,终致脊椎完全僵硬。AS 急重型患者,治疗效果差,僵硬之脊椎与髋关节功能很难改善。病情稳定、畸形严重者可考虑手术治疗,若能获得可活动的髋关节,对生活自理将很有裨益。

第九节 化脓性骨髓炎

【发病】

骨组织受到化脓性细菌的感染（金黄色葡萄球菌、溶血性链球菌等）称为化脓性骨髓炎。感染源可由附近软组织感染蔓延到骨组织，如开放性骨折发生的骨髓炎，但多数是由于身体某处感染病灶（如疮疖等）的细菌经血液循环到达骨组织，引起血源性的骨髓炎。有时体内无明显感染病灶而血液中有细菌停留，一旦机体由于某种原因而抵抗力下降（如外伤、感冒等），则细菌繁衍形成骨髓炎。本病多发生于青少年，尤以6～12岁多见，部位多在长骨骨端，如股骨、胫骨、肱骨、桡骨之骨端。

化脓性骨髓炎，中医学称为"附骨疽""附骨流注"，发病原因认为：①正气虚弱是主要内因，特别是肾虚。因肾主骨、生髓，肾元不足则骨失充养，骨髓空虚，外感邪毒则易直入骨髓，着而成病；或患热病之后，或生疮毒流注，病虽愈而余毒未尽，或因劳倦内伤，余毒炽张，积于骨骼，成为"肾之毒"，日久成疽；②外感风寒之邪是主要外因。当风乘凉或露卧寒湿之地，或劳累涉水，或汗出淋雨，风寒湿邪乘虚而入，深入骨髓，致气血凝滞，经脉郁阻，蓄积不散，久而化热成毒，发为骨疽；③瘀血湿痰常是诱发附骨疽的条件。骨关节外伤，局部瘀血，经络阻滞，复感外邪，内外合邪，郁久化热成疽。年龄稍长之人，若嗜食肥甘、烟酒成癖，湿痰内生，复感外邪，湿痰与外邪互结，久而化热，湿热内盛成毒，发为骨疽。

热与毒，是形成附骨疽的直接原因。其病变过程，正如《灵枢·痈疽篇》所述："寒气化为热，热盛则肉腐，肉腐则为脓，脓不泄则烂筋，筋烂则伤骨，骨伤则髓消……血枯空虚，则筋骨肌肉不相荣，经脉败漏。"附骨疽的病理过程是：初起—成脓—破溃—窦道—死骨—收口。这一过程，有急性、慢性之不同。急性者，正邪相争，热毒炽盛，病情发展迅速，一般发病后1～2周即可成脓。急性期如得不到及时治疗，正不胜邪，邪毒内陷，脓毒流注，骨死筋烂，转为慢性，或由局限性扩散漫延成多发性，成为"附骨流注"：形成窦道，死骨脓水淋漓，经久难愈，有的甚至形成"脓毒血症"、"败血症"而危及生命。亦有病人，由于身体虚弱，正不胜邪，发病开始即为慢性，病程漫长，经月乃至数月方化脓溃破，脓水淋漓不尽，耗伤正气，经久不愈。

【临床表现与诊断】

化脓性骨髓炎急性期，起病急骤，往往先有发热、恶寒或午寒午热，神疲乏力，纳差，继而高热不退，烦躁渴饮，便干溲赤，舌红，苔黄，脉数。患肢骨端疼痛，局部胖肿，不甚红热，触痛亦较轻，但不敢自主活动，患肢震动疼痛加剧。继而肿痛日剧,范围扩大,皮温增高,触按痛剧烈。此时若得不到及时正确治疗,病情继续发展,经1~2周,即进入成脓期,高热,烦渴,便秘,甚则神志不清,谵妄,乃至昏迷。局部严重肿胀,剧烈跳痛、胀痛,痛无休止,皮红灼热,若在肿胀最重处按之应指波动,即已成脓,应予切开排脓,不应待其自溃。破后初次流出黄白色稠厚脓液,并夹杂有腐败的烂筋坏肉。脓出肿消痛减,全身症状也随之减轻,此为"顺证"。若正不胜邪,毒邪炽盛,局部皮肉俱烂,青黯恶臭,高烧不退,神志不清,此为"逆证",往往邪毒流散,"薰于五脏",可危及生命。

急性附骨疽之"顺证",脓出尽,肿痛消,疮口周边有新鲜肉芽生长,即进入收口期,经恰当治疗,则逐渐痊愈。若正不胜邪,脓水清稀,淋漓不尽,无肉芽生长,甚至有死骨形成,即形成慢性骨髓炎。

慢性化脓性骨髓炎,一是由急性转来,一是始发即为慢性过程。起病缓慢,初觉患肢酸痛不适,活动痛重,休息痛减,可有低热、乏力、纳差。日久痛增,深部肿痛并有触压痛及震动痛,不红不热,经1~2个月,肿痛加重,日夜不止,即已酿脓,若发现肿胀最高处应指波动,即是积脓之征,应予切开排脓。若流出清稀脓水,味腥臭,淋漓不尽,疮口难愈,往往形成死骨、软组织窦道,全身出现气血双亏或气阴两虚之证。

临床所见附骨疽,急者多而缓者少。无论急缓,因该病部位深在骨髓,邪毒内盛,腐肉烂筋,故往往脓肿虽溃而疮口仍流脓渗水,淋漓难尽,疮口暗红或晦暗,腐肉难净,新肉不生,久久不能愈合,或愈而还破,反复发作,形成窦道或瘘管,或有死骨内存,时时从孔中排出,累月经年,必须精心内外调治,方能好转向愈,不留或少留残疾。若治无专功,正气消耗,形体日削,正虚邪盛,每可变生他证。

化脓性骨髓炎急性期,实验室检查白细胞增高,血沉加快,血细菌培养可阳性。慢性期白细胞可不高,可有轻度贫血。X线拍片:早期肿胀部位可有密度均匀的高密度阴影,脓肿形成后可有骨皮质破坏,骨膜增生,呈葱皮样或花瓣样。进一步发展,骨质破坏,并有死骨形成,骨质有缺损,形成空洞,洞壁硬化,外层形成骨性包壳。

通过病史、症状、体征,诊断化脓性骨髓炎并无困难,唯早期之骨膜反应应与尤文氏瘤鉴别,晚期之脓肿及X线片应与骨关节结核鉴别。

【治疗】

一、急性期

(一)内治 ①脓未成予以清热解毒、凉血化瘀、消肿止痛,可选用五味消毒饮合黄连解毒汤加生地、赤芍、丹皮、大黄、板蓝根、水牛角,水煎服,日1剂或2剂;②高热不退、神志不清者,可同时服用安宫牛黄丸,每次3克,日2~3次;③静脉滴注清开灵注射液;④应用广谱抗生素;⑤脓已成予以清热解毒排脓,五味消毒饮合黄连解毒汤加皂刺、山甲、花粉、白芷,水煎服,日1剂。

(二)外治 ①脓未成,外敷四黄膏

或黄龙膏,或用清热解毒洗方煎水外洗,日 2 次,水温勿太烫;②脓已成应及时切开排脓,切开要彻底,引流要通畅。脓深在髓腔,可钻孔开窗引流,引流与抗生素液冲洗结合;③脓液已少,热毒缓解者,疮口可用解毒生肌膏,每日 1～2 次。

二、慢性期

(一)内治　①解毒排脓、托疮生肌,可用黄连解毒汤加黄芪、党参、当归、白术、花粉、白芷,水煎服,也可用托里消毒散水煎服;②抗生素可据细菌培养结果,选用敏感者;③病久气血不足、肾阳亏虚,可选用十全大补汤合金匮肾气丸以培补脾肾。

(二)外治　①疮口换药用生肌膏,日 1 次;②有死骨者应予以清除,如死骨较大,应在骨包壳形成较大后,再将死骨取出,以免引起病理性骨折;③如已有窦道或瘘管形成,可用窦道散药捻塞入,外用生肌膏敷;④如疮口脓液腐肉较多,可用祛腐敛疮洗方煎水外洗,日 1 次,洗后以生肌膏外敷。

化脓性骨髓炎,病位深入,毒在骨髓,急性期若正虚邪实,热毒炽盛,“薰于五脏”,可危及生命。如转为慢性,正不胜邪,病久消耗、疮口日久不敛,可经年不愈,甚至数年、数十年不愈,个别患者疮口皮肉不生,转为癌症,难以医治。

第九章 附方、验方

附方共 80 首,为本书中所应用之方剂。每方名后括号内都标明方剂的出处,凡标明"经验方"者,都是王广智教授自拟的有效方剂(个别非自拟方亦标明出处)。为便于查阅,方剂按拼音顺序排列。

1. 八珍汤(《正体类要》)

组成:当归 12 g,熟地 18 g,芍药 6 g,川芎 6 g,人参 4.5 g,白术 12 g,茯苓 12 g,甘草 6 g,生姜 3 片,大枣 7 枚。

用法:水煎服。

功能:补益气血。

2. 补中益气汤(《脾胃论》)

组成:黄芪 12 g,人参 3 g,当归 12 g,白术 12 g,陈皮 9 g,甘草 6 g,柴胡 3 g,升麻 3 g。

用法:水煎服。

功能:调补脾胃,升阳益气。

3. 趁痛散(《丹溪心法》)

组成:乳香、没药、酒芩、五灵脂、桃仁、红花各 9 g,当归、地龙、香附、牛膝各 12 g,羌活、酒柏、甘草各 6 g。(注:朱丹溪用治痛风,原方无用量,今据《临床方剂手册》注明用量)

用法:为细粉,每服 6 g。亦可水煎服。

功能:散瘀通络,通痹止痛。

4. 除湿通痹汤(经验方)

组成:苍术 10 g,黄柏 10 g,薏苡仁 30 g,萆薢 15 g,赤芍 12 g,泽兰 10 g,防己 10 g,地龙 10 g,忍冬藤 15 g,穿山龙 15 g,秦艽 12 g,威灵仙 12 g,山甲 6 g。

用法:水煎服。

功能:清热化湿,活络通痹,舒筋止痛。

主治:湿热壅滞、筋络不舒、肢节痹痛诸证,如湿热型关节炎、腰椎骨关节病、腰背肌纤维炎、下肢关节痹痛肿胀等属湿热者。

5. 大补元煎(《景岳全书》)

组成:人参 6 g,山药 30 g,熟地 18 g,当归、杜仲、山萸肉、枸杞各 12 g,炙甘草 6 g。

用法:水煎服。

功能:补肾益元。

6. 大成汤(《仙授理伤续断秘方》)

组成:当归 12 g,苏木 15 g,红花 9 g,大黄 9 g,朴硝 9 g,枳壳 12 g,厚朴 9 g,陈皮 9 g,木通 6 g,甘草 3 g。

用法:水煎服。

功能:攻下逐瘀,理气止痛。

7.大黄软膏(山东省中医院经验方)

组成:生大黄 100 g。

制法:上药加水 300 ml,煎沸 20 min,过滤;再加水 300 ml,煎沸 15 min,过滤,然后将两次滤液浓缩至 100 ml,即为100%的大黄煎出液。每 100 g 凡士林加30 ml 大黄浓缩液,即为 30% 的大黄软膏。

用法:据疮口大小摊布上外贴,或用纱布制成油纱布高压灭菌,备疮口换药用。

功能:清热解毒,祛腐排脓。

主治:损伤创口感染及疮痈溃后疮口炎症未消者。

8.窦道散(山东省中医院经验方)

组成:轻粉 1.5 g,五倍子 30 g,铜绿1.5 g,冰片 1.5 g。

制法:上药共研极细末,制成药捻。

用法:塞入窦道内。

功能:解毒祛腐,收敛生肌。

主治:疮口感染久不愈合而形成窦道者。

9.独活寄生汤(《千金方》)

组成:独活 12 g,桑寄生 18 g,秦艽9 g,防风 9 g,细辛 3 g,川芎 9 g,当归12 g,生地 12 g,赤芍 12 g,桂枝 9 g,云苓9 g,杜仲 12 g,牛膝 9 g,人参 4.5 g,甘草6 g。

用法:水煎服。

功能:活血,舒筋,通络,祛风湿。

10.二号增生丸(经验方)

组成:威灵仙 700 g,丹参 500 g,当归500 g,川断 300 g,桑寄生 300 g,枸杞子300 g,鹿角片 200 g,徐长卿 200 g,三七、元胡、穿山甲、全蝎各 100 g。

制法:前 8 味,水煎三遍,滤液浓缩为流浸膏。后 4 味共研细粉,过 100 目筛,拌入流浸膏内搅匀烘干。研细粉,过 100目筛,水泛为丸,如绿豆大,烘干,瓶装,60 g/瓶,贴签,备用。

用法:口服,成人每服 6 g,日 2 ～3 次。

功能:活血化瘀,通络止痛,强壮筋骨。

主治:腰椎增生性骨关节病,骨质疏松症,肝肾不足之肢节痹痛证等。

注意:有湿热壅盛之证者不宜,有出血性疾病者忌用。

11.防风汤(《宣明论方》)

组成:防风,茯苓,杏仁,黄芩,秦艽,葛根,麻黄,桂枝,当归,生姜,甘草,大枣,羌活。

用法:水煎服。

功能:祛风散寒,温经通络。

12.风湿膏(经验方)

组成:羌活、独活、苍术、威灵仙、当归、川芎各 100 g,白芷、红花各 50 g,艾叶、樟脑各 20 g。

制法:上药各研极细末,混匀,容器密闭储存,备用。

用法:外用。据病变部位大小,取适量药粉放入搪瓷杯或瓷盆内,加适量蜂蜜调成稠膏,摊在粘胶布上(特制胶布或麝香壮骨膏),膏厚 3～5 mm,敷患处,或用绷带包扎,2～3 日取下或更换。

功能:祛风胜湿,活血止痛。

主治:风寒湿痹证,如风湿、类风湿性关节炎,肌纤维炎,关节滑膜炎,肩周炎,慢性劳损等。

注意:皮肤有伤口或皮肤病忌用,皮肤易过敏者慎用。孕妇勿用于腰骶部位。

13. 复元活血汤(《伤科汇纂》)

组成:当归尾 15 g,桃仁 9 g,红花 9 g,穿山甲 9 g,大黄 6 g,柴胡 12 g,天花粉12 g,甘草6 g。

用法:水煎服。

功能:活血化瘀,消肿止痛。

14. 海桐皮汤(《医宗金鉴》)

组成:海桐皮 6 g,透骨草 6 g,乳香 6 g,没药 6 g,当归 5 g,川椒 10 g,川芎 3 g,红花 3 g,威灵仙 3 g,甘草 3 g,防风 3 g,白芷 2 g。

用法:煎水外洗患处。

功能:活络止痛。

15. 和营理气汤(《中医伤科学讲义》)

组成:当归 12 g,川芎 9 g,丹参 18 g,芍药 12 g,郁金、香附、元胡、青皮、木香、乌药、茴香各 9 g。

用法:水煎服。

功能:和营理气止痛。

16. 和营顺筋汤(经验方)

组成:当归 15 g,川芎 10 g,丹参 20 g,赤芍 15 g,威灵仙 15 g,葛根 15 g,桂枝 12 g,桑枝 30 g,羌活 10 g,姜黄 10 g,牛膝 10 g,甘草 3 g。

用法:水煎服,日 1 剂,分 2 次服。

功能:和营舒筋,通络止痛。

主治:增生性脊椎炎,腰背肌纤维炎,腰背肌劳损,坐骨神经痛,肩周炎,跌打损伤肌筋不舒等。

17. 化坚膏(经验方)

组成:威灵仙150 g,莪术、乌梅、炒大黄、皂刺各 100 g,乳香、没药、白芷各 50 g,川椒 30 g,穿山甲 20 g。

制法:上药各研极细末,混匀,容器储存备用。

用法:外用。据病变部位大小取适量药粉放入搪瓷杯或瓷盆内,加入适量蜂蜜及少量食醋,搅拌成稠膏,摊在粘胶布上(特制胶布或麝香壮骨膏),膏厚 3 ~ 5 mm,敷患处,绷带包扎(不在关节者可不包扎),2 ~ 3 天取下或更换。

功能:通络化瘀,软坚散结。

主治:增生性骨关节病,创伤性关节炎,骨折脱位后肌筋粘连,陈旧性伤筋,慢性劳损,肩周炎,强直性脊柱炎等。

注意:皮肤有破伤及皮肤病勿用,皮肤易过敏者慎用。孕妇勿敷在腰骶部。

18. 化坚丸(经验方)

组成:威灵仙、莪术、虎杖、穿山龙各 150 g,刘寄奴、三七、当归各 100 g,川芎 60 g,元胡 120 g,川断、桑寄生、枸杞子各 100 g,巴戟 60 g,木瓜 100 g,秦艽 100 g,独活 60 g,牛膝 80 g,穿山甲 80 g,制马钱子 30 g。

制法:三七、元胡、穿山甲、马钱子各研极细末,混匀。余药水煎三遍,煎液浓缩成流浸膏,加入以上药粉,搅匀,干燥,研细。过 100 目筛,水泛为丸,如绿豆大,烘干装瓶,60 g/瓶,贴签,备用。

用法:口服,成人每服 3～5 g,日 2～3 次。

功能:活血化瘀,软坚散结,舒筋通络。

主治:增生性骨关节病,强直性脊椎炎,创伤性关节炎,缺血性骨坏死,强直性脊椎炎,类风湿性关节炎,损伤或手术后软组织粘连等。

注意:孕妇及妇女经期忌服,有出血性疾病勿服。有气血虚弱、阴虚火旺、脾胃不健,湿热壅盛之证者,需选用相关药剂内服。

19. 化瘀丸(经验方)

组成:刘寄奴、丹参、三七、泽兰、当归各 50 g,川芎 20 g,乳香 20 g,元胡 30 g,香附 30 g,地龙 30 g,水蛭 30 g,炮山甲 20 g,甘草 20 g,焦山楂 50 g。

制法:上药各依法炮制,共研为细末(过 120 目筛)。依法制水丸如绿豆大,烘干装瓶,60 克/瓶,贴签,备用。

用法:口服,成人每服 6 g,日 3 次,少儿酌减。

功能:活血化瘀,行气通经,消肿止痛。

主治:跌打损伤初期,肢体局部气血瘀滞肿胀疼痛,及内损气血瘀滞疼痛之症,均可应用。

注意:孕妇及妇女经期忌服,出血性疾病忌服。身体虚弱或消化性溃疡者慎用。

20. 化瘀消肿洗方(经验方)

组成:刘寄奴 30 g,苏木 50 g,茜草 30 g,仙鹤草 20 g,红花 15 g,川椒 15 g,细辛 15 g,透骨草 15 g,硼砂 20 g。

用法:煎水熏洗患处。将上药放在搪瓷洗脸盆或不锈钢盆内,加水 2～3 kg,浸泡半小时许,置火炉上先武火后文火煎煮,沸后 10～15 min 端下,先熏后洗患处,药水凉后再放火上加温,反复 2～3 遍(40～50 min)。洗后擦干,日洗 1～2 次,第二次洗时将药盆放火上加热即可,不必煮沸。每剂药可连续用 3～4 次。

功能:活血化瘀,消肿止痛。

主治:肢体一切闭合性损伤早期瘀肿疼痛之证。

注意:闭合性损伤 24～48 h 内勿用;皮肤易过敏者慎用,如有过敏即停用。洗后擦干,避风冷。

21. 黄龙膏(经验方)

组成:生大黄、黄柏、干地龙各 50 g,冰片 10 g。

制法:上药各研极细末,混匀,瓶贮备用。

用法:据患处面积大小,取适量药粉放杯(碗)内,加入蜂蜜适量调成糊状,摊布上(膏厚 3～5mm)敷患处,绷带包扎,2～3 天换药一次。

功能:清热解毒,消肿止痛。

主治:肢体闭合性损伤瘀肿化热,疮痈初起红肿热痛以及风湿热痹诸症。

注意:局部皮肤有伤口、皮肤病勿用。

22. 活血膏(经验方)

组成:血竭、乳香、没药、儿茶、土元、水蛭、天仙子、五倍子、公丁香、生大黄、白及、川椒、肉桂、细辛各 100 g,地龙、元胡、花粉、赤小豆各 200 g,明矾、樟脑各 50 g,

薄荷脑、冰片各30 g。

制法:上药各研极细末,充分混匀,密闭瓶贮勿使漏气,备用。

用法:据伤处面积大小,取药粉适量,加蜂蜜调成稠糊状,摊布上(药厚3~5 mm)敷患处,绷带包扎(如摊在特制的粘胶布上,则不用包扎),3~5日更换。

功能:活血化瘀,通经活络,消肿止痛。

主治:凡肢体闭合性损伤气滞血瘀肿痛之证,均可应用。

23.活血化湿洗方(经验方)

组成:当归、刘寄奴、苍术、独活、威灵仙各30 g,大黄、川芎、五倍子、川椒、硼砂、透骨草各20 g。

用法:煎水熏洗,法同化瘀消肿洗方。

功能:活血通经,化湿消肿。

主治:外伤性滑膜炎,骨关节病有积液,风湿性关节炎湿肿等证。

注意:有皮肤病或皮肤有伤口勿用。皮肤易过敏者慎用。

24.活血舒筋汤(经验方)

组成:当归15 g,鸡血藤18 g,红花9 g,丹参30 g,川芎9 g,秦艽9 g,威灵仙9 g,姜黄9 g,桑枝18 g,川羌9 g,牛膝9 g。

用法:水煎服。

功能:养血活血,舒筋通络。

主治:损伤晚期肌筋不舒、关节活动不利,骨关节病,肩周炎,风湿、类风湿性关节炎肌筋不舒等。

25.活血散结汤(经验方)

组成:当归15 g,丹参20 g,鸡血藤

15 g,威灵仙12 g,三棱10 g,莪术10 g,虎杖10 g,羌活10 g,元胡15 g,穿山甲6 g。

用法:水煎服,日1剂,分2次服。

功能:活血通络,舒筋散结。

主治:腰椎增生性骨关节病,骨折、脱位晚期软组织粘连肌筋不舒,创伤性关节炎,血瘀型关节痹证,骶髂关节炎,强直性脊椎炎等。

26.活血止痛散(经验方)

组成:当归尾、红花、苏木、白芷、姜黄、威灵仙、羌活、五加皮、海桐皮、牛膝、川楝子、土茯苓各15 g,乳香6 g,花椒9 g,透骨草30 g。

用法:煎水熏洗患部。

功能:活血舒筋,通络止痛。

主治:跌打损伤,局部瘀血肿胀疼痛诸症。

27.接骨膏(经验方)

组成:煅自然铜300 g,血竭200 g,土元200 g,乳香100 g,公丁香100 g,麻黄100 g,地龙200 g,花粉200 g,五倍子200 g,骨碎补200 g,赤小豆300 g,冰片30 g。

制法:上药各研极细末,混匀,容器储勿漏气,备用。

用法:据患处范围大小,取适量药粉放入搪瓷杯(或小盆)内,加入适量蜂蜜调成稠糊状,摊于特制膏药布上,膏厚约4~6 mm,敷患处。需固定者,外包纱布,再放置固定夹板,扎缚固定。3~5日换药一次,直至骨折愈合。

主治:闭合性骨折,如肋骨骨折、四肢骨干骨折已稳定(或整复后已稳定或稳

定型），腕掌骨骨折、踝跖骨骨折已稳定者。

注意：骨折对位不良或整复后不稳定者勿用。局部皮肤有破伤或有水疱者勿用。敷药期间如有不良反应（如过敏）则暂停使用。

28.接骨胶囊（《经验方》）

组成：土元600 g，干地龙300 g，制乳香200 g，元胡200 g。

制法：上药各研极细末，充分混匀，分装胶囊，每粒0.3克，瓶装，60粒/瓶，贴签备用。

用法：内服，成人每服6粒，日3次，温开水冲服，小儿酌减。

功能：活血化瘀，续筋接骨，消肿止痛。

主治：创伤性骨折（早、中期），软组织损伤肿胀疼痛等。

注意：孕妇忌服，妇女经期或月经过多勿用。有出血性疾病勿服。

29.接骨药（丸）（文登正骨医院经验方）

组成：煅自然铜、土元、红花、甜瓜子各100 g，续断、骨碎补各150 g。

制法：上药粉碎为细末（过120目筛），依法水泛为丸，烘干，分装纸袋，每袋6克，每盒装10袋。

用法：口服，成人每服3 g，日2～3次，少儿酌减。

功能：活血化瘀，接骨续筋。

主治：创伤性骨折（中期）。

注意：孕妇、哺乳期、月经期、月经过多者勿服。有出血性疾病勿服。骨折对

位不良或瘀肿重者勿过早服用。

30.解毒膏（经验方）

组成：大黄、黄柏、黄芩、紫草、赤芍、地榆各60 g，川椒15 g，冰片9 g（另研），轻粉12 g（另研），黄蜡150 g，麻油1 000 g。

制法：前七味用麻油文火炸枯，去渣，过滤，入黄蜡熔化，搅匀，待稍冷，加入轻粉、冰片，搅匀，冷却即成软膏。瓶贮备用。

用法：外用。将药膏适量，摊于消毒纱布上（药膏厚2～3 mm），盖敷疮口上。亦可制成纱布块或条（放盖杯内，高压消毒），置疮口内，消毒纱布敷盖，包扎，每日或隔日换药一次。

功能：清热凉血，解毒祛腐。

主治：创口化脓或脓肿已溃，疮面脓液腐肉较多，疮口周围仍有红肿热痛之症者。

31.解毒生肌膏（经验方）

组成：大黄、黄芩、紫草、地榆、生地、生黄芪、当归、白芷、五倍子各20 g，轻粉6 g（研细），麻油500 g，蜂蜡100 g。

制法：前九味，麻油文火炸枯，去渣过滤，入蜂蜡熔化，稍冷，入轻粉，搅匀，冷却成软膏，瓶贮备用。

用法：取适量药膏，摊于消毒纱布上（药膏厚2～3 mm），敷疮口。或制成药膏纱布块或条（高压消毒），置于疮口内，1～2日换药。

功能：清热解毒，生肌敛疮。

主治：感染性疮口，脓液较少，仍有热症，肉芽生长缓慢者。

32. 荆防败毒散(《摄生众妙方》)

组成:荆芥、防风、羌活、独活、柴胡、前胡、桔梗、枳壳、云苓、川芎、甘草各一钱五分(5~9克)。

用法:水煎服。

功能:解表散寒,祛湿通痹。

33. 坎离砂(《中医伤科学讲义》)

组成:麻黄,当归尾,附子,透骨草,红花,干姜,桂枝,牛膝,白芷,荆芥,防风,木瓜,生艾绒,羌活,独活。上药各等分。

制法:上药用醋水各半煎熬成浓汁,再将铁砂适量炒红后拌入以上药汁即成。装袋储存备用。

用法:取坎离砂适量(1~3袋),以食醋适量拌湿,装入布袋内,即自然发热,热熨患处,冷后取下。再拌入食醋仍可发热。可连续使用3~4次。(市售有成药。)

功能:温经散寒,活血通络,舒筋止痛。

34. 理气活血汤(经验方)

组成:柴胡10 g,郁金12 g,香附15 g,元胡12 g,当归15 g,川芎10 g,红花6 g,花粉15 g,枳壳12 g,穿山甲6 g,甘草6 g。

用法:水煎服,日1剂,分2次服。

功能:理气活血,消肿止痛。

主治:胸、胁肋、腰腹部损伤,瘀肿疼痛,摒伤岔气,肋骨骨折初期等。妇女经闭、痛经属气血郁滞者亦可应用。

35. 连翘败毒散(《时病论》)

组成:连翘,双花,荆芥,防风,羌活,独活,柴胡,牛子,苏木,归尾,川芎,花粉,升麻,桔梗,甘草。

用法:水煎服。

功能:清热解表,祛湿通痹,活血消肿。

36. 六藤洗方(经验方)

组成:青风藤、海风藤、天仙藤、络石藤、忍冬藤、鸡血藤各30 g,川芎、红花、川椒、细辛、透骨草各20 g。

用法:煎水熏洗患处,方法同化瘀消肿洗方。

功能:通络祛风,舒筋止痛。

主治:跌打损伤后期关节肌筋不舒,以及风寒湿痹肢节痹痛等症(如风湿、类风湿性关节炎等)。

注意:局部有破伤勿用,皮肤易过敏者慎用。

37. 麻桂温经汤(《伤科补要》)

组成:麻黄6 g,桂枝9 g,细辛3 g,白芷、桃仁、红花、赤芍各9 g,甘草6 g。

用法:水煎服。

功能:温经散寒,活血通络。

38. 内服接骨丹(经验方)

组成:煅自然铜200 g,土元60 g,地龙40 g,血竭30 g,三七30 g,元胡40 g。

制法:上药各粉碎为极细末(过120目筛),混匀,装胶囊,每粒0.4 g,瓶装,60粒/瓶,贴签备用。

用法:口服,成人每次6粒,日3次,温开水冲服,少儿用量酌减。

功能:活血化瘀,续筋接骨。

主治:创伤性骨折愈合期。

注意:孕妇及月经过多忌服。有出血性疾病忌服。骨折复位不良及局部瘀肿仍重者勿用。

39.七厘散(《良方集腋》)

组成:血竭 30 g,儿茶 7.5 g,乳香 4 g,没药 4 g,朱砂 4 g,红花 5 g,麝香、冰片各 0.4 g。

制用法:以上各味共研细粉,每服 1.5~2.5 g,每日 2~3 次。也可用蜂蜜调敷。(市售有成药。)

功能:活血化瘀,消肿止痛。

40.强脊汤(经验方)

组成:鹿角霜 30 g,淫羊藿 10 g,山萸肉 15 g,枸杞子 15 g,巴戟天 12 g,狗脊 12 g,羌活 10 g,葛根 15 g,灵仙 15 g,党参 15 g,白术 10 g,鸡血藤 15 g,川芎 10 g,元胡 15 g,甘草 3 g,穿山甲粉 6 g(分 2 次冲)。

用法:水煎服,日 1 剂,分 2 次服。山甲粉分 2 次冲服。

功能:补肾通督,通阳除痹,益气活血止痛。

主治:强直性脊椎炎。亦可用于肾虚型腰椎增生性骨关节病、脊髓损伤等。

注意:应用本方应掌握辨证施治原则,随证加减。

41.清热解毒洗方(经验方)

组成:大黄、黄柏、黄芩、地榆、赤芍、板蓝根各 30 g,忍冬藤 50 g,朴硝 20 g。

用法:煎水熏洗患处,方法同化瘀消肿洗方。

功能:清热解毒,凉血消肿。

主治:外伤瘀血化热及外科感染局部红肿热痛,丹毒、痛风、风湿热痹,痈肿初期等。

注意:局部无热证勿用。皮肤有湿疹或伤口勿用。熏洗时药液勿过烫。

42.清心药(《疡医准绳》)

组成:当归 12 g,川芎 9 g,生地 18 g,赤芍 12 g,桃仁 9 g,丹皮 12 g,黄连 6 g,黄芩 9 g,连翘 15 g,栀子 9 g,甘草 6 g。

用法:水煎服。

功能:化瘀消肿,清热解毒。

43.祛腐敛疮洗方(经验方)

组成:黄柏、白蔹、白芷、当归各 30 g,商陆、地榆、五倍子、硼砂各 20 g,地骨皮 30 g,艾叶 10 g。

用法:煎水外洗。将上药混匀,用干净纱布分包成 5~6 包,放搪瓷盆或不锈钢盆内。加水 2~3 L,浸泡半小时后,火上煎煮。沸后 15~20 min 取下,待冷至适宜温度时(40°C 左右),用纱布蘸药水淋洗溻渍患处,水凉后再稍加温。每次洗 30 min,日 1~2 次,每剂药可连续用 3~4 次。水量不足时可适量加水。

功能:解毒祛腐,生肌敛疮。

主治:肢体外伤感染腐溃后,腐肉脓水较多,体表慢性溃疡脓水不断,久不收口诸症。

注意:冷脓肿破溃无热症勿用。洗后消毒纱布覆盖或用解毒生肌膏外敷。

44.软坚散结洗方(经验方)

组成:威灵仙 40 g,乌梅 30 g,皂角刺 30 g,三棱 20 g,乳香、没药、木瓜、桂枝各 20 g,透骨草、伸筋草各 15 g。

用法:煎水熏洗患处,方法同化瘀消肿洗方。煎药时,首次可加食醋 100~150 ml,以增药力。

功能:软坚散结,舒筋通络。

主治:损伤日久关节粘连僵硬、活动受限,创伤性关节炎,增生性骨关节病,手术后疤痕坚结,骨刺性跟痛症,骨化性肌炎,腱鞘囊肿,腱鞘炎等。

注意:局部有热证或有伤口勿用。皮肤易过敏者慎用。

45.三痹汤(《妇人良方》)

组成:独活 6 g,秦艽 12 g,防风 6 g,细辛 3 g,当归 12 g,川芎 6 g,生地 15 g,芍药 10 g,党参 12 g,茯苓 12 g,甘草 3 g,肉桂 1 g,黄芪 12 g,川断 12 g,杜仲 12 g,牛膝 6 g。

用法:水煎服。

功能:祛风湿,通血脉,补肝肾。

46.三虫散(经验方)

组成:淡全蝎 90 g,大蜈蚣 10 条,金钱蛇 5 条。

制法:上药各烘干,研极细末(过 120 目筛),混匀,瓶贮备用(或装胶囊)。

用法:口服,成人每服 2 ~ 3 g,日服 2 ~ 3 次,温开水或黄酒冲服。少儿用量酌减。

功能:搜风,通络,解痉,止痛。

主治:肢节风寒痹证,周围神经损伤,面神经麻痹,面肌痉挛,神经痛,中风后遗手足不遂等。

注意:孕妇及哺乳期妇女忌用。有血性疾病忌服。过敏性体质慎用。三药均有一定毒性,不宜久服,用量不宜过大。

47.三号增生丸(经验方)

组成:威灵仙 700 g,丹参 500 g,当归 500 g,牛膝 300 g,独活 200 g,木瓜 200 g,

三七、元胡、穿山甲、全蝎各 100 g。

制法:前 6 味,水煎三遍,滤液浓缩成流浸膏。后 4 味,研细粉过 100 目筛,拌入流浸膏中,搅匀烘干,研细过 100 目筛,水泛为丸,如绿豆大,烘干,瓶装。60 g/瓶,贴签备用。

用法:口服,成人每服 6 g,日 2 ~ 3 次。

功能:活血化瘀,软坚散结,通络止痛。

主治:增生性骨关节病在髋以下诸关节者,坐骨神经痛,膝半月板损伤,腰以下肢节痹痛证等。

注意:孕妇及月经过多者勿服。有出血性疾病者忌用。下肢湿热壅盛者忌服。

48.三元丹(经验方)

组成:三七、元胡、炮山甲各等量。

制法:各药分别烘干,粉碎为极细末(过 120 目筛),混匀,瓶贮备用(或装胶囊)。

用法:口服,成人每服 3 ~ 5 g,日服 2 ~ 3 次,温开水或黄酒冲服。少儿用量酌减。

功能:活血行气,通络止痛。

主治:凡辨证属气滞血瘀之痛证,均可应用,如跌打损伤、肢节痹证等。

注意:孕妇及月经过多者忌用。出血性疾病忌用。气血虚性疼痛不宜单用。

49.伸筋胶囊(经验方)

组成:当归 90 g,川芎 60 g,红花 60 g,桃仁 30 g,地龙、威灵仙、元胡、牛膝各 100 g,姜黄、骨碎补、制马钱子各 60 g,炮山甲 50 g,防己 30 g。

制法:将马钱子、穿山甲、元胡、地龙粉碎为细粉(过 120 目筛)混匀,余药加水煎煮三遍,过滤,药液浓缩成稀膏状。加入前药粉,搅匀,烘干,研细(过 100 目筛),装胶囊,每粒 0.3 克。瓶装(60 粒/瓶),贴签备用。

用法:口服,成人每服 3~4 粒,日 2~3 次。少儿用量酌减。

功能:活血行气,舒筋散结,通络止痛。

主治:骨折、脱臼、伤筋后期,软组织粘连,肌筋劳损酸痛,创伤性关节炎,肩周炎,骨关节病等。

注意:孕妇、妇女经期或月经过多者忌服。有出血性疾病忌用。有消化性溃疡病者慎用。马钱子有毒,故不宜久服,用量不宜过大。

50.参附汤(《正体类要》)

组成:人参 12 g,炮附子 9 g。

用法:水煎服。

功能:回阳,益气,救脱。

主治:阳气暴脱,手足逆冷,头晕气短,汗出脉微。

51.生肌膏(经验方)

组成:五倍子 90 g,当归、没药、地榆、黄芩、白芷各 40 g,甘草 50 g,冰片 10 g(研细),黄蜡 150 g,麻油 1 000 g。

制法:前 7 味,麻油文火炸枯,去渣,过滤,入黄蜡熔化,稍冷,入冰片搅匀,冷却即成软膏。瓶贮备用。

用法:外用。取药膏适量,摊于消毒纱布上(药膏厚 2~3 mm),敷伤口,包扎。亦可制成药膏纱布块或条,盖杯高压消毒后备用。疮口换药,每日或隔日一次。

功能:生肌敛疮,解毒。

主治:感染疮口,脓液腐肉已少,热症不甚而疮口愈合缓慢者。

52.舒筋通络洗方(经验方)

组成:羌活、独活、威灵仙各 20 g,五加皮、海桐皮、鸡血藤各 30 g,当归 20 g,红花 15 g,川椒 15 g,透骨草、伸筋草各 20 g。

用法:煎水熏洗患处,方法同化瘀消肿洗方。

功能:舒筋活血,通络散风。

主治:骨折后期,伤筋晚期以及肢节痹痛等,凡肌筋不舒、关节活动不利均可应用。

注意:局部红肿热者不宜。皮肤有破伤勿用。皮肤易过敏者慎用。

53.顺气活血汤(《伤科大成》)

组成:当归尾 12 g,赤芍 9 g,桃仁 9 g,红花 6 g,苏木 15 g,苏梗 18 g,枳壳、厚朴、香附、木香、砂仁各 9 g。

用法:水煎服。

功能:化瘀行气。

54.四黄膏(经验方)

组成:生大黄、黄柏、黄芩、黄连各 60 g,乳香、元胡、地龙、泽兰各 30 g,薄荷脑、冰片各 10 g。

制法:上药各研极细末,充分混匀,瓶贮,勿漏气,备用。

用法:据病变部位面积大小,取适量药粉,加蜂蜜调成稠糊状,摊布上(药膏厚 3~5 mm),敷患处,绷带包扎,2~3 日取下或更换(若摊在特质的粘胶布上则不必包扎)。

功能:清热解毒,活血消肿。

主治:跌打损伤瘀肿化热;或疮痈肿毒初期红肿热痛;或关节热痹肿痛诸症。

55.四妙丸(《中国中药成药处方集》)

组成:苍术、牛膝各120 g,黄柏、薏苡仁各240 g。

用法:为丸,每服6 g,日2～3次。也可作汤剂,水煎服,用量酌减。

功能:清热祛湿,舒筋利痹。

56.苏子降气汤(《和剂局方》)

组成:紫苏子、清半夏、前胡各9 g,陈皮6 g,厚朴3 g,当归6 g,肉桂1.5 g,炙甘草3 g,生姜三片。

用法:水煎服。

功能:降气镇咳,化痰。

57.桃仁四物汤(《中国医学大辞典》)

组成:桃仁3 g,当归尾6 g,川芎3 g,赤芍9 g,丹皮6 g,生地9 g,红花6 g,香附9 g,元胡9 g。(《中国骨伤科学》附方,无用量)

用法:水煎服。

功能:活血化瘀,行气通络。

注:《中国骨伤科学》王和鸣用此方加三棱、莪术、水蛭、土元,治疗肱骨髁上骨折并发骨化性肌炎。

58.通痹丸(经验方)

组成:全蝎、白花蛇、穿山甲、三七、地龙各100 g,蜈蚣20条,血竭60 g,威灵仙、川芎各120 g,元胡200 g,神曲100 g。

制法:上药分别烘干,粉碎(过120目筛)混匀,依法水泛为丸,如绿豆大,烘干,分装瓶内,60 g/瓶,贴签备用。

用法:口服,成人每服6 g,每日2～3次,温开水冲服。少儿用量酌减。

功能:搜风通络,活血化瘀,舒筋解痉,散结止痛。

主治:风寒湿痹,气血郁滞,经络肌筋不舒诸证,如风湿、类风湿性关节炎、陈旧性损伤,肌筋劳损,增生性骨关节病,腰椎间盘突出症,强直性脊椎炎,肩周炎,骨缺血性坏死,血管炎,神经痛,中风后遗手足不遂等。

注意:孕妇及妇女月经期忌服。有出血性疾病忌服。过敏体质者慎用。哺乳期妇女慎用。虫类药有一定毒性,"中病即止",不宜久服。

59.托里消毒散(《外科正宗》)

组成:人参、川芎、白芍、当归、白术、黄芪、云苓、双花各3 g,白芷、甘草、皂角刺、桔梗各1.5 g。

用法:水煎服。

功能:托里消毒。

主治:"疽已成不得内消者,服此药以托之。未成则可消,已成者即溃,腐肉易取,新肉易生。"(《外科正宗》)

60.外熥蒸疗方(经验方)

组成:当归、川芎、红花、乳香、羌活、独活、荆芥、防风、白芷、淫羊藿、藁本、川椒、艾叶、细辛、威灵仙、苍术、桂枝、透骨草各15 g。

用法:①外熥。上药放盆内,加适量温水搅拌(水量以药湿透为度)。10 min

后,再拌入白酒、食醋各 50 ml。将药装入布袋内(布袋长 30 cm,宽 20 cm),扎紧袋口,放锅内屉上蒸馏,以药热透为度(勿蒸过久)。取出药袋,置患处,外盖毛巾或薄棉被即可。药袋降温变凉后,速将药袋放锅内屉上复蒸,再置患处外熨,每次熨约 1 h,每日 1～2 次。第二次熨时,将药倒入盆内,拌入白酒、食醋各 50 ml,扎袋口蒸如前法。每剂药可连续用 3～4 次,更换。如不用蒸馏法,可于药袋外加用坎离砂或电热源加热药袋外熨,比较方便。②蒸疗。专用蒸疗床,将药放蒸疗池内,加水 4～5 L,加热至沸。患者躺于蒸疗床上,患处对准蒸疗窗处,以药气熏蒸。每次 30～40 min,每日1～2 次,每剂药连续用 2～3 次更换。

功能:活血舒筋,祛风散寒,通络止痛。

主治:肢体关节风寒湿痹证,如肩周炎、关节炎、脊椎炎、腰椎间盘突出症、骶髂关节炎、股骨头缺血坏死等。

注意:①用外熨还是蒸疗法,可据患病部位范围大小、设备条件、环境而定;②用药过程中注意观察用药反应、温度等,防止意外发生;③过敏体质应慎用;④皮肤有伤口或皮肤病勿用;⑤局部红肿热者勿用;⑥孕妇勿用于腰胯部。

61. 外用接骨丹(《整骨学》)

组成:制自然铜、人中白各 45 g,乳香、没药各 30 g,血竭 6 g,五倍子 90 g。

制法:上药研极细末,和匀,瓶贮备用。

用法:据骨折部位大小,取适量药粉,放铜锅内,加适量食醋,调成稠糊状。置火上熬至起沸泡,速取下,摊于新棉布上(膏厚 0.5 cm 左右),趁温敷患处,塑形,待硬化即可。或趁未硬化,夹板固定。如无不适感,直至骨折愈合。

功能:接骨续筋。

主治:四肢闭合性骨折,已复位良好,肿胀基本消退者;四肢闭合骨折愈合迟缓者。

注意:①骨折复位不良或局部明显肿胀或有伤口者勿用。随时观察,敷后如有疼痛作痒、末梢血运差者应除去;②熬制必须使用铜锅。要掌握火候,在膏沸起泡呈褐红色取下,过早不硬固,过晚易碎裂。本接骨丹硬固后如石膏样,非常坚硬,起到局部固定作用。

62. 温经膏(经验方)

组成:川乌、草乌、当归、川芎各 50 g,川椒、细辛、肉桂各 40 g,丁香、乳香各 30 g,樟脑 20 g。

制法:上药各研极细末,混匀,容器储,勿漏气,备用。

用法:外用。据患处范围大小,取适量药粉,放入搪瓷杯(或小盆)内,加蜂蜜适量调成稠膏,摊特制粘胶布上(伤湿止痛膏或麝香壮骨膏),药膏厚 3～5 mm,敷患处,绷带包扎。2～3 日取下或更换。

功能:温经散寒,活血止痛。

主治:肢体关节风寒湿内侵疼痛、遇冷加重得温稍减之症,如风湿、类风湿性关节炎、增生性骨关节病、肌纤维炎、肩周炎、骶髂关节炎、陈旧性软组织损伤等属于寒证者。

注意:局部有热证勿用。皮肤有伤口或有皮肤病勿用。孕妇勿用在腰骶部位。连续敷药一般不超过三次。

63. 温经散寒洗方(经验方)

组成:川乌、草乌、川椒、细辛、艾叶各20 g,桂枝 30 g,威灵仙、川芎、红花各20 g,透骨草15 g,伸筋草15 g。

用法:煎水熏洗患处,方法同化瘀消肿洗方。

功能:温经散寒,活血通络,止痛。

主治:跌打损伤日久,风寒内侵,肢节疼痛,筋肉拘挛,活动不利,或关节粘连活动受限以及风寒痹痛诸证。创伤性关节炎、增生性骨关节病等属寒证者,均可应用。

注意:局部红肿热痛忌用。有皮肤病勿用。皮肤易过敏者慎用。熏洗过程中有不良反应者(如头晕、恶心、胸闷等)暂停使用。

64. 乌头二活汤(经验方)

组成:川乌6 g,羌活10 g,独活10 g,桂枝15 g,细辛3 g,苍术10 g,薏苡仁30 g,当归15 g,川芎10 g,狗脊15 g,威灵仙12 g,徐长卿12 g。

用法:水煎服。

功能:散风寒,祛风湿,活血通络。

主治:风寒湿痹,肢节腰脊疼痛之证,如风湿、类风湿性关节炎、肩周炎、增生性脊椎炎(寒湿型)、腰背肌纤维炎(寒湿型)、跌打损伤后期感受风寒湿邪者。

65. 五味消毒饮(《医宗金鉴》)

组成:金银花、蒲公英、紫花地丁各30 g,野菊花15 g,天葵子9 g。

用法:水煎服。

功能:清热解毒。

66. 消痹酊(经验方)

组成:川乌、草乌、羌活、独活、细辛、白芷、苍术、当归、川芎、红花各100 g,白花蛇、穿山龙、元胡各150 g,乳香80 g,樟脑40 g,冰片20 g,威灵仙200 g。

制法:将前 14 味粉碎为粗末(过 20目筛)置容器内,加入 70% 的乙醇4 000 ml,盖严,浸泡15 天,取滤液,药渣再加入70%的乙醇3 000 ml,浸泡10 天,取滤液,两次滤液加入研细的樟脑、冰片,搅匀(可加入适量透皮剂)。70% 乙醇加至 7 000 ml,分装棕色玻璃瓶内(每瓶100 ml),封口,贴签备用。

用法:外用。用脱脂棉球或棉棒,蘸药水适量涂擦患处,用手轻轻搓摩,每日2 ~ 3 次。也可于涂药后用红外线灯烤10 min左右。

功能:温经散寒,祛风除湿,活血通络,舒筋止痛。

主治:筋骨关节的风寒湿痹疼痛诸证,如风湿、类风湿性关节炎、增生性骨关节病、肩周炎、肱骨外上髁炎、陈旧性软组织损伤、肌纤维炎等。

注意:皮肤有伤口或有皮肤病勿用。局部红、肿、热者勿用。对酒精过敏者慎用。

67. 消肿止痛丹(济宁骨伤医院经验方)

组成:丹参、赤芍、当归各 120 g,土元、元胡、木香各60 g,大黄36 g,青皮12 g,三七9 g,冰片5 g。

制法:上药各研极细末,混匀,装胶囊,每粒 0.3 g,瓶装,30 粒/瓶,贴签。

用法:成人每服 2 ~ 3 粒,日 3 次,饭后服。小儿酌减。

功能:活血化瘀,消肿止痛。

主治:跌打损伤,局部瘀血肿胀疼痛,以及闪腰岔气,内伤瘀血腹痛诸症。凡气滞血瘀之证均可应用。

注意:孕妇禁用。有出血性疾病慎用。有胃肠疾病慎用。

68. 阳经痹通汤(经验方)

组成:羌活 10 g,柴胡 10 g,葛根 15 g,丹参 15 g,当归 15 g,川芎 10 g,威灵仙 12 g,姜黄 10 g,元胡 12 g,穿山甲 6 g,甘草 3 g。

用法:水煎服,日一剂。

功能:疏通阳经,活血除痹。

主治:颈椎病,颈椎劳损综合征,肩周炎,腰背肌纤维炎等。

注意:颈椎病临床表现较复杂,应用本方应辨证施治,随证加减。

69. 阳经痹通丸(经验方)

组成:羌活、藁本、柴胡、郁金、白芷、狗脊、当归、元胡各 150 g,葛根 300 g,鹿角 200 g,丹参 200 g,川芎 100 g,三七 100 g,威灵仙 200 g,姜黄、穿山甲、甘草各 100 g。

制法:上药共粉碎为极细粉(过 120 目筛),水泛为丸,如绿豆大,烘干,装瓶,90 克/瓶,贴签备用。

用法:口服,成人每次 6 ~ 9 g,日 2 ~ 3 次。

功能:疏通阳经,除痹止痛。

主治:颈椎病、肩周炎、腰背肌纤维炎、强直性脊椎炎、风湿、类风湿性关节炎等。

注意:孕妇及月经过多勿服。有出血性疾病忌服。

70. 药透 1 号方(经验方)

组成:威灵仙 500 g,丹参 400 g,草乌、川芎各 150 g。

制法:上药放不锈钢锅内,加水 3 000 ml,浸泡 1 小时,火上煎煮,沸后再煮 30 min,过滤。药渣加水 2 000 ml,煎煮沸后 20 min,过滤。药渣再加水 1 000 ml,煮沸 20 min,过滤。三次滤液混合,加热浓缩至 1 500 ml,瓶装备用。

用法:用直流电药物离子导入机,按操作规程于局部做离子导入。阳极下药垫给药,每次药液 30 ~ 50 ml,每次 15 ~ 20 min,日 1 次,12 次为一疗程。

功能:软坚散结,活血止痛。

主治:颈、腰、膝增生性骨关节病,肢节风寒痹痛等证。

注意:局部皮肤有伤口或有皮肤病勿用,局部红肿热痛勿用。孕妇腰部勿用。皮肤过敏者慎用。

71. 药透 2 号方(经验方)

组成:威灵仙、丹参各 200 g,当归、川芎、元胡、草乌各 150 g,透骨草、伸筋草、川椒各 50 g。

制法:上药放不锈钢锅内,加水 2 000 ml,浸泡 1 h,火上煎煮,沸后再煮 30 min,过滤。药渣加水 1 500 ml,煎煮沸后 20 min,过滤。药渣再加水 1 000 ml,煮沸 20 min,过滤。三次滤液混合,加热浓缩至 1 500 ml,瓶装备用。

用法:用直流电药物离子导入机,按操作规程于局部做离子导入(阴阳二极下药垫给药)。每次药液 30～50ml,每次 15～20 min,日 1 次,12 次为一疗程,疗程间停 3～5 天。

功能:活血舒筋散结,通络止痛。

主治:陈旧性伤筋,劳损,骨折、脱臼后期,增生性骨关节病,肢节痹痛诸证。

注意:热痹,局部有伤口,皮肤病忌用。有皮肤过敏者慎用。孕妇腰骶部勿用。

72. 一号增生丸(经验方)

组成:威灵仙700 g,丹参500 g,当归500 g,葛根500 g,姜黄300 g,川芎300 g,三棱300 g,乳香、三七、元胡、穿山甲、全蝎各100 g。

制法:前七味,水煎三遍,滤液浓缩为流浸膏,后五味,共研细粉,过 100 目筛,拌入流浸膏内,搅匀,烘干。研细,过 100 目筛,水泛为丸,如绿豆大,烘干,瓶装(60 g/瓶),贴签备用。

用法:口服,成人每次 6 g,日 2～3 次。

功能:活血化瘀,软坚散结,通络止痛。

主治:增生性骨关节病,颈椎病,上肢骨关节痹痛。

注意:孕妇及月经过多忌服,有出血性疾病忌服。

73. 薏苡仁汤(《类证治裁》)

组成:薏苡仁,当归,川芎,麻黄,桂枝,羌活,独活,防风,苍术,川乌,甘草,生姜。(原方无用量)

用法:水煎服。

功能:温经散寒,活血通络,祛湿通痹。

主治:寒湿痹痛证。

74. 燥湿杀虫洗方(经验方)

组成:黄柏、苦参、苍术、苦楝皮、百部、白鲜皮各 30 g,川椒、艾叶、明矾各15 g。

用法:煎水外洗,法同祛腐敛疮洗方,用溻渍法较好。

功能:解毒,燥湿,杀虫。

主治:皮肤湿疮、湿疹,阴部湿痒,湿性足癣等。

注意:洗时药液勿过烫,洗后晾干,勿包扎。如渗液较多者,洗后可撒枯矾粉。

75. 增生 1 号洗方(经验方)

组成:威灵仙 40 g,刘寄奴、五加皮、独活各 30 g,草乌、红花、白芷、川椒各20 g,透骨草 30 g。

用法:煎水熏洗,用法同化瘀消肿洗方。煎药时亦可加入少量食醋。

功能:软坚散结,活血通络,温经止痛。

主治:增生性骨关节病偏寒证者。

注意:局部有热证者不宜。皮肤易过敏者慎用。

76. 增生 2 号洗方(经验方)

组成:威灵仙、独活、刘寄奴、大黄各30 g,苏木 50 g,苍术、川椒、五倍子、硼砂、透骨草各20 g。

用法:煎水熏洗,法同化瘀消肿洗方。

功能:化瘀软坚,通经活络,化湿

消肿。

主治:增生性骨关节病湿盛肿胀者。

注意:肿胀不剧者慎用。

77. 止痛膏(经验方)

组成:生川乌、生草乌、乳香、没药、元胡各30 g,细辛20 g,蟾酥3 g,冰片10 g。

制法:上药各研极细末,混匀,瓶贮,勿漏气,备用。

用法:外用。取适量药粉,放入小瓷杯或碗内,加适量蜂蜜调成稠膏,摊于粘胶布上(或关节止痛膏),膏厚2～3 mm,敷贴局部,1～2天取下。

功能:温经化瘀,行气止痛。

主治:小面积的气滞血瘀痛证,如肱骨外上髁炎、棘突敏感症、桡骨茎突处狭窄性腱鞘炎、肱二头肌长头腱鞘炎等。

注意:皮肤有破伤或皮肤病勿用。敷药时间不宜过久,面积不宜过大,如有不良反应要及时取下。孕妇慎用。

78. 壮骨关节丸(《中国中成药优选》)

组成:狗脊,淫羊藿,独活,骨碎补,木香,鸡血藤,川断,熟地。

用法:每服6 g,日3次。(市售有成药)

功能:补肝肾,祛风湿。

79. 壮骨强筋汤(经验方)

组成:熟地20 g,山萸肉12 g,鹿角霜30 g,淫羊藿6 g,川断15 g,杜仲15 g,鸡血藤15 g,当归12 g,丹参15 g,威灵仙12 g,元胡15 g,山药15 g,佛手10 g,穿山甲6 g,甘草3 g。

用法:水煎服,日1剂,分2次服。

功能:补益肝肾,强壮筋骨,活血止痛。

主治:骨质疏松症,老年性骨松化症,腰椎增生性骨关节病,骨折恢复期肝肾不足、筋骨不健等证。

注意:应用本方应掌握辨证施治原则,随症加减。

80. 追风透骨丸(《吉林省药品标准》)

组成:制川乌,制草乌,羌活,独活,桂枝,荆芥,防风,乌梢蛇,土元,地龙,威灵仙,香附。

用法:口服,每次3～6 g,日2～3次。(市售有成药,36 g/瓶)

功能:温经散寒,通经活络。